"看護の本質"を実感できる

実践から学ぶ 特別養護 老人ホームの看護

監修

鎌田ケイ子

　「終の住処」として施設内での"看取り"が当たり前になりつつある高齢者ケア施設が「特別養護老人ホーム」です。そして、多くの特養看護職は、医師の常駐がほとんどない環境で「看護」を実践することで「看護の本質を実感できる」と語ります。

　地域のナース向け専門誌『コミュニティケア』では、2008年9月から2015年9月の間に「特別養護老人ホームでの"看護"の実践」という連載記事を掲載し、全国51施設の特養看護職が自らの施設で取り組んでいる看護実践を詳細に報告しました。

　本書では、地域のバランス等を考慮して選んだ全国25施設の特養看護職が、連載後の状況も振り返りながら「特養看護の魅力」をあらためて報告します。また、「特養看護の超キホン」という2010年3月号の特集を見直し、特養看護でまずマスターしたい17のPointも整理しました。そして、特養看護を長年研究してきた全国高齢者ケア協会の鎌田ケイ子理事長が「特養看護のやりがい」を語ります。

　「特養の看護」は、特養のみならず、さまざまな場での高齢者ケアの基本となる看護です。超高齢社会で、まさに注目される看護といえるでしょう。本書を活用されて、多くの高齢者ケア施設のナース、連携する訪問看護師や病院看護師、そして介護職や家族の皆さんが特養看護の魅力を知っていただければと思います。

日本看護協会出版会

CONTENTS

第1章 総論
「看護の本質」を実感できる
特別養護老人ホームの看護（鎌田 ケイ子）……………6

第2章 解説＆Point
特養看護の超キホン

解説
"人とのかかわり"で成長できる特養の看護を楽しもう（川崎 千鶴子）……14

Point
① 誰にでもわかりやすい言葉で伝えて
介護職の"声"をよく聞こう（長田 美由紀）……………17
② ショートステイの利用者でも特養で看取りはできる（長田 美由紀）……18
③ 特養看護職が知っておきたい基準・通知・指針とは（長田 美由紀）……19
④ 入居者とのコミュニケーションは
日々の人間関係の積み重ねから（稲垣 瑞恵）……………20
⑤ 介護職との連携のために介護職の専門性を評価する（稲垣 瑞恵）……21
⑥ 高度な看護技術より"人間性と判断力"が重要（後藤 いづみ）……22
⑦ 専門職として努力し介護職から頼られる存在に（後藤 いづみ）……23
⑧ 特別養護老人ホームは看護職として
"究極"の勤務場所（白川 美保子）……………24
⑨ ユニットケアにおける看取りでは"みんなが家族"（白川 美保子）……25
⑩ 生活の中で異変に気づくために
常に主観的・客観的情報の収集を！（田中 涼子）……………26
⑪ 特養だからこそできる"尊厳ある"ターミナルケア（田中 涼子）……27
⑫ 遺体はケアのすべてを語る"通信簿"
大切な看護職のかかわり（鳥海 房枝）……………28
⑬ 感染対策のポイントはいかに早く感染に気づけるか（鳥海 房枝）……29
⑭ 「聞いていなかった」と言われる前に
家族には情報提供を（福島 規子）……………30
⑮ 生活援助に積極的にかかわることで
見えてくるものがある（福島 規子）……………31
⑯ 重度者の受け入れは訪問看護との連携がカギ（安江 豊子）……………32
⑰ 入居者や職員同士で常に"笑顔"は特養の鉄則（安江 豊子）……………33

第3章 報告

私たちの特別養護老人ホームにおける"看護"

A 多職種連携のための取り組み

① **特別養護老人ホーム百合ヶ丘苑（宮城県仙台市）**
職員全員で入居者が笑顔で生活できる施設をつくる（鈴木 美佐）………… 38

② **特別養護老人ホームかさまグリーンハウス（茨城県笠間市）**
知識・技術と人を大切に思う心で質の高いケアを（林 圭子）…………… 44

③ **特別養護老人ホームのぞみの苑（群馬県桐生市）**
介護職や医師との密な連携で医療と福祉を看護がつなぐ（佐藤 和江）… 49

④ **特別養護老人ホーム妙義（群馬県富岡市）**
看護職と介護職双方の調和こそが
入居者の幸せに（三ッ木 真由美）……………………… 54

⑤ **特別養護老人ホーム サンシャイン美濃白川（岐阜県加茂郡白川町）**
当たり前のことをきちんと行い
介護職と共に質向上をめざしたい（安江 豊子）……………… 61

⑥ **京都市桂川特別養護老人ホーム（京都府京都市）**
観察力を高めて「老い」を支援する（鎌田 松代）………………… 65

⑦ **特別養護老人ホーム豊中あいわ苑（大阪府豊中市）**
看護と介護の専門性を活かしたチームで
ケアに取り組む（井齊 眞由美）……………………… 70

B 特養の組織づくりと運営

① **特別養護老人ホーム西円山敬樹園（北海道札幌市）**
論理的な現状分析と戦略で実現する温かいケア（依本 正恵）……………… 76

② **特別養護老人ホーム晃の園（静岡県静岡市）**
医療の視点をもった介護職として取り組む特養の看護（杉山 結子）……… 82

③ **特別養護老人ホーム ナーシングケア加納（岐阜県岐阜市）**
専門外にも関心をもち
進んで知識を吸収する看護職に（田口 将人）……………… 88

④ **特別養護老人ホーム カルフール・ド・ルポ印南（和歌山県日高郡印南町）**
生活ニーズを優先した看護をめざして、
認知症・看取り・介護職との連携を（佐藤 房子）……………… 94

⑤ **総合福祉施設なかやま幸梅園（愛媛県伊予市）**
入居者の"人生と生活"を受け止めるケアを展開する（窪田 里美）……… 99

⑥ **地域密着型介護老人福祉施設こくら庵（長崎県長崎市）**
高齢透析入居者を病院との強い連携で支える看護（小松 利恵子）………… 104

C　特養看護職としての喜び

① 特別養護老人ホームくやはら（群馬県沼田市）
地域に密着した特養で
老人看護専門看護師の力を生かしたい（戸谷 幸佳）……………………… 110

② ハピネスホーム・ひなぎくの丘（東京都中野区）
"ナイチンゲールの看護"を実践できる特養の看護（後藤 いづみ）……… 117

③ 特別養護老人ホーム博水の郷（東京都世田谷区）
入居者と共に生きていく場所であるために（渡邊 麻衣子）………………… 122

④ 特別養護老人ホーム紅林荘（長野県諏訪郡富士見町）
いのちの伴走者として思うこと（小澤 恵子）……………………………… 127

⑤ 特別養護老人ホーム唐国園（大阪府和泉市）
穏やかに安心して暮らせる"家"づくりをめざして（福島 規子）……… 132

⑥ 地域密着型小規模特別養護老人ホームくすのき・めぐみ苑（広島県三原市）
特養がもつ資源やノウハウを生かした地域貢献をめざす（奥村 志寿）… 136

⑦ 特別養護老人ホーム梅本の里（愛媛県松山市）
笑顔あふれる"終の住処"をつくるために（片山 幸男）…………………… 141

D　尊厳ある看取りのために

① 特別養護老人ホーム吉祥寺ナーシングホーム（東京都武蔵野市）
多職種・ボランティアと連携しながら最期を看取る（大久保 実）……… 148

② 特別養護老人ホームみやま大樹の苑（東京都八王子市）
「自分らしく」自然に入居者と向き合い看取り介護へ（稲垣 瑞恵）……… 154

③ 特別養護老人ホーム琴清苑（東京都西多摩郡奥多摩町）
「心の福祉」の理念の下、
自宅のような看取りの実現をめざす（浜中 勉）…………………………… 159

④ 特別養護老人ホームこもれび（静岡県静岡市）
入居したその日から始まる"看取りケア"に
多職種で取り組む（依田 史枝）……………………………………………… 164

⑤ 特別養護老人ホーム ベルライブ（大阪府堺市）
地域に溶け込み"看取り"までできる看護を（白川 美保子）……………… 169

第4章 資料　特別養護老人ホームに係る 介護報酬 …………………………… 176

（施設の概要のデータは原則として 2017 年 10 月現在）

第 **1** 章

総論

「看護の本質」を
実感できる
特別養護老人ホームの
看護

総論

「看護の本質」を
実感できる
特別養護老人ホームの看護

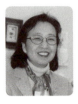

鎌田 ケイ子
Kamata Keiko
全国高齢者ケア協会 理事長

東京大学医学部衛生看護学科を卒業後、心臓血管研究所、東京女子医科大学高等看護学校等を経て、1975年から2003年まで東京都老人総合研究所。1993年には「全国老人ケア研究会」を設立し、2000年にNPO法人「全国高齢者ケア協会」に改称。老年看護研究のパイオニアとして"ケア主導"を提唱している。著書に『尊厳ある最期を迎えるための看取りケアマニュアル』『失われた看護を求めて』（高齢者ケア出版）など。

特別養護老人ホームにおける「看護」の現状

●特別養護老人ホームは「不思議な施設」？

　特別養護老人ホームは看護職のかかわりからすれば、不思議な施設に映ることでしょう。

　特養には看護職が指示を仰ぐ常勤医は存在せず、配置されている看護職は少人数で一般的には夜勤を免除されています。それなのに入居者（利用者を含む、以下同）の心身状態は重度で、今の入居要件は「要介護3」以上に定められています。入居者はいくつもの疾患を抱えた立派な「患者」で、複数の服薬や医療処置を必要としており、いつ状態が変化してもおかしくない状態にあります。もはや療養型病院の患者と遜色のない状態であることが、データでも示されています。

　そうした状態の中で、看護職は何ができるのでしょうか。また何をすればよいのでしょうか。

　特養では病院のように看護職の役割がはっきりしてはいません。ただ1つ、法律上で唱われているのが「健康管理」の一言です。しかし、日常生活の自立性に欠け、複数の疾患をもっている入居者に対して「健康管理」という言葉だけでは、特養看護職の業務内容を具体的に示しているとはいえないでしょう。

●「指示がなければ何もできない」看護職では務まらない

　特養で役割を見いだせないまま辞めていく看護職は少なくないといわれます。さもなくば嘱託医から出された処方薬を配薬し、処置を繰り返すことが自分の仕事と思う看護職もいるでしょう。

　そうした看護職は、入居者の状態が変化したときは病院の外来を受診し、夜間であれば救急車を要請するよう介護職に言うのでしょう。ともかく「指示がなければ何もできない」のだからそうするのです。そしてそれは、今までのやり方からすれば当然のことなのです。

　それに満足できない看護職が特養の特殊性を考えて「特養の看護」を築き上げていったのだと思います。しかし、いつまでもこのような一部の看護職だけに頼る、こうしたやり方でよいはずはありません。では、どうしたらよいのでしょうか。

特養の「看護」と「医療」

●健康状態のアセスメントが前提となる特養

　あるベテランの特養看護職から「特養では医師が常駐していないから看護が思うようにできてよい」という言葉を初めて耳にしたときは、その意

外性に驚きました。そして、それは「勝手に医療処置ができる」という意味ではなく、「自分の考えている看護ができるから」といった意味だと受け止めました。

彼女は医師にしばられない特養という場が、看護職に主体性や自主性を与えると考えていたのではないでしょうか。きっと「看護職は入居者と医師との単なるつなぎ役」だとは思っていないのでしょう。医師が常駐しない福祉施設で、たった数人ほどしかいない医療職である看護職が責任をもてなかったら、特養での看護はやりがいのない、不安だらけの日々となるでしょう。

「特養は生活の場だ」といわれますが、そこに暮らしている入居者は、ほとんどが重度障害の高齢者です。常に心身に変化やリスクが発生する可能性のある油断できない人たちなのです。それゆえ健康状態の変化をアセスメントすることが重要な場が特養なのです。

●極めて重要な「看護アセスメント」

アセスメントするとき、看護職は何らかの判断を下す必要に迫られます。施設外にいる嘱託医に何でも連絡すれば済むといったものではなく、自分の観察や介護職の伝える情報から、そのときの状況を判断できなくてはならないのです。その判断は看護アセスメントの1つといえます。

しかし、残念ながら役に立つ看護アセスメントは、医師の診断のように体系化されていません。特養は医師が不在なだけでなく、判断の根拠の一部を提供してくれる検査用具さえありません。それでも、バイタルサインと身体徴候をもとに判断することになります。

虚弱な高齢者によく起こる徴候を、詳しく知っている必要がありますし、入居者個々人の体調・心身状態・特徴などの情報もよく知っていなくては適切な判断に結びつかないのです。なによりも、多くの高齢者をよくみてきた経験の積み重ねによって、適切な判断に導いていくことが重要なことだと思われます。

また救命に結びつくような変化もあるわけですが、発熱・痛み・食欲不振・排泄障害（便秘・下痢）などといった徴候のほうが日常的には多く発生し、それらは必ずしも治療に結びつくものばかりではありません。日常生活の対応しだいで、発生したり、改善したりするものも多いのです。それゆえに看護アセスメントは、看護の働きの中でもきわめて大切なものです。

●特養における「判断力」の重要さ

看護職は誤解していないでしょうか？　医師に診断や病名をつけてもらわなければ何ひとつ手を出せない、もしくは出してはいけないと思い込んでいる節があります。病院での経験をもとにすれば、診断が出されたことで、安心して看護行為ができるといった心理状態に陥るのです。

私事ですが、ある特養に入っていた母親が熱を出したとき、家族である私に「おそらく大丈夫だとは思うのですが、念のため病院（外来）にお連れしていいでしょうか？」と、その特養の看護師が胸に聴診器を当てながら話しかけてきました。単なる反応熱のようなものなのか、肺炎なのか見極めたいと思っているようでした。私は「様子をみてもいいのではないか」と思い、その看護師を心もとなく感じました。

外部にいる嘱託医よりも、日常的に入居者をよくみているのは看護職です。ですから、私は看護職の判断を信頼したいのです。看護職は自らの判断を基にして医師に情報を伝えて、相談したり、理解を得て事を運んでいくのが役割のように思います。いずれにしても特養の看護職には病院と比べものにならない「判断力」が求められていることは確かです。

看護職に求められる生活の場での予防へのかかわり

●生活看護としての「予防行為」が第一

特養が病院と違ってまぎれもない生活の場であ

るならば、看護職は治療支援を第一にかかげるのではなく、生活看護としての「予防行為」を第一にして行動すべきでしょう。また、「今の病状を悪化させないこと」も医療行為の目的として生活の場での目標になります。これは狭い範囲での健康管理といえるものです。

しかしそれ以上に、生活上に生じやすいリスクを回避することに全力を注ぐ必要があります。それによってはじめて、特養での生活が豊かなものとなり、日々の生活の質が確保されるのです。

予防の目標は、日常生活全般にわたるものです。例えば、「食事」であれば経口摂取を安全に支援すること、誤嚥の予防、水分補給の減少に伴う脱水予防、口腔衛生の保護といったことです。

また、「排泄」であれば、自立した排泄を目標にした支援、便秘の予防、「移動」にかかわるものがあれば転倒・転落の予防、そして褥瘡予防といったことです。

それから身体的な面ばかりでなく、知的レベルの維持、認知症の予防・悪化防止は全入居者に対して必要とされるものです。集団生活の実態を考えれば、インフルエンザやノロウイルスなどの感染症の予防は、看護職が年間の支援目標として徹底して計画される性質のものでしょう。

●看護職が「予防行為」に積極的に
　かかわるために必要なこと

日常の生活支援過程で重視されるべきことは、このような予防行為です。そして、特養では、そのほとんどを介護職が担っています。ですから、まずはこれらの予防行為にかかわることを看護職の本来の業務として位置づけるかどうかが大切です。そして、それは看護職の意識にかかわってきます。もし、「看護職は医療行為に責任をもつ立場であり、日常生活支援は介護職が責任をもつ」と考えてしまうと、前述した「看護職による予防行為」はほとんど成立しなくなることでしょう。

しかし、これらはどれ1つとっても重要なテーマであり、そう簡単に成功するものではありません。成功するためには、看護と介護が密接な連携をとった上で、目標を1つにして行動していくしかないのです。

本来、看護職個人が「予防行為をしたい」とか、「したくない」といった性質の問題ではなく、施設一丸となって取り組むべきものです。その中心となって活動するのが、看護職と介護職であることは自明の理です。そのためには介護職と共に予防にかかわる看護職には特段の専門知識が必要となるのです。

例えば誤嚥予防・褥瘡予防・排便コントロールのための医学的知識です。看護職の適切な指導を受けた介護職が、新任の経験のない看護職より適切な知識をもっていたとしても、それは看護職の教育による介護職の成長を示すものです。ですから看護職は、そのことを喜びとすべきでしょう。

介護職を配下として、医療的指示をする——例えば病状の変化に伴う尿量の測定などをさせている——だけで満足しているようでは、予防行為の成果は上がるはずありません。

高齢者はいつ悪化してもおかしくない状態にあるので、目に見えにくい予防成果を上げるようにしていくことが、特養での看護職の存在意義を示すことになります。

高齢者に対しては「予防に勝る治療はない」が鉄則です。発生してしまった事態へのアフターケアに追われているのでは、看護職の価値は半減することになります。看護職は将来の発生しうる事態（リスク、悪化など）を予測・推定して、日常生活の援助ができるように介護職を支えていく必要があります。

特養における「看護」と「介護」の連携

●入居者の特徴を考えた「医療」の提供

特養看護職の役割は、よく「生活看護」といわれ、その考え方を支持する人は増えていると思い

ます。

しかし、「生活看護」という言葉は、実際どのような看護の内容と実態を表しているのかというと、これもまた曖昧なもののような気がしています。なぜなら治療の場の看護に対する施設看護の特徴を、単に対照的に言い表しているにすぎないように思われるからです。

私は、ここまで特養看護職の役割として、特養でなされている医療面から考えてきました。特養では、医師の常駐しない場で医療を中心に責任をもたなければならない立場に看護職が置かれている以上、「入居者の特徴を考えて医療をどのように施していくか考えていくこと」が重要だと思っているからです。そして、そのための重要なポイントは2つあります。

その1つは、すでに医師によって決定された指示に基づいて服薬や処置をするだけでなく、入居者の全身状態（常時、また変化時を含め）を看護の立場から判断できるアセスメント能力をもつこと。これは難しいことですが重要です。

2つ目は、生活行為の過程で生じやすいリスクや変化を予測して、それを回避するための予防を計画的に行っていくことです。

これらは、いずれも看護職だけではできないものです。少数しか配置されていない特養の看護職が、すべての入居者の状態を身近に観察することは無理だからです。

●よい報告ができるように介護職を育てる

一方、入居者の身近にいて世話をしている介護職は、ちょっとした変化に気づき、それを看護職に伝えてきます。また、介護職は心を開いた入居者から得られた情報ももっています。この情報は、看護職が一時的に見たり、専門的な観察力をもって得ようとする情報とは質の違うものといえましょう。

したがって、看護職が情報収集するためには介護職に頼らざるを得ない状況なのです。実際に、「ちょっとふだんと違う」「反応がない」といった

状態の第一発見者の大半は介護職です。

現実には、介護職からの報告は頼りないものであることも多いでしょう。そのため、看護職は「もう一度、見てきなさい」といった対応を繰り返してしまいます。

しかし、確実な情報が欲しいなら、具体的で的確な情報が介護職からもたらされるように看護職が教えていくことです。もし、「うちの介護職は、ささいなことでも報告してきて煩わしい」と思うなら、なぜそのような状態が起きているのかをよく考えなければ何も変わりません。

介護職がよくわかる報告をできるように、看護職は教え育てていくのです。いわば個別の現場教育です。体系的な医学的知識がない介護職には、最も効果的な方法ではないかと思うのです。

それが面倒だと思えば、いつまでも愚痴を言い続けなくてはなりません。それとも介護職に対して優越感をもち続けたいのでしょうか。

●特養にいる医療職としての責任

予防ケアを定着させるためには、介護職とさらなる密接なかかわりが必要となります。事態の発生を予防するには入居者の生活行動の問題点や、介護職の生活援助方法の検討をしていくことで、対策が立てられるからです。

しかし、他人の手を借りて状況を変えていくのは並大抵のことではありません。それだからといって「予防対策は他領域のことだ」と割り切ってしまえば、残念ながら、そのツケは結局、看護職に回ってきます。アフターケアは看護職の仕事だからです。

そもそも、発生した事態に苦しむのは入居者ではないでしょうか。それでも看護職には関係ないからと思うなら、特養の中で医療職としての専門性を誰も認めようとはしないでしょう。

ですから、特養という特異な場所で看護職が医療職としての価値をもち続けるためには、どうしても介護職と手を携えて仕事をしていかなければならないのです。このことは、よくよく考えてみ

れば当たり前なのですが、決して容易ではないことは特養で働いてみればすぐわかります。

その理由を「特養は福祉の場だから」という人もいます。それは特養においては、少数の医療職である看護職がよい意味でも悪い意味でもまわりからすれば扱いにくい（いってみれば異分子）からです。また確保が難しい人材であるため、腫れ物に触るような扱いになってしまい、その結果、陰で看護職への文句を言う、という状況をつくってしまうようです。

特に接点の多い介護職は、医療知識が乏しい上に看護職から怒られたりすることも多く、ますます距離が遠くなってしまいます。すると、入居者のことで相談したり、報告したほうがよいと思っても、医務室に足を運ぶのが重く感じられてしまいがちなのです。

このような事態を改善していくのは看護職の務めです。介護職がもつ看護職へのイメージを自ら変えていく必要があります。まず、介護職がもつ看護職のイメージを知ることから始めるのもよいかもしれません。

●看護職にとって魅力ある特養に存在する「原点としての看護」

その前に、介護職を下に見て、医療職として指示する態度をとらないことが大切です。これは私見ですが、少数勢力の立場に立つと心細くなり、病院で身につけたやり方が出てしまうのかもしれません。それも病院で「医師が看護職にしていた態度そのもの」となってしまうのです。いわば医師と同化してしまった状態です。

介護職は「特養に来る看護職ならば生活援助の専門知識を習ってきている」と思っていません。しかし、本来、看護職は医療処置も生活援助もできる専門職なのですから、介護職に自分たちが異分子の人物ではなく、「介護職の仲間である」と伝え、理解してもらわなくてはならないのです。

特養での看護職の仕事は介護職と共にあってこそ専門的な力を発揮できます。同時に介護職は看護職と共にあってこそ、安全に安心して自分たちの仕事ができる関係にあるといえます。

特養の看護職は、介護職から尊敬（リスペクト）される人であるような関係を築いていくことです。威張って権勢を発揮すれば、孤立することはあっても介護職がついてくることはないでしょう。組織内にあって看護職は介護職によく教え、よく育てることによって、専門職としても任務を果たすことになります。それが生活看護を支える力となるのです。

介護職が自立して、自分たちの仕事を自分たちで判断できるようになって、初めて看護職としての役目を果たしたことになります。特養が看護職にとって魅力ある場となったとき、そこにある看護が本来の、また原点としての看護の姿なのではないでしょうか。

穏やかな「看取り」に向けて

●看護職の考え方しだいで「看取り」は実現する

特養は、そこに暮らす人たちの望み（苦痛がなく穏やかな最期を迎えられる）をかなえるのに最もふさわしい看取りの場の1つです。入居者のほとんどは認知症で物言わぬ人ですが、それでもその人たちの多くが望んでいる死を実現できるのです。看護職はだれでも本人が望んでいるその姿を想像できると思います。それは自分自身が望んでいることと同じだからです。苦しむことなく、穏やかに死を迎えられることなのです。

特養では、医師は常駐しておらず、入居者の死はときを選ばず訪れます。そうした状況で看取りを進めるために看護職の役割・責任は大きいものがあります。

そんなことを考えると、死が迫ったとき、救急車を呼ばずにいられなくなってしまうかもしれません。それは看護職が死を受け止めきれないからです。看護職の考え方が変われば、特養での看取りが看護職の役割だとわかってくるでしょう。こ

こで特養にふさわしい穏やかな看取りの形を考えてみましょう。

●看護職としての主体性をもって「看取り」に取り組むことの大切さ

特養の入居者は、生に執着するより、老いや死を受け入れているといってよいのではないでしょうか。入居者は、年老いて病や障害をもつことで自分で行動ができなくなり、さまざまな事情から住み慣れた家に心を残して離れざるを得なくなった人たちです。つらい思いを重ねてきたことでしょう。

ですから、せめて旅立ちに向けては、つらい思いをさせてはいけないと思います。私たちがしなくてはならないことは、穏やかな死（平穏死）に向けて環境や状況を整えていくことです。これは決して難しいことではなく、死に向かっていく過程で自然の摂理にしたがった支援をしていくだけで実現させることができます。

人間の身体は生きているときは活動的に動けるように、また死が迫っているときは穏やかに迎えられるようになっています。こうした身体の動きを看護職は理解しなくてはならないでしょう。そうすれば、特養での看取りの素晴らしさを実感することになるからです。

ところが、医学は生体の働きを活用しつつも、人知の働きによって生を救命することを目的として発展してきました。それゆえ医師にとって死は敗北なのです。死は絶対的に回避できなくても、死の原因となる老いや病因を医学の力によって除去しようと治療を施し、克服しようと努力してきた歴史ともいえます。

また、看護職も医師と協力して医療を実行してきたがゆえに、同じような考えに陥りがちなのです。それゆえに、特養での死が不完全なものに見えて納得するものにはならないのです。

医師の価値観に引きずられるのではなく、看護職としての主体性をもつべきです。身体の自然の働きに従えば、お年寄りは苦しむことなく、穏や

かに最期を迎えられるのです。

自然死は「平穏死」のための手段

●自然死への過程を理解するだけでなく、見守ることが特養看護職の務め

死の兆候としてお年寄りに共通して出現するのが「食事を食べなくなる」ことです。そして、このまま食べなければ死に至るから何らかの方法で食べさせよう、とするのが医療職の一般的な考えです。しかし、「食べないから死ぬのではなく、死の過程にあるから食べる必要性がなくなる」のです。それは、在宅での看取りに向き合っている医師からもよく聞かれます。

死の過程で食べなくなると、いわゆる飢餓状態になります。そうすると脳内からは β-エンドルフィンなどの脳内麻薬が分泌され、当人は夢ごこちの気分になって楽になっていきます。同時に水分も不足し、脱水状態が起きることで意識障害となり、眠りに導くのです。いよいよ最期のときが近づくと、呼吸困難を来しているように見えますが、これによってさらに酸素欠乏状態になり、血中に二酸化炭素が増えて麻酔をかけられた状態となって心地よい状況に包まれていくのです。

このように死への過程で起こる生理的変化が、人間の身体には仕組まれているのです。こうしたことを知っていても、病院では胃ろうの造設や点滴、酸素吸入をしようとします。しかし、それよりむしろ安らぎの世界に身を置き、お迎えを待っているお年寄りを見守るのが看護職の務めなのではないでしょうか。

「何もせず、ただ死を待つのはつらい」とよく言われます。しかし、それは死をまともに見ることができず、死から目を離し、ただ遠ざけたいだけなのです。それでは死に逝く人は孤立します。ただ見守っていくことです。静謐な場から旅立てるようにしてあげてほしいものです。

特養だからこそ、このような自然死は可能です。

ただ、それを行うには、看護職が死を受け入れなくては始まらないのです。

一方、家族にも愛する人を失う悲しみやつらさに耐えられず、延命にこだわり、死を受け入れるのが難しい人たちもいます。しかし、家族だからといって死に逝くお年寄りを苦しめてよいはずはありません。家族が延命を望むのは、そのことが当人を苦しめてしまうことを知らないからです。

だから看護職がその目で見た、穏やかに旅立つ幾多の事例を家族に話してあげてください。心残りがあるようでしたら、家族の話を聞いてあげてください。

●幸せな看取りを実現するのは看護職の役割

世の中は、今でも死を表沙汰にすることを望まない環境にあります。「医師が理解しない、看取りに協力してくれない」「家族が延命を望む」「家族が1つにまとまらない」といって、困難な理由を挙げて言いわけしたくなるかもしれません。しかし、すでに多死社会となる中、混乱は始まっています。だれかが責任をもって看取っていかなくてはならないのです。

そして、特養においては、医療職である看護職が死を受け入れて看取りに向き合う役割があると思います。看護職が存在する価値がそこにあるはずです。

私は数年前、特養で母を98歳で看取りました。亡くなる1カ月前まで労作性の呼吸困難で、在宅酸素療法をしても体位を変えても、身の置きどころのないといったふうに苦しんでいました。家族としてはつらいものがあったのです。経口からとる食事量は既に400kcal／日に減らしていましたが、突然、介助しても飲み込めなくなり、吐き出すようになり、以前から無理をしないようにお願いしていたので食事を中止してもらいました。

私は「これは最期の兆候だ」と思い、特養に駆けつけました。母の部屋に入ったところ、背中にクッションを当てた座位の姿勢で、まるで赤子がすやすやとまどろんでいるように眠っていました。そこには悲しみというよりも、最期に手にした幸せではないかとさえ思える母の穏やかな姿がありました。

以前から特養のベテラン看護師に聞かされていた「最期はまるで仏様や菩薩様のようになりますよ」という言葉は本当なのだ、とそのとき思ったものです。そして、直前まで苦しんでいた母が苦しみから解放されたのだとも思いました。

3日後、母は旅立ちました。看護師は心を込めて母に最期のケアをしてくれました。食事のときに母とテーブルが一緒だったお年寄りも、母の死を聞きつけ、目を赤く泣きはらしてお別れに来てくれました。「もっともっとお話がしたかった」「このように亡くなるなら、私もこの特養で最期を迎えたい」などと口にしていました。スタッフも朝方の手の離せない忙しいときに、涙を見せてお別れに来てくれました。

*

人生の最終章を迎えるために特養にたどりついたお年寄りが、家族やスタッフたちに支えられながら最期を迎える姿が幸せそうに見えるなら、特養は幸せを生み出すところに思えます。そのような場の実現をめざして、特養の看護職は自分の役割を見つけていってほしいと思います。

❖ **特定非営利活動法人 全国高齢者ケア協会**
〒169-0075
東京都新宿区高田馬場1-21-13 廣池ビル402
TEL 03-3204-2695
http://www.care-k.net/

第 **2** 章

解説&Point

特養看護の
超キホン

解説

"人とのかかわり"で成長できる特養の看護を楽しもう

川崎 千鶴子
Kawasaki Chizuko
社会福祉法人うらら
特別養護老人ホーム みずべの苑
施設長／看護師

慶應義塾大学医学部附属厚生女子学院卒業。心臓血管研究所付属病院ICU婦長、教育婦長を経験。1995年より医療法人慶成会新宿訪問看護ステーションで訪問看護を5年間経験。98年介護支援専門員資格取得。2001年より社会福祉法人うらら特別養護老人ホーム「みずべの苑」に勤務。2002年より現職。

命だけが優先ではない "幅のある看護"が求められる

　病院の看護の経験しかない看護師が特別養護老人ホーム（以下：特養）に初めて来た場合、戸惑うことが多いものです。特に、病院で「命優先」の看護が体に染み付いているベテラン看護師ほど、苦しむことが多いのです。

　病院での看護は、ひとつ間違えば死につながることもあるので医療が優先されますが、特養は"生活の場"です。生活は長く続くものですから、ある程度"遊び"の部分がほしいと思います。

　在宅ケアの経験者は「在宅は"何でもありよね"と、ある程度割り切らないとうまく進まない」と言います。特養はケアの施設ですが"生活の場"であるため、在宅と同じような発想が求められるのです。

　人はただ"生きている"だけではありません。"命"と"生活"は同じウエートで大切なものです。しかし、医療職はどうしても、「命のほうが大切」と考えてしまいます。

　ただ、病院の看護と同じでは高齢者ケア施設は居心地が悪くなります。特養ならではの"幅のある看護"が必要です。まずは、その気持ちの切り替えが必要でしょう。

押さえておきたいキホンは 「看護の専門性」と「コミュニケーション」

　その点を踏まえた上で、特養看護職が知っておきたい"キホン"についてまとめると、「看護職としての機能」と「コミュニケーション」の大きく2つに分けられると思います。

● 看護職としての機能

　特養看護職に求められる機能は、さらに「医学的知識に基づいた判断・予測」「健康管理」「協働」の3つに分けられます。

① 医学的知識に基づいた判断・予測

　看護の専門性の部分で、他職種からも一番期待されている部分です。

② 健康管理

　特養看護職には"健康"を基準とした働きかけが求められており、予防も含めた健康管理を担います。その延長線上にターミナルケアもあると思います。

③ 協働

　特養で入居者の生活をみている時間が多いのは介護職です。数の少ない看護職は"黒子"として、

他職種を盛り立てるように協働することが不可欠です。

●コミュニケーション

「看護職としての機能」と同じウエートで「コミュニケーション」が必要です。

これは看護職に限らず、どの職種にも共通の必要事項ですが、特に看護職が弱い部分でもあります。職員同士のコミュニケーションがうまくいかない場合、介護職は一生懸命相手に歩み寄ろうとしますが、看護職はどうもそのあたりが苦手のようです。

入居者をみる視点が他職種と同じでないと、よいコミュニケーションはとれません。"命優先"の視点で入居者をみようとすると、他職種に歩み寄れません。そのためにも、前述のように"幅のある看護"の発想が必要です。

看護職が意識改革をしないと、「どうしてまわりの人はわかってくれないのだろう」と戸惑い、苦しむことになります。多くの特養看護職がそのことに気づいていないのです。

生活の場では"シンプルな看護"が一番

このように考えてきて、特養看護の一番のキホンは何かというと「フィジカルアセスメントを大切にする」こと——私はそれに尽きると思っています。

特養では医師は常勤していません。そのため、発熱した入居者がいた場合、「なぜ熱が出ているのか」と、その要因を分析し、今後を予測できなければ、看護職としての役割を果たしているとはいえません。

フィジカルアセスメントは、看護では基礎の部分ですが、一度勉強して終わりと安心するのではなく、常に磨きをかけていかなければいけないのです。フィジカルアセスメントがしっかりできれば、特養の看護は"シンプルな看護"になっていくと思います。

例えば、今、特養にはバルーンカテーテルをしている入居者はほとんどいません。しかし、以前はオムツ交換が頻繁にできない人は陰部の状態が悪化したり、褥瘡ができてしまうので、バルーンカテーテルを入れていました。まさに「褥瘡がひどい人＝バルーンカテーテル」という判断があったのです。

ところが今は、以前のように「紙オムツにお金を払うのは高い」という意識も少なくなったし、何よりオムツの性能もよくなりました。バルーンカテーテルを入れていると、「バルーンの入れ替えは誰が行うのか」「感染管理の徹底」などの問題もあります。「オムツで対応できるなら、バルーンカテーテルを外したほうがよい」という考え方に変わってきたのです。そしてさらに進んで、その「オムツをはずすにはどうするか」を考えるようになってきました。

また、ターミナルに近づいてきた胃ろうのある入居者が、「少しでいいから甘いものを食べたい」

特別養護老人ホーム「みずべの苑」

●概況
・定員53人
　（男性13人／女性39人）
・特養入居者の平均要介護度3.96
・平均年齢84.9歳
・ショートステイ21人
・デイサービス
　（一般型45人・認知症型24人）

●職員数
施設長1人／看護職7人／介護職67人

〒115-0042 東京都北区志茂3-6-13
TEL 03-3598-9904
http://www.urara.or.jp/tokuyo

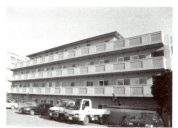

特別養護老人ホーム みずべの苑

と、口からおまんじゅうを食べて誤嚥性肺炎を繰り返しているとします。こんなとき看護職は、「命にかかわることだから口からはまずいかな」と悩んでしまいますが、介護職は「今すぐ亡くなるわけではないから、それまではおいしいものを食べさせてあげたい」と考えます。看護職からすると、ハッとさせられる考え方です。

胃ろうをつけている入居者でも、口から食べられるのであれば口から食べてもいいし、食べたくないときは無理して食べなくてもいい——常にその感覚を忘れてほしくないと思います。

つまり、「看護職としての考え」と「自分だったらどうされたいか」を同時に考えてみることがポイントになります。

地域に目を向け ネットワークをつくろう

介護保険で「要介護」とされている方は高齢者全体の約18％以下に過ぎません。そして、特養を利用する人はもっと少ないでしょう。その2割に満たない割合が"当たり前"となってしまってはいけないのです。

特養看護職でも、残りの8割以上の元気な方のことを常々頭に入れておきたいものです。それは"予防"という視点につながるので、"地域の看護職"として必要なことだと思います。

自分の特養のことだけを考えるのではなく、「ほかの特養ではどうしているのか」と考えていくことも大切です。そのためには、地域の施設間での交流が必要ではないでしょうか。ときに施設内の看護職同士だけのかかわりで動いてしまいがちですが、他施設との交流や地域で活動している同職種との情報交換によって、学ぶことはたくさんあります。

特養の看護職はまだまだ少ないのも現実です。迷いや戸惑い、これでよいのかといった不安などを抱えながら仕事をしている看護職も多いのです。しかし、数は少ないとはいえ特養で働く看護職は、その基準配置数からみても、地域でネットワークをつくり、横の連携でつながって活動する必要があるといえるでしょう。

人とのかかわり、関係性の中で 成長できる

特養看護は、ほかの職員や入居者などとの"人とのかかわり"が日常的にできる、とても素敵な仕事です。その風景は毎日毎日違うのでワクワクします。

一方、「入居者の皆さんから面倒をみてもらっているのだ」と感じることがあります。たとえ認知症の方でも、これまで多くの人生経験を重ねてこられています。そうした先輩たちから、目に見えないサポートを得て、特養の職員は安心して仕事をさせてもらっているのだと、私は特養の看護を続ける中で気づきました。

例えば、入居者は新人職員を困らせるようなことはしないのです。私も病院で新人のころに「今夜あたりが危ないかな」という患者がいましたが、その人は朝までもちこたえて、昼間、ベテランの看護師がいるときに亡くなられました。1回ではなく、何度も経験しました。

特養はそのような"人とのかかわり"を、もっと感じることのできる素敵な職場です。ぜひ看護職としてのやりがいを感じてほしいと思います。

Point ①

誰にでもわかりやすい言葉で伝えて介護職の"声"をよく聞こう

介護職のAさんが「看護師さんが口にする言葉って外国語みたいだよね」と同僚に話しかけているのを聞いてしまった。Aさんは「このあいだ看護師さんから渡された"感染防止マニュアル"も読んだだけじゃわからなくない？ 専門用語がいっぱいあってさ」と言い、同僚の介護職も「そういえば、私たちが普段質問していることについても、どうすればいいか書いていなかったよね」と答えている。すごく頑張ってつくった自作のマニュアルなのに"役立っていないのかな"とがっかりした。

介護職は基礎教育の課程が異なる
難しい医学用語は使わない

　特養は、介護職が入居者の生活全般を援助する"生活の場"とされています。介護職は、そのキャリアとして、無資格、初任者研修修了者、実務者研修修了者、介護福祉士とさまざまであり、同じ介護福祉士でも、現場経験を積んだ後に国家試験を経て資格を取得した人、専門学校や大学を卒業した人など、基礎教育の課程が異なっています。そのため、どの職員にも「わかる言葉で伝える」ことが重要であると気づかされました。

　特に、感染防止／事故防止／個別機能訓練／療養食・経口維持・移行／虐待防止／身体拘束廃止／褥瘡予防／看護（介護）業務／記録など、施設独自で作成するマニュアルは、現場の職員が使いやすいものであることをめざし、「誰にでもわかりやすい言葉で伝えること」に最も配慮しました。

　さらに、看護職が普通に使っている言葉を介護職が理解できる言葉にするために、具体的な解説を随所に入れ、できるだけ難しい医学用語は使わ

なかったのです。

言葉だけでなく
目で見て理解することも大切

　感染防止については、「マニュアルでは理解しづらい」という介護職からの声で、感染防止策として最も実践が必要な嘔吐物や汚物の処理について、汚物処理キットを販売している企業に相談して、DVDを用いた「目で見て理解する」方法を導入しました。この結果、ノロウイルス感染者が発生したときも汚物処理が的確にでき、感染拡大を防ぐことができました。感染防止委員会を設置して、"介護職の声"を常にマニュアルに生かしたことで、「実践に役立つマニュアル」に変化したのではないかと思います。

　新型インフルエンザの感染防止策として「面会制限」をしている施設も多いと聞きますが、当施設では感染防止対策を家族に説明し、面会者が受付を済ませて振り向いたすぐの場所に「手洗い場」を2カ所設置しました。初めて面会に来た方には「手洗いをお願いします」とすべての職員が声をかけています。2回目からは自然に「手洗い→うがい→マスクの着用」をしてくれます。

　この手洗い場の設置も、介護職からの「ここに手洗い場があると、手洗いがしやすいと思う」との声がきっかけでした。

長田 美由紀
Osada Miyuki
元・社会福祉法人寿真会
特別養護老人ホームらくえん
看護長

Point②

ショートステイの利用者でも
特養で看取りはできる

人工肛門で、持続酸素が必要な独居の利用者Bさんは「がん末期で余命3カ月」と診断された。家族は別居のため介護者がいないこともあり、「もう治療することがないなら病院ではなく、最期まで自宅で楽しく生活できないか」とショートステイ利用中の当施設は相談を受けた。
Bさんはショートステイを利用した。Bさんの主治医は特養の嘱託医でもあったため、ケアマネジャーもかかわり、施設入居者とほぼ同様に過ごすことができ、最期もショートステイ中の特養で看取った。亡くなるまでに、クリスマス会・新年会など季節折々の行事へ参加したことが家族との思い出になった。

ショートステイでの看取りを可能にするのは医師との連携

以前の特養では、施設入居者がターミナルの状態になると入院することがほとんどでした。しかし、最近では"終の住処"として、特養で看取りを行っている施設が増えてきました。

ただし、ショートステイ中に看取りを行う施設は数少ないようです。「普段からケアしている施設入居者ならともかく……」と躊躇する施設も多いようです。

当施設では、今までにショートステイ利用中に施設で最期を迎えた利用者が十数人います。ショートステイの利用に当たっては、「主治医との連携ができる」ことを家族にお願いした上で、ショートステイでの看取りに取り組んでいます。利用者の主治医が総合病院の医師であったり、開業医でも往診診療をされない医師の場合は、急な病状変化時に対応をしてもらえないので、当施設の嘱託医に主治医変更をお願いしています。

ショートステイの利用者は、がん末期・心臓疾患などさまざまな疾患を抱えている方がほとんどで、「医師との連携」は不可欠です。常に特養看護職と連携し、24時間の病状変化に対応してもらえる医師がいることが、ショートステイでの看取りを可能にしています。

法整備されていない現実から看取りをする施設は少ない

しかし、看取りを希望されるショートステイの利用者すべてを、施設で看取ることができるわけではありません。

「夜間は看護職が不在でオンコール体制になること」を理解していただき、施設内で行う医療には限界があることや、家族にも協力していただくことなども了解していただきます。なにより「看取りに関する理解」が家族にあることが必要になります。そして、施設内で管理者・看護職・介護職・介護支援専門員・その他の職員が、家族の希望を受けとめ、「最期まで看てあげたい」と同意した場合に限り、ショートステイでの最期を迎えていただけるのです。

今後、医師との連携ができる施設が増えれば、特養におけるショートステイでの看取りが法整備されるようになるかもしれませんが、現在、ショートステイでの看取りは受け入れていない施設がほとんどです。しかし、老健や療養病床での受け入れが少ないために、特養のショートステイでの最期を望む人が多いのも現実なのです。

特養では、医師と看護職・介護職・介護支援専門員が連携することで、「最期を看取る」ことができるのだと思います。

(長田美由紀)

Point ③

特養看護職が知っておきたい 基準・通知・指針とは

初めて特別養護老人ホームで働くことになった。先輩看護職から「特養の看護を勉強してね」と言われたが、入居者の健康管理をすることぐらいしか思い浮かばなかった。そのほかに何をすればよいかわからず、どのように動けばよいのか、参考となる書籍等もあまり見当らず、ずっと悩んでいる。

基準・通知などから考える 特養看護職の役割

私は初めて特養に勤務したとき、「看護職が少ない」「特養の看護職の役割は何?」と戸惑いました。そこで、まず「特養看護職はどのような法律(基準)で規定され、守られているのか」と法規を調べてみることにしました。

特養に関連する法律・通知・指針にはさまざまなものがありますが、まず基本となるのは「特別養護老人ホームの設備及び運営に関する基準について」(1999年3月31日厚生省令第46号)だと思います。これはたびたび改正が行われ、最新のものは2015年1月16日厚生労働省令第4号として公表されています。

●看護職員数

常勤換算で「入居者30人未満で1人以上、30人以上50人未満で2人以上、50人以上130人未満で3人以上」との規定ですが、ほとんどの特養では少人数で入居者の健康管理を任されています。

●機能訓練

「機能訓練を行う能力を有すると認められる者」に看護職が含まれています。機能訓練とは「機能訓練室における機能訓練に限るものではなく、日常生活の中での機能訓練やレクリエーション、行事の実施等を通じた機能訓練を含む」とされています。

●感染管理

「感染対策担当者は、看護師であることが望ましい」

と明記されています。

感染症予防に関する指針には、平常時の対策と発生時の対応を、また、委員会の開催や職員教育(年2回以上の研修会)、新採用者への感染対策研修を実施するように規定されています。

●安全管理体制

事故発生の防止のための指針には、委員会や施設内組織に関する事項、職員研修(年2回以上)、ヒヤリ・ハット報告および分析を通じた安全確保を目的とした基本方針、改善策の周知徹底が規定されています。

●褥瘡対策

専任の施設内褥瘡予防対策を担当する者(看護師が望ましい)を決めておくように規定されています。

さらに「褥瘡が発生しないよう適切な介護を行うとともに、その発生を予防するための体制を整備しなければならない」として、介護職が褥瘡に関する基礎知識を有し、日常的なケアにおいて配慮することにより、褥瘡発生の予防効果を向上させることが想定されています。

●身体拘束禁止

「入所者の生命または身体を保護するため緊急やむを得ない場合を除き、身体拘束等を行ってはならない」として、身体拘束を行う場合には、その対応および時間、やむを得ない理由を記録することが規定されています。

(長田美由紀)

Point ④
入居者とのコミュニケーションは日々の人間関係の積み重ねから

> 「おはようございます」「寒くなったね」「看護師さん、待っていたよ」
> いすに静かに座られている方、車いすで自走している方、シルバーカーで歩かれている方、黙って手を振ってくださる方など、入居者の温かいあいさつに迎えられて、1日がスタートする。なんともうれしく、笑みがこぼれる瞬間である。毎日、看護処置のために医務室に来る入居者でラッシュになる時間帯がある。入居者の方々は、自由で気ままなコミュニケーションに花が咲く。そこには、私たちが知り得ない、長崎原爆の日の体験談、90歳を過ぎた女性の遠い昔の結婚話、働き盛りに株でもうけた話をする男性……など、特別養護老人ホームは1人ひとりの人生を深く感じられる交流の場でもある。

ありのままに受け入れる生活支援の看護に価値がある

　私は日々、入居者とのコミュニケーションから、たくさんの知恵や優しさをいただいています。

　入居者の方々の人生は決して平坦な道のりではなく、社会的・歴史的にも苦労された時代を生き抜いてきた、その生命力や存在感に敬意を抱かずにはいられません。

　だからこそ、入居者の個性をありのままに受け入れる生活支援の看護に価値がありました。生活支援の看護は、早期回復や治療を目的とした病院での臨床看護とは必然的に異なります。施設における入居者との日々のかかわりには、人としてのお付き合いがとても大切になります。

　職員の言動や対応に対しても、入居者自身が五感を働かせて反応してくれます。つまり、職員が笑顔で接すれば、入居者も笑顔で応えてくれるということです。

稲垣 瑞恵
Inagaki Mizue
社会福祉法人アゼリヤ会
常務理事・統括施設長
看護師・介護支援専門員・衛生管理者

何を優先すべきかの把握は日ごろのコミュニケーションがすべて

　特養の看護職は、突発的なアクシデントがあった場合でも、医療的判断やリスク管理を優先することなく、発生状況や本人の状態を的確にアセスメントすることが展開のベースになります。日々の人間関係やコミュニケーションを大切にしているからこそ、その人にとって何を優先にすべきかが考えられ、QOLにつなげられるのだと実感しています。

　今後は、入居者が望む生活への支援やコーディネートがますます求められるでしょう。生活全般の情報に関心をもち、入居者の表面的な理解にとどまることなく、ICF（国際生活機能分類）の視点でのケアプランの作成が重要であると認識しています。

　今後の介護保険制度においては、施設においても看護職がゆとりをもって専門性を発揮できる医療体制を整備することが課題になるのではないでしょうか。

　なぜなら、「入居者の重度化」「看取り介護への取り組み」「認知症の進行」は増加傾向にあり、医療的体制の充実がなければ、施設での介護の充実は不可能だと考えるからです。

Point⑤

介護職との連携のために
介護職の専門性を評価する

Cさんは82歳の女性で認知症。ある日、洗濯ものを集める職員が訪室の際にCさんの異変に気づき、介護職へ報告した。すぐに介護職が駆けつけ、その様子から「異食による呼吸困難である」と判断。介護職3人でハイムリック法を積極的に続けたところ、誤嚥した湿布2枚がCさんの口腔内まで戻ったので、すぐに取り除いた。

初期対応の重要性を
介護職に継続的に指導

生命の危険につながる異食をしたけれども、介護職の応急処置により救命することができたCさん。看護職が駆けつけたときに、介護職が発した一言が「一昨日の誤嚥の学習会に参加してよかった」でした。介護職の緊張と興奮の報告から、まさに、死に直面した救命対応であったことが理解できました。

特養での入居者への生活支援においては、介護職と看護職の連携はケアの根幹にかかわる重要なものです。入居者の変わりのない日々の笑顔や言動は、看護職にとっても介護職と共通の喜びであると実感することが大切です。

少人数の特養看護職では、夜勤体制がとれない施設がほとんどです。だからこそ、基本的な応急処置と初期対応の重要性を介護職に指導する継続的な学習会が必要です。

特に生命にかかわる"高齢者の誤嚥"には、発見者の対応が最も重要になるため、当施設では「誤嚥の学習会」に力を入れています。

おかげで開所以来、誤嚥による死亡者はいません。その背景には介護職の初期対応のスキルアップがあると考えています。1、2階の食堂には、常に吸引ノズルと掃除機がお守りのように設置してあります。イベント食や年末年始の行事の前には、介護職が積極的に吸引ノズルと掃除機を点検しています。

Cさんのケースでは、発見時の判断や、ハイムリック法を諦めずに続けた介護職の姿勢が救命へとつながりました。

思わず「すごいね。よくやったね」と拍手でたたえ、気づいたら介護職と涙の感動シーン……。これほど、喜びに変わったアクシデントはなかったので、すぐに当時の施設長へ報告しました。また、ミーティングなどにおいても介護職の実践を素直に評価しました。

介護職の優しいケアに注目し
看護職のケアを振り返る

もし、特養の看護職で「やりがいがもてない」「達成感がない」と考えている人がいたら、どうぞ、介護職の優しいケアに目を向けてみてください。時間に追われながらも、温かく微笑ましいケアの存在がありませんか。

さて、看護職はどうでしょうか。現象だけをとらえて、リスク管理がすべてのように生活の制限をしていませんか。

特養看護職は、介護職からの情報がなければ、生活志向のアセスメントができず、主治医への情報提供も不十分になってしまいます。だからこそ介護職との連携は、入居者の潤いある生活においては不可欠であり、重要であると痛感しています。機会があるごとに、介護職の専門性を評価することが大切だと思います。

（稲垣瑞恵）

Point ⑥

高度な看護技術より"人間性と判断力"が重要

> Dさんは91歳の女性、要介護4。穏やかな性格であるが認知症があり、意思疎通は困難。生活全般に見守り・介助が必要。脳梗塞の既往があり、抗凝血薬服用中。入居してDさんの生活リズムは安定しており、特に体調の変化はみられず穏やかに過ごしていた。
> 　9カ月たったある日、いつものようにトイレで排泄介助を行おうとした際、手すりを握ろうした左手に力が入らず、左足も力が入らず、しっかり立てないことに介護職が気づいた。しかし、本人からの訴えはなく、バイタルサインも変わりなかった。介護職間で情報を共有し、観察を続けていたが、改善しないため看護職に報告した。
> 　看護職は「脳梗塞の再発」と判断し、配置医師に連絡。脳外科受診の指示があり、CTの結果、脳梗塞と診断され、2週間入院となった。

自分で症状を伝えることができない人の異常に気づき、早期発見に努める

　認知症の人の大半は、自分で症状をはっきり伝えることができません。Dさんも言葉を発することが少なく、意思の疎通が困難でした。いつも穏やかな性格でDさんからの訴えはほとんどなく、体調の変化についても、介護・看護の気づきや観察の目がポイントでした。

　既往歴に脳梗塞があり、抗凝血薬を服用していたものの、入居してから穏やかに過ごしていたため、発見が遅れる可能性はありました。24時間接している介護職の気づきと観察から「いつもと違う」という判断の下、看護職に報告を行い、看護職は看護としての観察、既往歴の確認で医療につなぐことができました。早期に脳梗塞を発見できたことで麻痺は見られず、Dさんは退院後、穏やかに過ごされています。

医師が常駐しない特養では看護職の判断力が求められる

　認知症の人に対しては特に、看護職の観察力や判断力が重要なポイントとなります。特養においては、医師が常駐していないため、入居者をはじめ、家族、介護職などの他職種からの看護職の判断力への期待は大きいものがあります。

　特養の看護職には、常に問題意識をもって行動することや、的確な観察力と判断力、解決能力が求められています。これらは、医師が常駐している病院の看護職では、なかなか経験できないことでしょう。

　認知症の人は自分の意思を伝えることが容易にできないため、看護職が認知症を理解して、正しく接することが必要です。

　また、看護職としての専門的知識だけでなく、笑顔を絶やさず、相手の気持ちを理解できる優しさや、優しい声かけも欠かせません。相手を理解しようという姿勢、待つ姿勢など、"看護職の人間性"が大きく影響します。

　特養の看護職が、自らがもつ人間性と判断力を発揮し、看護職が中心となって、入居者に安心と安全を提供してほしいと願っています。

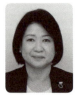

後藤 いづみ
Goto Izumi
ハピネスホームひなぎくの丘
施設長／看護師

Point ⑦

専門職として努力し
介護職から頼られる存在に

　79歳の女性Eさんは要介護3。精神遅滞と老人性白内障がある。左大腿骨頸部骨折術後、車いすを使用。排泄はポータブルトイレを使っていた。朝方、Eさんの泣き声で介護職が訪室すると、Eさんはポータブルトイレに座ったまま泣いていた。手は血だらけで、ポータブル内に出血があり、肛門からはこぶし大のものが脱出していた。直ちに介護職はパッドで保護し、バイタルサイン測定を行った。その後、看護職に連絡し、状態を報告。看護職から早急に医療機関を受診するようにとの指示を受けて、協力医療機関を受診した。
　Eさんは「S状結腸がんの圧迫による直腸脱出」と診断され、そのまま入院となった。数日後にS状結腸切除術を行い、退院した。

介護職の冷静な観察と報告が
適切な処置につながった

　Eさんのような直腸脱出への対応は、介護職にとっては初めての経験で、看護職にとっても初めての事例でした。

　しかし介護職は冷静に観察を行い、バイタルサインを測定後、「意識ははっきりしていますが、こぶし大の柔らかいものが肛門から出ており、真っ赤な出血です」と、的確な報告を看護職に行っています。

　看護職は「報告内容から痔ではない。腸かな？ショックを起こす可能性がある」と判断し、直ちに医療機関を受診するよう介護職に指示しました。介護職は一生懸命できる限りの観察と処置をしましたが、とにかく不安で、看護職からの指示で「ホッとした」とのことでした。一方、介護職の冷静な報告と観察のおかげで、看護職は適切な指示を行うことができました。

お互いに認め合うことで
自らの能力が発揮、成長できる

　当施設は「"入居者中心""その人らしさ"を大切に、常に質の高い、よりよいサービスを提供しよう」を合言葉に、何でも言える職場、職種間の連携を常に意識しています。そして、各々が専門職としての自己実現に取り組んでいます。

　そのための内部研修にも力を入れており、介護職の観察力や判断力は、日々増しています。職員全員が失敗を恐れず、失敗から教訓を学び、成長し続けることを大切にしています。介護職と看護職はお互いを認め合い、時には厳しく叱ることもありますが、相手を思い、相手に伝わる叱り方で相手に勇気を与えています。

　Eさんの事例から、入居者を中心とした看護と介護の連携や信頼関係によって、お互いが自らの能力を発揮し、成長し続けていることがはっきりわかります。夜間は看護職不在のため24時間オンコール体制をとっていますが、体調不良者が出たとき、介護職にとって看護職は唯一頼りになる存在なのです。

　白鳥は水面では優雅に見えますが、水面下では水かきで一生懸命、足を動かし努力しています。「白衣の天使」と言われる看護職においても、看護職としての輝きを感じさせ、介護職から頼られる存在となるためには、白鳥のようにありたいものです。

（後藤いづみ）

Point ⑧

特別養護老人ホームは 看護職として "究極" の勤務場所

F さんは 90 歳の男性。当施設での生活に非常にご満足いただいている。「わしの最期はここでいいなあ。ずっと面倒みてや」とスタッフにも笑顔で話している。このような入居者が当施設ではとても多い。

「ベルライブ」では、開設当初より看護職が中心となり、「施設での看取り」に取り組んできた。医師が不在に近い特養においては、判断能力・予知能力が重要であることを実感している。そして、看護職として "究極" の勤務場所が「特養」であると感じている。

真の実力を確認でき やりがいが見いだせる場所

全室個室の当施設においては「自分らしい時間を過ごせている」と感じている入居者がほとんどです。そして、本人も家族も「病院ではなく、住み慣れたわが家のようなここで最期まで自分らしい生活を続け、その先に自然な形の死があればいい」との希望が多くなっています。

病院とは異なり、"生活の場" を重視してきた高齢者ケア施設に「重度化対応加算」や「看取り介護加算」が新設され、医療・看護の充実が求められています。これが実現しなければ入居者の "自然な死" への思いはかなえられません。

医師が常駐しておらず、ましてや科学的判断のできない環境の中で、入居者の生活を大切にしながら、1 人ひとりの訴えやわずかな変化を見逃さないためには、豊富な知識と経験、さらに「施設で対応できるのか」「病院に受診したほうがよいのか」など、的確な判断力をもった看護職の存在が不可欠です。まさに、看護職がその "真の実力"

を確認し、"やりがい" を見いだせるところが「特養」なのだと思います。

もちろん、日ごろからの介護職の細かな情報が重要であり、介護職と看護職との連携・協力体制が要となります。

24 時間の "看護体制" は 曲げられないポリシー

特養における看護職の役割は、入居者の日ごろの健康管理から人生の最期までのかかわりです。入居者や家族が安心できる環境の提供、そしてその生活を支援する介護職から、"いざというときに頼りになる存在" となるために、当施設では24 時間の看護体制は曲げてはならないポリシーです。

夜勤業務を 7 人の看護職で対応する体制を整え、介護職と共に「施設での看取り」にも取り組んでいます。家族には「看護職が特養でできる医療行為の限界」を理解してもらうようにしています。

職員は施設での看取りの体験の中で、たくさんの学びや示唆をいただいています。高齢者 1 人ひとりの尊厳ある生活を支え、「ベルライブで、みんなの介護を受けられてよかった」と、より多くの方に感じていただけるように温かなケアをめざしています。

白川 美保子
Shirakawa Mihoko

特別養護老人ホーム ベルファミリア・施設長
(特別養護老人ホーム ベルライブ・前施設長)
看護師

Point⑨

ユニットケアにおける看取りでは "みんなが家族"

Gさんは98歳の女性。元気なときは「宝塚」の熱烈なファンで、週に1度は必ず観劇するほどだった。95歳のときに自宅で転倒し、左大腿骨頸部骨折にて入院。高齢のため手術はせず、保存的療法で歩行可能になって退院するが、肺疾患の悪化もあり、在宅酸素療法を受けていた。しかし、主介護者である長男の妻が乳がんの手術入院となり、その間に利用したショートステイ先の施設で再び転倒し、右大腿骨頸部を骨折。やはり保存的療法となり、車いす生活に。そして、当施設に入居となった。

少しでも苦痛をなくし 好物が食べられるような工夫を

入居されて9カ月経ったある夜、Gさんは気丈にも自力でトイレに立とうとして転倒。右上腕骨骨折で行動制限のためにバンド固定となりました。Gさんは精神的にも落ち込み、居室で過ごすことが多くなりました。

介護職は、2人介助でGさんをリクライニングできる車いすに移乗し、リビングで同じユニットの仲間7人と過ごせるように配慮しました。また、仲間と語らいながらの一杯のコーヒーを味わう至福の時間も、Gさんを元気づけました。

しかしGさんは入居から2年、「大腸がん」と診断されました。担当医と家族との相談の結果、「積極的な治療はせず、ベルライブで最期を」との強い希望で、施設での看取りをさせていただくことになりました。

1日数回の下血で体力の消耗は激しく、食欲も出ず、介護職も看護職も少しでも苦痛をなくし、口当たりのよいものをと、日々工夫をしながらのケアでした。アイスクリームを一口摂取できて、職員は自分のことのように喜び、時にはユニットでそうめんをゆでたり、口の中ですぐ溶けるように大好きなチョコレートを小さく砕いて、少しでも口から食べられるようにと配慮しました。

看護職による1時間あまりの上肢・下肢のオイルマッサージは、苦痛が和らぐようで、気持ちよい眠りを誘っていました。

ユニットの仲間の心のこもった差し入れに「ありがとう。これでまた長生きするわ」と、Gさんが笑顔で答える場面もありました。

入居者が「安住の地」「終の住処」と 思える施設に

8月の終わり、100歳を迎えるGさんを元気づけようと、介護職たちが"ビックリ企画"を提案しました。宝塚を象徴する「すみれの花咲く頃」の曲と共に、Gさんの好きな紫色の羽をつけた紫の帽子をプレゼントしました。

さらに、小泉純一郎総理（当時）の名前が入った内閣総理大臣からの100歳のお祝いの賞状が。「おばあちゃんだけやわ！ 総理大臣から賞をもらうのは」。家族の一言に温かな笑い声が起こり、幸せな1日になりました。

3カ月後、家族、ユニットの仲間や職員が見守る中、Gさんは静かな最期を迎えられました。祭壇に飾られた"紫の羽根付き帽子"のGさんの素敵な笑顔の写真は、とても印象的でした。

これからも、入居者が「安住の地」「終の住処」と思える施設でありたいと思います。　（白川美保子）

Point ⑩

生活の中で異変に気づくために
常に主観的・客観的情報の収集を！

Hさんは85歳の女性。認知症はなく、主な既往歴は肺塞栓症。「朝食後のコーヒーを飲んだ後に嘔吐した」と介護職より報告があり、看護職が居室のベッドに臥床しているHさんに状態をうかがうと、「急に胸が苦しくなった」とのこと。バイタルサイン測定後、胸部症状の訴えがあるために心電図をとるが、心電図の自動解析での所見欄には心筋梗塞の記述はなし。その後、嘔吐が2回。心窩部痛の訴えはあるが、意識は明瞭で受け答えはしっかりしている。血圧・体温・脈拍・呼吸・酸素飽和度などには異常を認めなかったが、本人・家族と相談後、病院を受診。検査の結果、「絞扼性イレウス」の診断にて緊急手術となった。

日ごろの暮らしぶりや医療の情報、バイタルサインを読みとる力

「"異変"に気づく」には、日ごろの入居者の暮らしぶりを知っていること、既往歴や内服薬など医療に関する情報を把握していることに加え、介護職との連携・協働が必須です。それらを基にして、本人の訴えを丁寧に聞きとります。

「急に胸が苦しくなった」との訴えがあった場合、心電図をとることを考えるのは看護職として当然のことでしょう。心電図所見からの読みとりは、自動解析装置が備わっていれば、ある程度の指標になります。

バイタルサインをどう判断するかということも重要なポイントです。この事例では、心電図をとったときは徐脈でしたが、自動解析の所見欄に、「心筋梗塞」という記述がないことに安心して、徐脈の事実を見逃していました。その後、いつもの脈拍数に戻っていたのですが、一時的にでも徐脈が発生していることは、「身体内部で何らかの変化が生じている」ととらえるべきでした。

主観的所見と客観的所見を総合的にアセスメントする

Hさんのように、認知症がなく、本人の意思表示が明確であると、かえって病院受診の判断に迷う場合があります。

このケースでは、嘔吐が治まった後にHさんが「少し楽になったし、大丈夫」とはっきり言われたので判断に悩みました。結局、迷った末に本人・家族と相談して、「病院受診」という結論を出しました。特養の看護職は、常にこうした判断を瞬時に行わなければなりません。

また、"嘔吐"という症状があれば、イレウスやノロウイルスなどを当然予測しなければなりません。しかし、Hさんは「胸が苦しい」という訴えだったので、"胸部疾患か"という先入観にとらわれてしまいました。

排便状況は本人および介護職にも確認しており、腹部の聴診も「問題なし」としていました。「嘔吐」と「胸が苦しい」という主観的・客観的所見を総合的にアセスメントしていくことの重要性を再確認しました。特養の看護職には、エビデンスに基づいたフィジカルアセスメントの力が求められています。

田中 涼子
Tanaka Ryoko
元・社会福祉法人健光園
高齢者総合福祉施設ももやま
施設長／看護師・介護支援専門員

Point⑪

特養だからこそできる
"尊厳ある" ターミナルケア

Iさん、男性。96歳のときに入居。既往歴は高血圧症・胆嚢炎(胆嚢摘出術)・変形性脊椎症・膝関節症・廃用症候群など。入居後はユニットの他の入居者と穏やかな日々を過ごしていたが、4年後に加齢とともに身体機能低下が著明になった。経口摂取の減少や座位保持の負担感などを家族に報告。家族も同じように感じており、今後のことについて医師との面談の場を設定した。その場で当施設での最期を希望されたため、介護職・看護職・栄養士など多職種協働の下にターミナルケアを展開し、102歳で死去された。

高齢者の場合は ターミナルの時期の判断が難しい

Iさんが100歳のときに、超高齢であることや客観的所見からターミナルの時期に入ったと考え、今後について家族や医師と相談しました。その後、約1年5カ月の緩やかな時間を経て、Iさんは最期を迎えられました。

Iさんの事例を通し、高齢者は日々身体状況が変化し、些細なことがきっかけで急激に状態が悪化することもあり、「ターミナルの時期の判断が難しい」と痛感しました。

ですから、介護職から高齢入居者の暮らしぶりの変化をよく聞きとって、推測していくことはとても重要です。

また、その人の生活が微妙に変化したときに家族と情報共有をしておくことも大切です。家族の心の準備ができるような支援や精神的ケアも特養看護職の大きな役割です。

そのためにも、ターミナルの時期の入居者の身体的変化を、家族に適切にタイムリーに伝える必要があります。

多職種によるチームケアで 尊厳ある最期を迎える

Iさんの「一度、家に帰りたい」という思いを実現するために、急変時の対応を医師と相談し、一時帰宅の実施に向けての課題を多職種によるチームで協議しました。その上で一時帰宅を実施しました。

また、経口摂取の減少については、栄養士が少量でも高カロリー摂取可能な栄養補助食品や、嗜好を考慮した特別メニューを準備するなど、さまざまな工夫をしました。

「ターミナルの時期ではないか」と判断してから約1年が経過したころ、徐々に全身の衰弱が著明になってきたため、次のステージに入ったことを感じ、ほかにIさんのためのケアの方法はないかと考えました。

そこで、ターミナルケアの1つでもある"スピリチュアルケア"に取り組むことを考え、本人・家族の了解を得て、お寺の住職さんと居室で話をする場を設定しました。Iさんと住職さんとの面談は最期の日までに3回実施しました。Iさんは、住職さんからいただいた数珠を左腕にはめ、家族に見守られる中で旅立たれました。

ターミナルケアは、まさしく"チームケア"です。その人を全人的に支えて、尊厳ある最期を迎えていただくには、家族をはじめ、多職種協働によるケアが求められます。日ごろから多職種協働によるケアを実践している特養では「必ず尊厳あるターミナルケアができる」と思います。

(田中涼子)

Point ⑫

遺体はケアのすべてを語る"通信簿"
大切な看護職のかかわり

> Jさん。手足がひどく屈曲拘縮を起こしていた。あまりにも屈曲がひどいため、亡くなっても手足を伸ばすことができず、棺桶の蓋を閉じることもできなかった。

ご遺体を見れば
どのようなケアをしてきたかがわかる

　特養で最期を迎える方が増えてきています。人はいずれ必ず死んでいくもの。だから、誰にでも訪れる死をうまく受け入れることがターミナルケアでは大切です。そして、そのときに重要なのは、看護職のかかわりの善し悪しが亡くなられた入居者のご遺体に如実に示されることです。

　ご遺体を棺に納めたときに、蓋がピッタリ閉まりますか？　ご遺体が褥瘡だらけではないですか？　オムツかぶれはありませんか？　入居者が亡くなられたときに、ご遺族と一緒に衣服を脱がせて死後の処置ができる状態になっていますか？

　ご遺体を見れば、その施設で、どのようなケアがされてきたかが一目瞭然。ご遺体は"ケアの通信簿"なのです。

　正しいケアをしている場合には、ひどい褥瘡はできません。ただし、糖尿病などがあると褥瘡が治りきらないこともあります。そのときはご遺族に明確に説明すれば、納得していただけるでしょう。

　亡くなられたときに、ご遺体がどんな状態になっていなければならないか、そこからイメージして、「今なすべきこと」「してはいけないこと」を考え、ケアに当たらなければなりません。終わりよければすべてよし。"最期によい形を"と努力していることは、それまでのかかわりのすべてを、表向きの言葉では出てこない現実として、ご遺体になったときに見せてくれるのです。

棺桶に入らないほどの屈曲が
なぜ起こるのか？

　ところで、皆さんは棺桶の深さがどれくらいか知っていますか？　標準は約40cmのようですが、実はそのサイズでは足が「く」の字にひどく屈曲しているご遺体の場合には、棺桶の蓋が閉まりません。そのような場合、葬儀社は親族に席を外してもらった上で、ご遺体の骨を折ったり、関節を外したりして、何とか棺桶の中に納まるようにするのです。

　このようなひどい屈曲が起こるのは、身体に合わない車いすや身体拘束が原因です。例えば、身体の小さい方が普通サイズの車いすに長時間座らされると、すべり落ちないように無理した結果、脊柱彎曲を起こし、脚も曲がってくるのです。

　東京都監察医務院の院長だった上野正彦氏は『死体は語る』という本を書かれて話題になりましたね。監察医は、不審死などの死体を司法解剖し、他殺か自然死かなどを調べます。特養で亡くなられた方がそんな"死体"であってはいけません。"死体"ではなく"ご遺体"なのです。そして、ご遺体はそれまでのケアのすべてを語ることを忘れないようにしてください。

鳥海 房枝
Chokai Fusae
元・東京都北区立特別養護老人ホーム
清水坂あじさい荘
副施設長／保健師
（現・NPO法人メイアイヘルプユー理事）

Point⑬

感染対策のポイントは
いかに早く感染に気づけるか

2006年1月、特別養護老人ホーム清水坂あじさい荘は開設8年目にして、初めて入居者46人のノロウイルス集団感染の発生を経験した。

完全に防ぐことはできない
早めに気づき、どう対処するかが大切

特養で特に注意したい感染症は「インフルエンザ」「ノロウイルス」「疥癬」の3つだと思います。感染症にはさまざまな種類があり、すべてを対象にするのは大変ですから、ターゲットを絞ったほうがよいでしょう。

私はノロウイルスやインフルエンザに関しては「特養では完全に防げない」と思っています。したがって、どのように早く感染に気づくかがポイントです。

一方、疥癬は非常に見つけにくく、判断には技術が必要です。ただ、疥癬は接触感染ですから、「入居者がかゆがったら、まず疥癬を疑う」という気持ちをもっていれば、集団感染は防げるのではないでしょうか。

これらの3つの感染症に共通していえることは、どのようなことに気づいて、どういう手を打つかが1つ。ひとたび感染症の集団発生が起こると、いっそう緻密な対応が求められます。

そして、もう1つは、普段の生活の中で感染症をやすやすと持ち込まないように、どのように対応すればよいか、あるいは自分たちがケアを通して媒体者にならないようにすることです。

実際に体験する具体的な研修と
起きたときのことを想定したマニュアルを

「あじさい荘」では、「うちでは集団感染は起きな

い」と職員は思っていました。感染予防のマニュアルをつくり、研修会も行っていたからです。それで感染症対策を"やったつもり"になっていました。

しかし、実際にノロウイルスの集団感染を経験してみて、「下痢にはどういう種類があるのか」「吐き方にはどういう違いがあるのか」など、職員全員が"ハッ"と思えるような細かい内容の研修をして、なおかつそれに則した「マニュアル」をつくらなければ役に立たないことに気づきました。

そこで、頭の中で理屈を考えたり、写真で説明したりするだけでなく、「目に見える」実技が必要だと思い、研修も工夫しました。

例えば、"吐物に見立てたもの（ゼリーなど）を床にまいて、それを片付ける"研修では、「どうやってかき集めるのか」「次亜塩素酸の薄め液をどうやってつくり、まくのか」などを考えます。ノロウイルスの感染体験はできませんから、このように具体的な実習を行わないと、実際に感染症が発生したときの対処には役立ちません。

感染症は季節性があるので、研修はある短い期間に"グッ"と意識と技術を高めないと効果がありません。また、吐物処理の研修は、その期間内に全員がやらないと意味がありません。そして、手洗い研修は、実習を伴う形で3カ月毎に行うなど、通年で取り組みます。

マニュアルは、今までは「起こさないようにする」ことを重点に書かれていましたが、「起きたときのことをどれだけ具体的に現場に周知して拡大を阻止するか」に重点を置くようにしました。

（鳥海房枝）

Point ⑭

「聞いていなかった」と言われる前に家族には情報提供を

Kさんは83歳の女性、認知症あり。入居時より徘徊を続けていたが、朝食後に食堂のいすから立ち上がって歩き出したときにふらついて床に転倒。夜勤と早出の介護職がベッドに連れて行ったが、右足のつけ根が腫れて、動かすと痛がる。「意識ははっきりしていて、いつもと変わらない受け答えをしている」との緊急連絡があり、看護職が施設に駆けつけた。

すぐにバイタルサインのチェックを行い、状態を観察した後に嘱託医に連絡、状態の報告を行った。家族にも電話で転倒の状況とケガの様子を伝え、協力病院の整形外科を受診することや、それまでに行う救急処置などを説明した。速やかに病院を受診して適切な治療を受けることができ、約1カ月の入院の後、退院。現在は車いすの生活を送っている。少しずつ以前の生活に戻れるようにリハビリテーションを進めていく予定。

日ごろからの情報提供で事故の可能性も伝えておく

当施設では、入居の申し込み後、入居が決定した事前面接のとき、入居後など、さまざまな機会に、看護職・生活相談員・ケアマネジャーが家族と話す機会を繰り返し設けています。高齢者や要介護度が高い入居者が多いために、体調の急変や思わぬ事故、ケガなど避けられない状態になることもあるので、そのことは機会がある度に何回かお伝えしています。

徘徊によって起こり得る事故やケガを防ぐために、環境を整え、職員も注意をしています。入居後のケア会議で「行動に注意」「観察の必要がある」と判断されたときは、日勤など職員の人数に余裕がある時間帯で、コミュニケーションをはかりながら、施設での生活になじんでいっていただきます。しかし、どうしても防ぎ得ない場合が生じる

可能性もゼロではないことも、家族には伝えなければなりません。

Kさんの場合も、日ごろから徘徊があることから、転倒の可能性について家族にお伝えしていました。転倒があった際にも、すぐに家族に状況を伝え、連絡をしたことで「転倒」という事故に対しても、大きな問題にはなりませんでした。

情報を定期的に発信し家族と良好な関係を築く

当施設では年に4回、『いごこち』という広報紙を発行しています。各部署の担当が記事を書き、行事の写真を載せて家族に届けています。小さな写真の中に、入居者が元気に生活している姿を見つけていただけたらうれしいと思っています。

また、毎年、入居者1人ひとりの近況を添えた年賀状を家族に出しています。遠方に住んでいたり、事情があってなかなか面会に来られない方にも、施設での生活を身近に感じていただけるようにとの思いを込めて書いています。

このようにさまざまな機会を利用して、施設での生活や身体の様子を伝えることで、家族とよいコミュニケーションが築けます。

福島 規子
Fukushima Noriko

元・社会福祉法人葛城会
特別養護老人ホーム唐国園
主任看護師

Point⑮

生活援助に積極的にかかわることで見えてくるものがある

Lさんは94歳の女性、脳梗塞後遺症で半身麻痺あり。朝の申し送り時に、夜勤の介護職から「夜間のオムツ交換のとき、Lさんの仙骨部に発赤ができているのに気づいた。痛みの訴えはない」と報告があった。Lさんは自分では身体を動かすことが困難で、ベッド上では体位交換や体位保持の介助が必要。排泄の感覚がないため、終日オムツを着用している。日中は食事や水分補給のときなど、車いすで過ごす時間も多い。呂律困難があるため話が少し聞きとりにくく、痛みや違和感の訴えが伝わりにくいことがある。最近は食欲も少し落ちてきた様子で、声をかけながら食事や水分の摂取を促していた。

「チェック表」で入居者の体調や行動の変化を把握できる

特養で生活される方の多くはさまざまな基礎疾患をもっています。加えて認知症がある場合、体調の変化を言葉でうまく表現できないことがほとんどです。

入居者の体調の変化をいち早く的確にとらえるためには、介護職・看護職・栄養士などの連携が大切です。そして、生活援助の多くを行う介護職の情報を得るためには、看護職も生活援助に積極的に参加していくことです。そうすれば入居者の体調の変化をより早く、確かにキャッチし、苦痛を最小限にすることができます。

特養看護職は、各勤務交代時の申し送りに基づいて、入居者の体調、行動の変化などをチェックします。当施設では、排便・体温・薬・食事と水分の摂取量などがわかる「チェック表」を使用しています。

オムツ交換時には、チェック表により、排泄物の量や回数、形状を知ることもできます。その結果、必要に応じて緩下剤や坐薬が投与されます。オムツ交換のケアに入ることで背部・臀部・鼠頸部など身体の皮膚状態を知ることもできます。

全身状態を知ることができることの1つに入浴介助があります。当施設では、入居者の衣類の着脱時の介助を看護職と介護職がペアを組んで行っています。入居者との会話で緊張をほぐしながら、着脱時の手足の動きや関節・皮膚の状態などの情報を収集しています。心身のリラックスをはかり、気持ちよく過ごしていただくためだけでなく、全身状態を観察するためにも「入浴」は大切な生活援助です。

「申し送りノート」と「ケア会議」で入居者の情報を共有

当施設では、介護職と看護職の情報交換に「申し送りノート」を活用しています。看護職も「申し送りノート」に定期診察時の内服薬の変更や処置の指示、体調の変化に伴う観察のポイントなどについて、難しい看護用語を用いずに書いています。このノートは、特に夜間、看護職の不在時に役立っています。

また、毎週木曜日には「ケア会議」が開かれ、日常の生活援助で気づいたことや必要事項について、それぞれの職種が意見を出して話し合っています。緊急時には介護職・看護職の主任が協議することもあります。

こうした結果は、すべて各申し送りや「申し送りノート」によって職員全員が確認し、情報を共有するようにしています。

(福島規子)

Point ⑯

重度者の受け入れは訪問看護との連携がカギ

ショートステイの利用者に、褥瘡の処置を在宅と同じように行っていたにもかかわらず、「ショートから帰ったら悪くなっていた」と家族から苦情を受けたことがある。また、利用者の服用している薬がバラバラになっていて困るケースもある。

訪問看護の利用者は安心して受け入れられる

ショートステイの利用者が、訪問看護も利用している場合、褥瘡の処置などについて変更があればその都度、訪問看護師から連絡があり、当施設での状態に変化があれば訪問看護師に報告をしています。老老介護などで、服用している薬が在宅でうまく管理できないようであれば、訪問看護ステーションで管理してもらい、施設に届けてもらうというケースもあります。

そのほかにも、「老老介護で寝たきり」「在宅酸素」「胃ろう」「湿疹があり、なかなかよくならない」「常に吸引が必要」「排便コントロールも良好ではない」などのケースでは、ショートステイ利用前日に訪問看護が入り、ファックスで湿疹の状態、塗り薬の変更、たんの性状、排便状況などの情報と共に、処置の仕方、自宅で在宅酸素のカニューレが外れていることが多いが大丈夫であること、吸引を頻回に施行しなくてもよい状態であること等、自宅での様子を伝えてくれます。こちらからはショートステイ利用時の状態を報告します。

ただ、このように細かく連携するケースはまれで、ほとんどは電話のみでの情報交換ですが、利用者に訪問看護が入っていることで、私たちは安心して受け入れができます。

利用者の重度化に対応できる体制と訪問看護との連携がカギ

重度の人が特養のショートステイを利用したくても、「夜間に看護職が不在」という理由から受け入れてもらえないケースがあります。

当施設では、「重度の人を受け入れるには看護職が24時間常駐していることが必要」と考え、看護職を夜間配置できる体制をつくってきました。重度の人のショートステイ受け入れ時には看護職を夜間配置するようにしています。

しかし、特養には看護職の夜間配置は義務づけられていません。利用者が重度化している昨今、看護職の人員配置基準の見直しも必要ではないでしょうか。

"生活の場"である特養で、私たちができる範囲内で重度の人を安心して受け入れ、在宅でのケアを継続していくためには、訪問看護との連携は重要です。特養と訪問看護ステーションが委託契約していれば、ショートステイ利用時に訪問看護師が出向いて健康管理を行うことができます（在宅中重度者受入加算）。さらに、より柔軟に受け入れられる体制づくりが必要と考えます。

地域の中の多職種とも連携をとりながら、ショートステイの利用者を見守り、安心して受け入れられる環境を整え、日々の介護に大変な家族が疲れて倒れてしまう前に、少しでも地域と共に支援することができたらと思います。

安江 豊子
Yasue Toyoko
特別養護老人ホーム
サンシャイン美濃白川
施設長

Point ⑰

入居者や職員同士で常に"笑顔"は特養の鉄則

当施設では、職員同士がフロアですれ違ったときには、お互いが「お疲れさまです」と顔を見て、笑顔であいさつするようにしている。もちろん、入居者にも「おはようございます」「こんにちは」「おやすみなさい」など、笑顔であいさつするのは当然のこと。

"笑顔"は、日々の生活やケアの中でずっと職員が申し送りなどで言い続けている。「たとえ嫌なことがあったとしても、顔には出さず笑顔でいよう。そうすれば、きっと皆が安心して生活でき、よいケアもできる」と。

ムッとした顔の人には話しかけにくい

誰しも「ムッとした顔」をしている人には話しかけにくく、「もう少し機嫌のよいときにしようか」と、ついつい後回しになってしまいます。これが看護職のケアの中で行われているとしたら、たとえ介護職がいつもと違う入居者の変化に気づいていても、すぐに看護職に伝わらなくなり、対応が遅れてしまいます。

「この方にはもっと、こんなふうにケアするといいのにな……」と感じている職員がいても、なかなか言い出せず、その結果、入居者によいケアが提供できないことにもなりかねません。

また、入居者が「何か相談したい」「お願いしたい」と思っても、「忙しそうかな」と言い出せず、職員に遠慮して暮らしているのだとしたら、どうなるでしょうか?

家族も「あそこの職員は愛想が悪いし、話しかけづらい」と感じている。そんな状況を招いていないでしょうか?

"笑顔"は相手を幸せな気持ちにする

しかし、いつも"笑顔"でいて、「お疲れさまです」と声をかけ合っていれば、気軽に話すことができます。

介護職の「いつもと違う」という気づきは看護職にとって、とても大切なことで、入居者の異常の早期発見につながるので、この雰囲気は大切だと思います。

職員の「こんなふうにしたらいいかもしれない」という思いを大切にし、それについて多職種で話し合うことで、入居者1人ひとりに合ったよいケアが提供できます。

入居者も遠慮することなく、いつでも話しかけることができたら、安心して暮らすことができます。家族も気軽に話しかけてくれれば、お互いによいコミュニケーションがとれます。

「ここだったら安心してお願いできる」と思っていただけるような施設になるためには、まず気軽に話すことができる環境をつくることが大切です。どんなによいケアができていたとしても、そこに明るく心のこもった"笑顔"がなければ、空回りしてしまいます。

例えば、認知症の人では「介護者の笑顔が認知症の人を幸せな気持ちにする。しかし、介護者のしかめっ面はその逆の効果をもたらす」という新聞の記事を読みました。

毎朝、鏡を見たときに"自分の笑顔"をつくってみましょう。私たちの施設では職員玄関に鏡を設置しています。「笑顔のある施設には福来る」です。

(安江豊子)

第2章 解説＆Point 特養看護の超キホン　33

第 **3** 章

報告

私たちの
特別養護老人ホーム
における "看護"

A 多職種連携のための取り組み
B 特養の組織づくりと運営
C 特養看護職としての喜び
D 尊厳ある看取りのために

第3章　報告
私たちの特別養護老人ホームにおける"看護"

　第3章・報告では、全国25施設の特別養護老人ホームのナースが、特養における看護実践を報告します。

　いずれの特養でも全人的なケアに取り組まれていることが、詳細な報告からうかがわれますが、その中でも各施設において特に重点を置いて取り組んでいること、あるいは特養看護のやりがいなどから、「多職種連携のための取り組み」「特養の組織づくりと運営」「特養看護職としての喜び」「尊厳ある看取りのために」という4つのカテゴリーで分類しました。

　しかし、どの施設でも重点を置いたもの以外をおろそかにしているわけではないことは、報告の内容からよくわかります。それぞれの施設の25人の特養ナースからの報告の中には、第2章でまとめられた「特養看護の超キホン」となるケアもあれば、その施設独自の入居者の希望に寄り添うケアも散りばめられています。

　全国の特別養護老人ホームで働くナースは37000人以上。1人ひとりが自分の働く特養で「私の特養看護」に取り組んでいます。その質をさらに向上させるためにも、25の特養ナースの実践は大いに参考になるものでしょう。

Ａ　多職種連携のための取り組み
①特別養護老人ホーム百合ヶ丘苑（宮城県仙台市）
②特別養護老人ホームかさまグリーンハウス
　（茨城県笠間市）
③特別養護老人ホームのぞみの苑（群馬県桐生市）
④特別養護老人ホーム妙義（群馬県富岡市）
⑤特別養護老人ホームサンシャイン美濃白川
　（岐阜県加茂郡白川町）
⑥京都市桂川特別養護老人ホーム（京都府京都市）
⑦特別養護老人ホーム豊中あいわ苑
　（大阪府豊中市）

Ｂ　特養の組織づくりと運営
①特別養護老人ホーム西円山敬樹園（北海道札幌市）
②特別養護老人ホーム晃の園（静岡県静岡市）
③特別養護老人ホームナーシングケア加納
　（岐阜県岐阜市）
④特別養護老人ホームカルフール・ド・ルポ印南
　（和歌山県日高郡印南町）
⑤総合福祉施設なかやま幸梅園（愛媛県伊予市）
⑥地域密着型介護老人福祉施設こくら庵
　（長崎県長崎市）

Ｃ　特養看護職としての喜び
①特別養護老人ホームくやはら（群馬県沼田市）
②ハピネスホーム・ひなぎくの丘（東京都中野区）
③特別養護老人ホーム博水の郷（東京都世田谷区）
④特別養護老人ホーム紅林荘
　（長野県諏訪郡富士見町）
⑤特別養護老人ホーム唐国園（大阪府和泉市）
⑥地域密着型小規模特別養護老人ホームくすのき・
　めぐみ苑（広島県三原市）
⑦特別養護老人ホーム梅本の里（愛媛県松山市）

Ｄ　尊厳ある看取りのために
①特別養護老人ホーム吉祥寺ナーシングホーム
　（東京都武蔵野市）
②特別養護老人ホームみやま大樹の苑
　（東京都八王子市）
③特別養護老人ホーム琴清苑
　（東京都西多摩郡奥多摩町）
④特別養護老人ホームこもれび（静岡県静岡市）
⑤特別養護老人ホームベルライブ（大阪府堺市）

第 **3** 章

A

多職種連携のための
取り組み

A　多職種連携のための取り組み①

特別養護老人ホーム百合ヶ丘苑（宮城県仙台市）

職員全員で入居者が笑顔で生活できる施設をつくる

鈴木 美佐
Suzuki Misa
社会福祉法人仙台白百合会
地域密着型
特別養護老人ホーム梅が丘
副館長兼看護室長／看護師

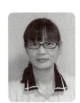

　私は現在、「地域密着型特別養護老人ホーム梅が丘」に勤務していますが、前職場は「特別養護老人ホーム百合ヶ丘苑」でした。「梅が丘」と「百合ヶ丘苑」は同じ社会福祉法人仙台白百合会に属する施設です。
　本稿では、まず「百合ヶ丘苑」の菅原節雄苑長が10年の歩みを述べ、続いて私が百合ヶ丘苑勤務当時の看護について述べます。

百合ヶ丘苑10年の歩み

　特別養護老人ホーム百合ヶ丘苑は、高齢者福祉複合施設カリタスの丘（以下：カリタスの丘）の1事業所として、2004年3月に開所しました。学校法人白百合学園が母体となり、福祉資源の少ない仙台白百合女子大学周辺ならびに仙台市泉区東部地域に施設サービスと居宅サービスの総合的な老人福祉施設を整備することにより、同地域の地域ケアシステムを創設し、住民福祉の向上に寄与することを目的としています。
　一方、大学における教育研究成果を具体的に役立てることおよび、人材養成の充実向上と教育研究等の一体化的進展をはかることも使命としています。
　今では、法人事業所全体（特別養護老人ホーム、地域密着型特別養護老人ホーム、ケアハウス、デイサービスセンター、グループホーム、居宅介護支援事業所）で、介護福祉士養成および社会福祉士養成のための実習をはじめ、大学の老年看護学実習、他法人研修等を受け入れ、年間1000人を超える実習生・研修生が訪れています。教育機関とのつながりは、職員の意識の向上や情報収集、施設研修の充実につながっています。また、地域のボランティアの皆さんの協力も多く、喫茶店や傾聴のほか、各種行事等に年間1500人を超える方々の協力をいただいています。カリタスの丘の10年の歩みは地域に支えられたものだったと感じています。　　　　（百合ヶ丘苑苑長　菅原節雄）

多職種の連携で入居者の笑顔を守っていく

　入居者が笑顔で生活されていて、自由に楽しく過ごされている風景（**写真1、2**）を見ると、入

特別養護老人ホーム百合ヶ丘苑（宮城県仙台市）

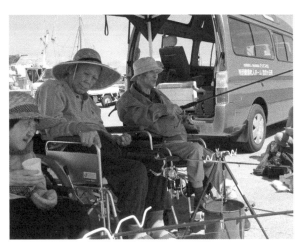
写真1　苑外での釣り行事

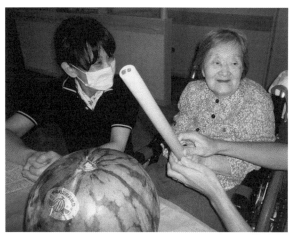
写真2　苑内でのスイカ割り行事

居者に穏やかな時間が流れていることを実感し、うれしくなります。「この穏やかな時間が少しでも長く続くように縁の下からしっかりと支えていかなければ」と思っています。

介護職と連携していると、「何か変」「何かいつもと違う」という情報が得られます。このような"はっきりとはしないが、いつもみている人がみると変化がある状態"を、急変の可能性を含めて受け止めています。看護職としての知識や技術、経験をフルに活用して、病気の発症や急変を発見し、適切な判断をして治療につなげることは大変重要です。常勤医がいない当苑において、医療の専門職は看護職だけという環境では責任重大です。

まず、介護職からの情報で早期治療につなげられた86歳のAさんの例を紹介します。

Episode

Aさんは、アルツハイマー型認知症・糖尿病・高血圧と診断されていて、既往歴として脳梗塞がありました。

Aさんは機嫌がよいことが多く、笑顔がとてもかわいらしい、問いかけに「だっちゃね」と返事をしてくれる方です。

ある日、朝食の30分後に「無表情」「呂律が回らない」「右口角から流涎がある」「右半身脱力」という状態になったとの報告を介護職から受けま

した。介護職と一緒に観察し、嘱託医に電話連絡すると、「脳神経外科に連絡をとるので待つように」との指示が出ました。

それから30分後には右半身が動くようになり、ほとんどの症状は見られなくなりましたが、発語だけがみられない状態が続きました。再度、嘱託医に電話で報告すると、「様子を見てもいいのではないか」と言われました。しかし、発語がないことや介護職からの「何となくいつもと違う」という意見、脳梗塞の既往があることが気になったため、緊急対応でなくても脳の検査を受けさせたほうがよいと思う旨を嘱託医に伝えました。すると、嘱託医が救急での脳神経外科病院受診の指示を出し、MRI等の検査を受けることになりました。その結果、「左脳梗塞を発症しており、梗塞領域の拡大の恐れがある」ということで入院治療となりました。現在は以前と変わらない生活を継続されています。

この例では、介護職からの情報を受け、看護職の目で観察し、アセスメントしたことを嘱託医に伝え、嘱託医とうまく連携して適切な治療につなげられました。Aさんが後遺症もなく退院できたことに一安心しました。施設の看護職の話に耳を傾け、一緒に考えてくれる嘱託医にいつも感謝し

A　多職種連携のための取り組み①

ています。

　看護職が嘱託医に報告する上で、状態変化についての正確な情報はもちろんのこと、「自分がアセスメントしてどう考えたか」「どう対応してほしいと考えているか」を含めて伝えることが必要であると思います。施設の入居者が、必要なときに必要な医療を適切に受けられるようにすることも、施設で働く看護職の大切な役割であると考えています。

介護職との連携は看護職から積極的に

　特養は入居者の生活の場であるため、生活支援を行うという面では介護職が主の役割を担います。また、看護職に比べ介護職の数が圧倒的に多い施設です。

　私たち看護職は介護職との連携をはかるため、ケアについて指示や要求をする前に「介護職は看護職に何を求めているのか」「介護職の入居者への思いや状態の見方・捉え方」など相手（介護職）をよく知ることから始めました。

　そして、看護職がみている（みえている）入居者の様子は一部分であることを自覚し、夜間の様子などをよく知る介護職からの情報を大事にする、介護の大変さに共感するなど、介護職が些細なことでも看護職に話しやすい関係づくりに力を入れました。

●介護職の不安解消に努める

　看護職は、普段から入居者や介護職とコミュニケーションをとるようにしています。そして、介護職から状態の変化について連絡が入ったら、できるだけすぐに見に行き、一緒に状態を観察して情報をもらい、介護職が不安に思っていることを解消できるように対応しています。

●観察ポイントを具体的にわかりやすく伝える

　入居者の状態に応じて看護職がほしい情報を得るため、介護職には、その時々の個別の観察ポイントや注意すべき症状を具体的にわかりやすい言葉で伝えるようにしています。

●確実に依頼内容を伝えるための工夫

　看護職からの依頼がユニットの介護職全員に伝わりにくかったことから、介護室長と話し合いをしながら伝達方法を考え、管理日誌やカーデックスを活用することになりました。その日ごとの注意事項や要観察者は管理日誌に記入することで漏れがないように伝達し、入居者個々に必要なケアなどはカーデックスの個人ファイルに記入。その際に看護職は、介護職の教育背景がさまざまで、伝えたことの捉え方・理解の仕方も異なることを踏まえ、「その依頼がなぜ必要なのか」という理由も含めて、よりわかりやすく口頭で説明を加えるようにしています。

●ユニットケア会議での情報収集とアドバイス

　当苑では、私が「看護職のためのユニットケア研修」（一般社団法人日本ユニットケア推進センター主催）を受けたのを機に、それぞれのユニットに担当看護職を配置することになりました。

　看護職は1人で2つのユニットを担当し、担当ユニットの相談窓口となってケアカンファレンスやユニット会議に参加します。リアルタイムの情報を得ると同時に、看護職からも入居者がよりよい生活が送れるよう意見を出し、アドバイスをしています。

　ユニットを担当することで、「ユニットというくくりの中で入居者について介護職は何を問題とし、どのような解決策を導き出すのか」「ユニットが抱える問題はなんなのか」がみえるようになりました。それらについて、看護の視点を踏まえた意見を看護職から出しやすくなり、よりよい解決策につなげられるようになってきています。

　ユニット会議では、医療的なミニ勉強会をすることもあります。看護職が介護職の頼れる存在となれるように知識・技術・人間性の向上に努力しています。

●入居者のよりよい生活について一緒に考える

　私たち看護職は現場にいるといろいろ課題がみえてくることも多いので、そのまま見過ごさずに各職種に情報を伝え、全職種がそろわなくても都度機会をつくって話し合いをしています。他の職

特別養護老人ホーム百合ヶ丘苑（宮城県仙台市）

種と共に入居者のよりよい生活について一緒に考え、改善策を導き出していく中で、それぞれの専門職の見方・考え方を知ることができ、理解し合えるようになります。

それぞれの意見を聴いてマネジメントをすることは困難もありますが、新しい発見があったりして楽しくもあります。

"本人が望む人生の最期"となる支援をめざして

当苑では、2004年の開設当初、嘱託医・医療機関との連携に問題があり、また、身近な人の死を経験したことがない若い介護職が多く、看取りの教育もできていなかったため、「最期の看取り」を行うことはできませんでした。

しかし、社会的に「特養は終の住処」といわれるようになり、2006年に看取り介護加算が創設されたことなどから苑の方針が変わり、2008年6月にはじめて苑内で看取りを行いました。

その後、年に数人ずつ看取りましたが、必要な書類や記録等、加算をとるための形式的なものが先に立って、実際のケア内容は充実しているとはいえず悩みました。「どうにかしなければ」という気持ちから、「ターミナルケア委員会」を立ち上げ、外部講師による苑内研修や勉強会を開催。苑で看取ることを選択した家族向けのパンフレットを作成し、看取り後の家族・職員へのアンケート等にも取り組みました。現在は、本人が望む人生の最期について意向を確認することや、ユニット会議で振り返りのカンファレンスを行った後に、ターミナルケア委員会でも事例検討をしていく取り組みも始めています。

このような中、本人の意向に沿った看取りができたBさんの例を紹介します。

Episode

Bさんは、97歳の女性で認知症でした。単語

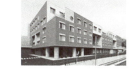

特別養護老人ホーム百合ヶ丘苑の概要

〈開設日〉2004年3月1日
〈定員〉50人／短期20人
〈入居者の平均年齢〉男80.1歳、女85.8歳、全体84.6歳
〈平均要介護度〉4.2
〈平均入居期間〉42.4カ月
〈職員体制〉施設長、嘱託医1人、看護職4.5人（常勤4人、パート1人）、介護職38人（常勤32人、パート6人）、生活相談員2人、管理栄養士1人、機能訓練指導員1人、事務員4人（法人全体）、運転手2人、清掃員（パート）4人、洗濯員（パート）3人
〈理事長〉半田 芳吉
〈苑　長〉菅原 節雄
〈特　徴〉学校法人白百合学園を母体としており、白百合学園の生徒との交流も行われている。また、年間を通じて看護学実習・介護実習を積極的に受け入れている。

2016年3月現在

でなんとか自分の意思（する／しない／いい／嫌だなど）を伝えられる状態でした。

1日の食事摂取量が1食程度となり、それから1カ月後には食事として提供されたものは数口しか食べられず、主にBさんが好きなバナナを2分の1本くらい・ヨーグルトやゼリーを数口から1個食べるだけの状態になっていました。嘱託医より、家族に食事の摂取量が低下していることが説明され、今後どう対応していくかという話し合いが、嘱託医・家族・苑の各職種が参加して行われました。嘱託医からは点滴の選択肢も示されましたが、家族から「管につながれて生きているのは本人も望んでいなかったので、本人のいいようにしてほしい」との話があり、ターミナルケア開始となりました。

家族は2、3日に1回はBさんの好きなもの、食べられそうなものを持って面会に来られ、Bさんと一緒の時間を過ごされました。食事はベッド上のことが多かったのですが、食べたいときに好きなものを食べていました。

Bさんは「起きたい」ときだけ起き、ほとんどは寝て過ごされ、声がけに時々反応し、日によって片言の発語が聞かれる状態でした。あるときか

A　多職種連携のための取り組み①

特養の看護職になったわけ

看護専門学校を卒業後、循環器科の病院に10年以上勤めました。病棟から外来に異動となり、患者さんが目の前を通り過ぎていくような業務に追われる中、「状態がよくなり、退院していかれた患者さんが、なぜ何度も入院となる状態になってしまうのか？ 退院後はどう生活をされているのか？」「高齢で体を自由に動かせずに、1人では病院に来られない方も、診察・治療を受けるために頑張って病院に来なければならないのか？」といった病院への疑問を感じるようになりました。外来に来られた患者さんの話を聞く時間もないような仕事より、ゆっくりかかわれる仕事がしたいという思いから病院を退職しました。

福祉の世界へ足を踏み入れることに不安はありましたが、自宅から近いこともあり、新設された当苑に就職しました。はじめのうちは、看護職全員が特養で働いた経験がなく、「仕事って何をしたらいいの？」「何を勉強すればいいの？」という状態でした。看護室長になって5年、採用されてから10年余りが過ぎ、入居者さんとそれほどゆっくりはかかわれなくなりましたが、入居者さん1人ひとりに向き合いながら、入居者さんの健康・生活・尊厳を守り、本人が望む人生の最期を迎えられるような支援に取り組んでいます。

ら「家に帰りたい」という言葉が聞かれるようになり、家族の協力を得て、目をつぶったままでしたが一時帰宅することができました。

ターミナル診断から1カ月半が経過したころ、職員がBさんの目の前で、ミキサーでバナナジュースをつくると、バナナジュース全量とヨーグルト1個を摂取されました。その日は離床し、ウッドデッキで花を見たりもしました。翌日、早朝から血圧低下がみられ、家族・職員に見守られながら永眠されました。エンゼルケアは家族と一緒に行い、玄関から職員がお見送りしました。

看取り後の振り返りのカンファレンスの中で「本当は目が開いているときに帰宅させてあげたかった」「いつも朝と帰りに顔を見ていたが亡くなる前日は顔を見るのを忘れてしまった。それが最期だった。そのときが最期になるということが

あるのだと実感した。思いやりをもって介護していこうと思った。1人ひとりとかかわれていない部分があるので、1人ひとりのお付き合いをしていきたい」等の意見が介護職から出されました。

家族からは「一時帰宅した母を家族そろって迎えられたこと、家族みんなで看取ることができたことは本当によかった」というお話をいただきました。

認知症のために本人の望む最期に関する会話が成立しないことや、意思確認の時期を逃したために本人の意思を確認できず家族の意向に添った看取りが行われることも多く、「本人はこのような最期を望んでいたのだろうか」と悩むことも多くあります。そのような現状の中でも、今回のように本人の意思に添い、家族の協力のもと、嘱託医・職員が本人の望まれることを最期まで支援できたことは、今後、苑で看取りを行っていく上での自信となりました。

介護職・看護職共に、人生の最期について何を望まれるのか、本人に意思を確認することの大切さを痛感しており、前述の通り、ターミナル委員会が主導して、本人から情報を得て、記録に残していく取り組みを始めています。また、何人もの方を看取っていく中で、嘱託医の「家族の気持ちを尊重する」という考え方を知り、外部研修を通して、残される家族が「最期まで精いっぱいやれた」と思えるような方向を、本人の状態・希望を家族に理解してもらいながら一緒に考えて導き出すことが重要であると学びました。

現在、年間10人弱の方々をお見送りしています。病院で亡くなる方もいらっしゃいますが、当苑で苦痛なく穏やかに人生の最期の時間を過ごされている方に、家族と各職種が一緒にターミナルケアを提供できること、その方の人生の最期に立ち会わせていただけることには、身の引き締まる思いもありますが、達成感もあります。

特別養護老人ホーム百合ヶ丘苑（宮城県仙台市）

看取りで悩むことは、「みなし看取り」になっていないかどうかです。本当に最期の看取りの状態なのか、治療の対象ではないのか、治療の効果はないのかをしっかりと見極めることが重要です。本人にとってどの選択がよいのか、本人の身体にかかる負担や環境の変化による影響、本人の意向など、さまざまな方向から嘱託医を含め各職種で検討し、家族との話し合いをもっています。

*

現在、地域密着型特別養護老人ホーム梅が丘に異動して3年目となりますが、梅が丘では、最期を迎えるまで本人らしく生活し、人生に満足感・充足感を感じられように、本人がどのような生活を望むのか、どのような最期を迎えたいかという、本人の意思・希望を把握する取り組みを「看取りケア委員会」が中心となって行っています。

具体的には、「急変時や終末期の事前意思確認書」を入居時に家族に説明していますが、「考え

たことがなかった」と話される家族も少なくありません。そこで、説明をするときには、「家族として考えるきっかけとしてほしい」ということ、そして考える際に、「本人がどうしたいと思っているかを一番に考えてほしい」ということを伝えています。本人が話せない状態であるなど意思表示が困難な場合には、本人の性格やこれまでの生活史や価値観から、「今元気に話せていたら何て言うだろう」というように本人の希望を推測して、ご家族で考えてもらうように説明します。

入居後は、本人にとって、どのような生活が一番よいと思われるか、職員の視点としての思いも家族に伝えながら、入居者本人にとって何が一番よい選択なのかを本人、家族、職員で一緒に考えていけるように取り組んでいます。

❖地域密着型特別養護老人ホーム梅が丘
〒981-3107 宮城県仙台市泉区本田町 20-8
TEL 022-218-3044

A　多職種連携のための取り組み②

特別養護老人ホームかさまグリーンハウス（茨城県笠間市）

知識・技術と人を大切に思う心で質の高いケアを

林 圭子
Hayashi Keiko
社会福祉法人尚生会
特別養護老人ホーム
かさまグリーンハウス
施設長／看護師

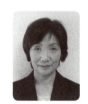

　2017年7月現在、特別養護老人ホームかさまグリーンハウス（以下：当施設）には72～102歳（平均88.4歳）の高齢者が入所しています。男性6人・女性44人で、平均要介護度は3.72となっています。また、高血圧症・糖尿病・心疾患・脳血管疾患・精神疾患などを有し、併せて認知症によるコミュニケーションが困難な入所者が多いという特徴があります。

　このため、介護・看護・栄養・環境美化・事務にかかわるすべての部署が連携することが、介護実践のためには重要です。食事・排泄・清潔などの生活全般を介護職が担当し、看護職は複数の疾患を有する高齢者の健康管理を担います。また、管理栄養士および調理員は、食の楽しみや身体機能、治療内容を踏まえて、献立づくりや調理をする役割があります。環境美化員は、施設内の環境衛生に注意を払い、感染症防止に努めます。事務部門は、法令に応じた事務手続きと家族および関係機関との連絡調整などを受けもっています。これらの1つでも欠けると入所者の安全と安心は守れません。

　当施設では、2014年度に「おもてなし」を介護スローガンとして掲げています。「おもてなし」とは、「思いやりの心を／持っています／手間暇かけて／成しとげ／幸せにします」のそれぞれのフレーズの頭文字を並べたものです（**写真1**）。このスローガンを心に、個々の能力とチーム力を高め、協働によって質の高いサービス提供を実現しようと努力してきました。

　今後も入所者にとって居心地がよく、家族の方にも安心していただける施設をめざして、質的な豊かさを追求していきます（**写真2、3、4**）。

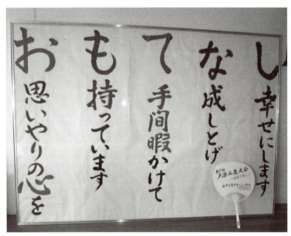

写真1　介護スローガン

特別養護老人ホームかさまグリーンハウス（茨城県笠間市）

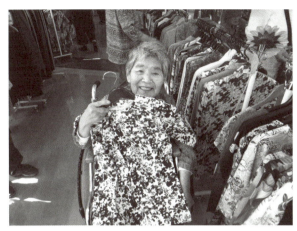

写真2　出張デパートでの買物：自分で選びました。

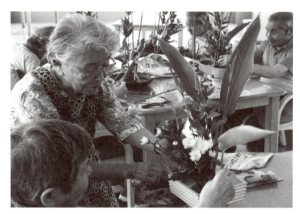

写真3　生け花クラブに参加

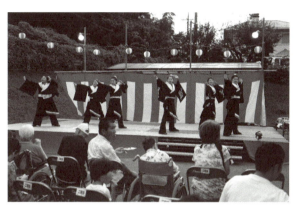

写真4　夕涼み花火大会のボランティアによる余興

看護職と介護職の思いは1つ「その人らしく、安らかに」

　入所者は、それぞれの道を歩み、それぞれに自らの歴史を刻みながら、今日に至っています。看護職は健康の側面に、介護職は日常生活の側面に焦点を当てて援助をします。専門性によりかかわる切り口は異なりますが、入所者に「安心してその人らしい生活を送っていただきたい」という思いは共通しています。

　介護サービスは、契約にもとづいて提供するものとされていますが、ただ書面上の約束事と捉えるのではなく、人間的な優しさやいたわりの気持ちを込めてサービスを提供したいと思います。時に看護職と介護職の間に壁を感じることがあるとすれば、それは人員配置や勤務体制、職種間の連携不足などによるものと考えます。職種間の連携がスムーズにできるよう、勤務環境の改善にも力を入れたいと思います。

看護実践のカギはアセスメント

　複数の疾病をもち、自然治癒力が低下している高齢者にとって、看護職が行う日々の健康チェックは重要なケアです。例えば、入所している高齢者の多くは認知症のため「痛い」と言葉を発しても、痛みの程度や場所を特定する情報を伝えることはできません。そこで看護職は表情・姿勢・言葉・歩行・皮膚などを十分に観察し、次に血圧・脈拍・呼吸・体温・意識レベルの5つのバイタルサインから健康状態を判断します。この看護職による丁寧な観察と、そこで得た情報をもとに行うアセスメントの正確さが高齢者の生命に直結します。

　看護職の役割は、内服管理はもちろん、経管栄養や尿道カテーテルの管理、創傷・褥瘡の手当て、医師の回診の補助など多岐にわたります。看護職自身が行った看護実践については、その行為の有用性を評価することも課せられます。

　当施設には、特別な検査機器や治療のための医療機器は設置されていません。発熱や転倒・転落による創傷や内出血、嘔吐や下痢などに対しては、協力病院と連携して看護技術を駆使して対処して

A　多職種連携のための取り組み②

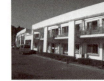

特別養護老人ホームかさまグリーンハウスの概要

〈開設日〉1988年4月
〈定員〉50人／短期入所10人
〈入所者の平均年齢〉88.4歳
〈平均要介護度〉3.72
〈職員体制〉2017年7月現在、施設長1人、副施設長1人、生活相談員1人、看護職3人、管理栄養士1人、調理員6人、主任介護職1人、介護職22人、環境美化員3人、運転手2人（うち事務員兼務1人）、医師1人（非常勤）、介護支援専門員1人（兼務）、機能訓練指導員1人（非常勤）
〈併設施設〉認知症対応型通所介護事業所（定員12人）、認知症対応型共同生活介護事業所（定員9人）、共用型認知症対応型通所介護事業所（定員3人）
〈社会福祉法人尚生会の基本方針〉
安心と責任
・利用者の人権、意思の尊重
・契約に基づく介護サービス
・常に目配り、気配り、心配り
・社会への還元、地域への貢献
〈特徴〉
　当施設は、旧・笠間市（2006年に友部町、岩間町と合併）の中心地から約5km離れた山、川、田畑が広がる美しい自然の中にあります。旧・笠間市は、古くから日本三大稲荷に数えられる笠間稲荷神社の門前町であり、また笠間城の城下町として、歴史と風土に恵まれた街です。そのような街の中にある特養として、地域の人々やボランティアの皆さまのご協力のおかげで、この春、開設30年目を迎えます。
　2002年12月には、ISO（国際標準化機構）9001認証を取得し、業務管理を行ってきましたが、2017年から法人内部監査に移行し適正な運営を行っています。また、小学生の体験学習の受け入れや地域の清掃活動および各種行事などの地域貢献活動に取り組んでいます。

います。同時に介護職と連携して対応方法を共有し、状態の回復に努めています。
　一方、治療の必要性が高い骨折や呼吸困難、尿路感染などの場合には、速やかに嘱託医師に報告し、治療が開始できるよう調整役としての役割を果たしています。
　看護職の日々の業務は、アセスメントに始まりアセスメントに終わるといっても過言ではないと思います。
　また、看護職は、健康の側面から入所者の入院リスクを減らし、ベッド稼働率の維持に関与することから施設運営の上でも重要な立場にあります。

看取りケアの導入に向けた取り組み

　2014年度に当法人の3つの特養で看護職を中心に「ナース会議」を開催し、看取りケアの導入について議論を進めてきました。2014年4月に「看取りケア委員会」を立ち上げて、①施設内における職員の意識統一、②看取りケアの理解（研修・視察）、③看取りケアの指針の作成、④体制の整備（医師の確保、職員体制の強化、施設設備の整備など）について検討し、現在も見直しの作業を続けています。
　看取りケアの実施には、職員の意識統一が前提となりますので、委員会発足直後に職員を対象にアンケート調査を行いました。多くの職員から「怖い」「死ぬことは人の終わり」「亡くなる場面に当たりたくない」などのマイナスイメージの回答が多くありました。そこで、看護職が講師となって看取り研修会を開催し、「人間の死をどう受け止めて介護を実践するか」「自分はどんな死生観をもっているか」などをテーマに、死に対する理解を深めています。
　また、看取りケアの指針については入所者や家族、協力病院等の状況変化を踏まえ、原案の確認・修正を行っています。実践を具体化するに当たり、終末期医療を提供している病院と、看取りケアを実践している特養を視察しました。
　看取りケアの導入のカギは、医師の理解と協力体制の充実と言えます。今後も看取りケアの実施のために、課題を明確にして改善に取り組んでいきます。
　当施設においては、年齢や疾病状況などから死を迎える入所者が年々増えることが予想されます。その人らしい人生を全うできるように、入所者と家族の思いを受け止めながら、安らかな最期を迎えられる看取りケアの実践とケアの充実をめざし

特別養護老人ホームかさまグリーンハウス（茨城県笠間市）

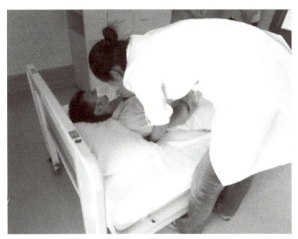

写真5　褥瘡ケア研修会の様子

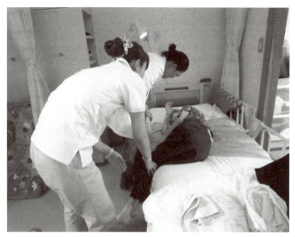

写真6　入所者の協力を得て、褥瘡ケア実践中

たいと思います。

感染症の発症時は迅速に対応することが鉄則

　「高齢者ケア施設で感染症がまん延した」というニュースをよく耳にします。実際、当施設内で感染症が発生し、高齢者ケア施設におけるその恐ろしさを実感したことがあります。

　調理員がノロウイルスに感染した際には、食器・調理機器・床・ドアノブなどの消毒はもちろん、食材をすべて処分するという徹底した対応を行いました。

　また、インフルエンザ感染対策においては、入所者および全職員に予防接種を行い、流行に備えていました。ところが、2014年12月に入所者と職員がインフルエンザに罹患したため、発症状況を全職員と入所者家族に報告し、対応方針を共有しました。タミフルの予防投与も行い、まん延防止に努めましたが、流行の兆しの判断が遅れたためか、完全に防ぐことはできませんでした。

　このような感染症発症への対応を通して、職員の健康管理意識の課題がみえてきました。予防行動、体調不良時の対応、感染症について正しい知識を身につけるなど、意識づけをしていきたいと思います。

　感染症のまん延防止は、タイムリーな情報収集→判断→指示→行動という一連の対応をスムーズに行うことで、迅速かつ適切な対策を実現できると思います。これらの取り組みにより、2015年以降、入所者のインフルエンザ発症はありません。

褥瘡予防の合言葉「つくらない、悪化させない、早く治す」

　麻痺や拘縮のため体位変換に支障が出ている入所者が増加しています。このため褥瘡の予防と発症後のケアについて、知識と技術を習得するために専門講師を招いて「褥瘡ケア研修会」を実施しています（**写真5、6**）。

　県立病院の皮膚・排泄ケア認定看護師などに講師をしていただき、2014年7月から2017年11月までの間に17回、開催しました。

　ここでは、同意を得られた褥瘡がある入所者と、褥瘡発症の可能性の高い入所者を対象に、講師と共に「観察（Size、Pocketの評価）」「処置（皮膚の洗浄とスキンケア）」「体位変換（エアマットの圧力調整、ポジショニング）」「車いすへの移乗」などの実習を行いました。

　この研修会は実践指導をメインとし、質問に対してその場でアドバイスが受けられるようにしました。研修後の職員の満足度は高く、また確実に

A　多職種連携のための取り組み②

特養の看護職になったわけ

看護学校（保健助産学科）卒業後、助産師として15年間病院に勤務し、その後、看護教員、県看護行政職員、看護学校管理者を経験し、2014年3月に定年退職をしました。

これまでの職業人生は充実していましたが、1つだけ悔いがあります。それは、両親が認知症や脳梗塞で介護が必要なときに、十分な介護ができなかったことです。両親への感謝の気持ちを介護という行動に込めて伝えることができなかった後悔が私の心に残っています。退職する2年前から、「高齢者の介護をしたい」という思いが強くなり、2014年4月に当施設に入職しました。

福祉分野の法令や制度の複雑さや短い期間での法令改正に四苦八苦している自分に気づき、管理者としての課題を痛感しています。また、介護サービスの質の保障、安定した運営などとともに、新たな知識の習得や判断力が求められるので、常に学習者としての姿勢を心がけています。

入所者は複数の疾患を持ち、身体的な機能が低下しているので、看護職として、転倒・転落、誤嚥、発熱、感染症などの予防に取り組むことが重要な業務であると認識しています。

今後も看護職施設長として、命の尊厳、人間尊重を基盤として施設運営を行うとともに、質の高いサービス提供のために職員教育の充実をめざして努力したいと思います。

入所者の褥瘡は軽快しています。その結果、職員の褥瘡ケアへの意欲が高まり、研修会もますます充実しています。この成果を2017年9月に開催された第48回日本看護学会［在宅看護］において、報告しました。

褥瘡ケア研修会は、エビデンスにもとづく説明とセンスある技術という"プロの実践力"に、職員は皆、大いに刺激され、専門職としての自己を見つめる機会にもなっています。

社会貢献を通して福祉の心を育む

「高齢者の増加」「独居者や高齢者のみの世帯の増加」などのために、介護需要が高まっています。一方、2015年度、2018年度の介護報酬改定や長引く介護人材の不足などで施設運営が厳しくなっています。このように、介護の需要と供給のバランスが不均衡な状況が長引くと、老後の生活に不安をもつ人は、ますます増えるでしょう。

私たち介護の現場にいる者は、人々の不安を払拭するためにも、介護を必要とする人がその人らしい生活を送れるように、一生懸命に質の高いサービスを提供しなければいけません。どのような状況にあろうと1人の尊厳のある人として接し、介護現場から"安心"を発信していく必要があります。人を大切に思う心は「優しいまなざし」「温もりのある手」「穏やかな言葉」によって伝わります。介護は、介護する者の人格が映し出されますので、人格を磨き、求められる介護サービスに対応できるように、自らの職能を向上させる責務があります。この責務を果たすことが、引いては社会貢献につながると考えます。

特養入所者の要介護度がますます高くなるため、感染症や事故の予防のために今まで以上に十分な備えが必要です。ストレスがかかる仕事ではありますが、介護現場には笑い声と明るい声が絶えません。介護は大変なだけではなく、「自分が必要とされている」という実感が得られるやりがいのある仕事でもあります。

当法人では組織全体で、生活困窮者や就労困難者への支援、災害支援などの社会貢献に取り組んでいます。また、身近にできる清掃活動や地域行事などに積極的に参加し、これらの社会貢献を通して、組織として、個人としての福祉の心の成長につなげています。

❖ 特別養護老人ホームかさまグリーンハウス
　〒309-1603 茨城県笠間市福田3199
　TEL 0296-72-8134
　http://www.shoseikai.com/kasama/top/kasama.html

A 多職種連携のための取り組み③

特別養護老人ホームのぞみの苑（群馬県桐生市）

介護職や医師との密な連携で医療と福祉を看護がつなぐ

佐藤 和江
Sato Kazue
社会福祉法人希望の家
特別養護老人ホーム
のぞみの苑
看護師

　高齢化、急性期病院等の在院日数の短縮化を背景に、医療依存度の高い入居者が特別養護老人ホームに増加しています。そのため特養では、医療と介護の連携がますます重要となってきています。本稿では、それらに焦点を当てて、「特別養護老人ホームのぞみの苑」（以下：のぞみの苑）での現状を紹介します。

人間の尊厳死に向き合う場

●医療依存度の高い入居者が多い「のぞみの苑」

　群馬県桐生市にある「のぞみの苑」は、1996年に定員50人で開設しました。その後、規模を拡大し、2017年現在、定員90人です（ショートステイの定員20人を加えると110人）。その他、ケアハウス（定員15人）、デイサービス（定員30人）、ホームヘルプ事業所などが併設されています。

　2015年の入居者平均年齢は93歳で、85～94歳が50人と一番多く、次に94歳以上が19人、75～84歳が17人、65～74歳が4人います。入居者の要介護度分布を全国平均と比較してみると（表1）、「のぞみの苑」は要介護4と5が8割弱を占め、平均要介護度は4.13で、全国平均（3.85）より高くなっています。

　また入居者の医療ニーズも高く（表2）、併設医療機関や協力病院への受診者は1日当たり約15人で、点滴処置が必要な方も常時8人程度います。人工肛門の装着やインスリン療法をしている方、悪性腫瘍の終末期の方もいます。

　2015年の「のぞみの苑」の入居待機者数は

入居者の要介護度分布　表1

	1	2	3	4	5
全国*	3.0%	8.7%	21.5%	33.3%	33.3%
のぞみの苑**	2.0%	8.3%	12.3%	31.1%	45.1%

* 厚生労働省：平成26年介護サービス施設・事業所調査結果の概況
** 「のぞみの苑」の数値は平成26年度

入居者の医療ニーズ　表2

	喀痰吸引	経管栄養	留置カテーテル
全国*	6.0%	12.6%	2.8%
のぞみの苑**	19%	10.9%	7.2%

* 厚生労働省：平成24年度介護サービス事業における医療職のあり方に関する調査研究事業
** 「のぞみの苑」の数値は平成24年度

A　多職種連携のための取り組み③

介護職の年齢・経験年数・1人当たりの入居者数　表3

	平均年齢	平均勤続年数	介護職員1人当たりの入居者数
全国	43.2歳*	4.6年*	2.2人**
のぞみの苑***	37.8歳	8.1年	1.8人

*　厚生労働省：平成26年介護従事者処遇状況等調査結果の概要
**　厚生労働省：平成26年介護サービス施設・事業所調査結果の概況
***　「のぞみの苑」の数値は平成26年度

看護職の年齢・勤続年数・1人当たりの入居者数　表4

	平均年齢	平均勤続年数	看護職1人当たりの入居者数
全国	49.3歳*	5.4年*	17.7人**
のぞみの苑***	49.8歳	4.6年	22人

*　介護労働安定センター：平成27年度事業所における介護労働実態調査および介護労働実態と就業意識調査
**　厚生労働省：平成27年介護サービス施設・事業所調査結果の概況
***　「のぞみの苑」の数値は平成27年度

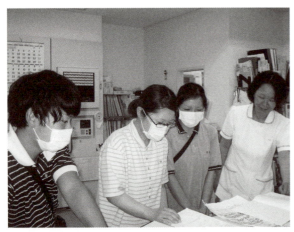

介護職と共に準夜帯の引き継ぎ。右端が筆者

160人となっており、入居の申し込みから実際に入居するまで約2.1年もかかっている状況です。

　施設からの入居は64.1％（老人保健施設20.6％、医療機関21.0％、療養型医療施設10.5％、その他施設12.0％）で、自宅からの入居（35.9％）より多くなっています。介護放棄や虐待、一人暮らし、介護者不在の方が、他施設・病院から退所・退院を迫られている場合は、優先せざるを得ず、それが施設からの入居が多い一因であると考えています。

　桐生市の2017年度の高齢化率は34.0％と群馬県内12市の中で1位であり[1]、今後も上昇していくと考えられます。このように「のぞみの苑」は、地域の中でも医療依存度が高い高齢者を受け入れる施設として位置づけられています。

●不測の事態に備え、スタッフを配置

　現在、「のぞみの苑」の介護職は59人で、勤務体制は3交代勤務となっています。表3のように、全国平均より介護職1人当たりの入居者数は少なく、平均勤続年数は長く、平均年齢は37.8歳と低くなっています。勤続年数が長いことは介護の質を高め、仕事に対する高い使命感と意欲の維持にもつながっています。

　看護職は5人おり、勤務体制は日勤看護職が3.5人で、夜間はオンコール体制をとっています。看護職1人当たりの入居者数は、全国平均より多くなっています（表4）が、病院での勤務経験が長く、年齢も介護職より高いこともあり、スタッフとのパイプ役やメンターとしての役割が果たせる立場で臨機応変に対応ができています。

　特養で働く看護職は、医師の不在時には入居者の急変にも対応しなくてはなりません。そのため経験が求められ、責任が重いと感じる人も多く、離職率は病院よりも高くなっています[2]。しかし、特養における看護は、本当の意味で尊厳死に向き合う機会が多いことから「死の質」を研鑽できる場であり、毎日が学習できる場でもあり、とてもやりがいがある職場です。

よりよい看取りをめざして

●意思決定する家族を支える

　ある高齢者は、自分の肉体の衰えから終焉に向かっていることを自覚し、あきらめの境地に至って運命を受容し、長生きできたことや家族・近親者に感謝していました。しかし、その子どもはまだ若く、老いることや死への受容、そして親に感

特別養護老人ホームのぞみの苑（群馬県桐生市）

年間死亡者数と看取りの状況　表5

	死亡者数	平均年齢	看取り件数	苑外での死亡者数
2014年度	26人	92歳	10人	4人
2015年度	21人	92.3歳	11人	3人
2016年度	22人	91.3歳	14人	3人

* 看取り介護への移行中の入居者もいるため、「看取り件数」と「苑外での死亡者数」を合わせても「死亡者数」と同じにはならない。

特別養護老人ホームのぞみの苑の概要

〈定員〉90人
（ユニット型40人、多床室50人）
短期入所20人
〈開設日〉1996年4月
〈入居者の平均年齢〉93歳
〈平均在所年数〉3.2年
〈認定特定行為業務従事者認定証取得者数〉47人
〈平均要介護度〉4.13
〈職員体制〉看護職5人、介護職59人（うち介護福祉士56人）、管理栄養士2人、栄養士3人、機能訓練指導員1人、介護支援専門員4人
〈併設サービス〉ケアハウス、デイサービス、ホームヘルプ事業所、地域包括支援センター、居宅介護支援事業所

謝するまでには至っていませんでした。

看取りの現場にいる私も、終末期にある高齢者に対して「これで、本当にいいのか」と不安や焦燥感をもちます。決定すべきさまざまな事柄を、最後は家族に決めてもらいますが、限られた時間の中で、いざ家族が看取ることを決断したとき、家族に死の受け入れを無理強いし、その責任を家族に押しつけている気持ちにさえなります。そのため、家族が死を「老化現象による自然の流れ」として受け入れられように予測的にかかわり、家族の意思決定を支援してきたいと考えています。

●入居者と死を語り合える関係を築く

「苦しまないように逝かせてね」と、よく入居者に言われます。そんなときは「私も生きていれば頑張ります。家族にも話しておいてくださいね」と声をかけています。

年齢に関係なく死は身近なことで、死を語ることは、いけないことでも、隠すことでもありません。私たちにとっては最後の旅のお手伝いだと思います。入居者の「私が逝くときはこうしてね」という希望に、介護する者が応え、死について語り合える関係は素敵なことだと感じます。

●家族とスタッフが共通認識をもつ

日本人が亡くなる場所は、病院が74.6％、自宅12.7％、特養を含む老人ホームは6.3％です[3]。多くの方が病院で亡くなっており、最期は自宅で延命治療をせず平穏に逝きたいという高齢者の願いはかなっていません。「のぞみの苑」では、年間21〜26人が亡くなり、そのうち約7割の方を施設で看取っています（表5）。

スタッフの死の受け止め、死生観はそれぞれ異なっています。尊厳死について家族と共通認識を得るため、年1回、家族会を開催し、高齢者の老化現象や看取りについて、看護職による講習を実施しています。

それにもかかわらず、看取りに際して、看護職でさえも「まだ、何とかできるのではないのか」と葛藤します。病院に緊急搬送して亡くなったケースもあり、「亡くなるのなら、のぞみの苑で看取りたかった」との家族の声もありました。

そのため、延命治療は高齢者に苦痛を与えることや看取りへ移行する時期等について、家族とスタッフが共通認識をもてるようにしたいと考えています。さらにスタッフには死生観を深め、家族の死の受容に配慮できるように研修会等への積極的な参加を促していきたいと考えています。

また現在、行っているデスカンファレンスにおいても、スタッフ間でケアの過程を振り返り、各職種の役割や範囲、価値観、気持ちを理解し合って、どうすればよかったのか等を共有し、次の看取りへとつなげていきたいと考えています。

チーム医療に向けた他職種との連携

厚生労働省「チーム医療の推進に関する検討会」で、チーム医療がもたらす効果として、①疾病の

A　多職種連携のための取り組み③

特養の看護職になったわけ

国立習志野病院附属看護専門学校を卒業し、千葉県がんセンター、仙台市医療センター仙台オープン病院（HCU）で勤務しました。その後、若さから過信し、傲慢になることを律するため、上尾看護専門学校や熊谷市医師会看護専門学校で教師を務め、学生と共に学びました。年齢を重ね、次世代の看護師像を意識したとき、特養への就職を決意し、2010年に特別養護老人ホームのぞみの苑の看護師となりました。

早期発見・回復促進・重症化予防など、医療・生活の質の向上、②医療の効率性の向上による医療従事者の負担の軽減、③医療の標準化・組織化を通じた医療安全の向上[4]があげられており、チーム医療が重要となっています。「のぞみの苑」では、次のような取り組みを行っています。

●介護職との連携

看護職が介護職に向けて講習会を実施しています。講習会を気軽に受けられるよう、13時30分からの30分間、食事をしながら行っています。

これまでの講習会では、①バイタルサインの見方・測り方、②看護職への報告の仕方（5W1H）、③感染症の際の注意（インフルエンザ・ノロウイルス等）、④包帯交換時の器具の取り扱い方（清潔・不潔）、⑤下剤・軟膏の種類と効果、⑥「認定特定行為業務従事者認定証」取得後のフォローアップ、⑦AEDの取り扱い方・使用方法、⑧死後の処置等をテーマにしてきました。

それにより、介護職はわからないことを看護職に聞く機会ができ、さらに「入居者をもっと知りたい」と意欲的な質問も出され、企画してほしい講習会のテーマ等も提案されるようになりました。一方、看護職も自己学習の機会が増え、介護職は何を知ることで安心して介護ができるのかがわかるようになり、看護職と介護職の役割も明確になってきました。

入居者の状態がいつもと異なる場合、客観的な数値（血圧・脈拍・経皮的酸素飽和度等）だけでなく、顔色や四肢の冷感、食事・排泄状況を総合的に見て対応する必要があります。このとき、看護職は「この数値まで低下（上昇）したら報告してほしい」「このような状態なら2時間ごとにバイタルを測定してください」「異常がなければ様子を観察するだけでよいです」など、介護職にわかりやすいように、こと細かく、具体的にかみ砕いて対応方法を説明します。また、介護職は医療職ではないので、なるべく医療用語を使わないようにします。

そして、毎日、入居者の顔を見ている介護職が、「何かおかしい」「いつもと違う」と感じたときは、バイタルサインを測り、そのデータと今の状態とを自分の言葉で伝えてもらうようにしています。それは緊急に治療が必要か否かの判断材料になり、異常の早期発見につながっています。

●医師との連携

配置医師には、入居者の健康管理、また長期の入院リスクを回避するため、重症化する前に早めの治療をしてもらっています。また事前に、①血管確保指示、②呼吸困難時指示、③血圧上昇時指示、④狭心症・胸痛時指示、⑤発熱時指示、⑥感染症時指示、⑦低血糖・高血糖時指示等の包括的指示をいただいています。

さらに個別に今後予想される症状への対処法の指示も得ています。それには予想される今後の経過、予後、治療法の選択肢とそれぞれの利点・欠点についての説明も含まれており、それを家族と共に聞き、家族の意向を確認してから個別の方針を決定しています。方針の明確化によって、個々の療養生活の目標が立ち、入居者の苦痛を避けることができ、個別計画が立てやすくなります。

医療と福祉をつなぐ看護職の役割

特養での医療と福祉の連携には、看護職が中心的役割を果たす必要があります。看護職と介護職

は、それぞれがもつ役割や知識・技術に違いがあり、看護が"命"を優先するのに対し、介護は"生活"を優先します。また、川島和代[5]によれば、援助過程で情報を読みとる際、看護職は"関連・予測"を優位に働かせますが、介護職は"常識・自己の経験"を優位に働かせ、ケアにつなげているとあります。

特養に勤務する看護職に、看護経験が一般的に「3年以上必要」といわれる背景には、医師不在時における自律的判断とそれにもとづくケアの実践が要求されているからです。その役割を果たすためには、病状が悪化した際の症状や予測されることを、事前に介護職・家族に提示しておく必要があります。医療的判断を行うのは看護職ですが、一番近くにいて入居者の異常を早期に察知できるのは介護職なのです。入居者の的確な健康管理、早期発見・早期治療のためにも、看護職は介護職と協力し合う体制をつくらなければなりません。

高齢者は、何らかの症状が現れてそれが発見されるまでに、認知症等の理由から時間がかかってしまいます。その一方で悪化は早く、治癒には時間を要します。だからこそ、さまざまな職種がかかわり、それぞれがもつ能力（技術）を生かして協力関係を築く必要があるのです。それができれば早期発見・早期治療が可能となり、入居者に平穏な暮らしを提供できると考えます。

＊

入居者に選ばれる特養になるには、入居者や家族と信頼関係を結んでサービスを提供していく必要があります。

さまざまな課題があり、理想と現実は違うこと

Column

〈特養で出会う日常〉

●親はいつまでも親

入居してきた高齢者は「子どもに迷惑をかけたくないから、のぞみの苑に入ることにしたんだよ」と話します。

●入居者の気がかり

「あなたたちはちゃんとご飯を食べてる？」「今日は雨が降っているから気をつけて事故に遭わないように帰るんだよ」と気遣ってくれます。

●入居者の看取りの時期の介護職

「これが最後の入浴になる」と介護職に伝えると、鼻を赤くして涙ぐみなら入浴をさせています。入居者と介護職は親戚以上、家族未満の関係と思います。

もありますが、現場で働く私たちが協力し合えば変えられることもあると思います。まずは足元から、現場で互いに協力して頑張りましょう。

最後に、原稿執筆にご協力いただきました野田真一郎理事長をはじめ、横手薫美夫医師、森川昭廣医師、八木健施設長、北爪崇祐主任、諸岡孝主任、そして職員の皆さまに深く感謝いたします。

●引用・参考文献

1) 桐生市役所：県内12市高齢化率比較（4月1日）
2) 丸山泰子他：介護老人保健施設の看護者の就業実態と職務満足に関する調査研究, 川崎医療福祉学会誌, 20(2), p.524, 2011.
3) 厚生労働省：人口動態統計（2015年）
4) 厚生労働省：チーム医療の推進について（チーム医療の推進に関する検討会 報告書）
5) 川島和代：看護と介護の本質を考える, 総合看護, 31(3), 1996.

❖ 特別養護老人ホームのぞみの苑

〒376-0011 群馬県桐生市相生町5-493
TEL 0277-54-9535
http://www.kibounoie.or.jp/

A 多職種連携のための取り組み④

特別養護老人ホーム妙義（群馬県富岡市）

看護職と介護職双方の調和こそが入居者の幸せに

三ツ木 真由美
Mitsugi Mayumi
社会福祉法人民善会
特別養護老人ホーム妙義
特別養護老人ホーム妙義するすみ
するすみデイサービスセンター
施設長／看護師

　「特別養護老人ホーム妙義」は、群馬県富岡市から社会福祉法人民善会に譲渡され、2008年2月に開所した公設民営の施設としてスタートしました。2016年2月に富岡市より譲渡されて設置運営を当法人が行うことになり、多様なニーズに応えるため、2016年12月にデイサービスセンターを併設した従来型多床室30床を新設しました。

　社会福祉法人民善会は、富岡市内外で医療・介護事業を行っている細谷グループの1法人です。同グループは当法人の他に、介護療養型老人保健施設をはじめ、在宅療養支援診療所、通所リハビリテーション事業所などを運営する医療法人と、有料老人ホームや通所介護事業所、配食サービスセンターなどを運営する株式会社を有しています。

　医療と介護の連携によって地域包括ケアシステムの構築をめざし、地域のさまざまな課題に対応して住民が住み慣れた地域で最期まで安心して暮らせるようにすることが私たちの使命です。

玄関の扉に鍵をかけなくてもよい理由

　当施設では、職員が"入居者の暮らしの場"であることを意識して、入居者ができるだけ制限や規則に縛られることなく、自由にその人らしく生活できるように支援しています。

　そのため、すべての職種が"総合職"という考え方で互いの隙間を埋め、連携・協力し合うことで自然な形で入居者に寄り添える体制をとり、さらに個々の入居者の認知度・日ごろの状態・好み・行動をタブレット端末やパソコンにより共有することで、全職員が把握しています。共有している情報は、例えばコーヒーを出すときの砂糖の量、トロミ剤使用の有無や施設の外から自力で帰って来ることの可否などです。

　当施設は、全職員が入居者の状況をよく把握しているため、日中は入居者が自由に出入りできるよう、施設の玄関の扉には鍵をかけていません。認知症のために施設の外に出たら戻れなくなってしまう入居者が仮にふらりと外に出てしまっても、無理に引き戻さず、玄関脇の事務室にいる職員（生活相談員、介護支援専門員、管理栄養士、事務員など）が見守り、さり気なく声をかけるからです。入居者は職員に見守られながら、散歩したり、時には当施設の裏の畑でナスやキュウリ、トマトな

特別養護老人ホーム妙義（群馬県富岡市）

どを収穫し、職員と共にかじりながら帰ってきたりすることもあります。収穫した野菜を味噌炒めや塩もみにして、他の入居者に振る舞うことも当施設では当たり前の光景です。

「玄関の扉に鍵をかけていないと、認知症の人が離設してしまうなどのリスクを管理できないのでは？」と思われがちですが、自分に置き換えて考えてみてください。なんの説明もされず、知らない所で鍵をかけられ、閉じ込められてしまったとしたらどうですか？

とても不安で逃げ出そうとするかもしれません。このように想像をめぐらせることで、認知症の人が扉に鍵をかけられることにより、不安な気持ちが増幅し不穏になってしまうことが少しは理解できるのではないでしょうか。

当施設でも、開所当初は鍵をかけていた時期がありましたが、鍵をかけなくなってからのほうが認知症の人が穏やかに暮らせるようになり、BPSD（行動・心理症状）も減りました。

"介護への抵抗"に疑問

私は認知症のBPSDの1つとされている"介護への抵抗"という言葉にいつも違和感を覚えます。もちろん捉え方の違いや例外はあると思いますが、介護への抵抗といわれる行動のほとんどは、介護者や周囲の人たちが各々もっている社会的常識から逸脱した行動を止めようとしたり、無理強いをしたりといったときに起こるのであって、ある意味、抵抗することは至極自然なことではないかと考えます。

その人にとって「納得のいかないことや理解できないことはしない」というのは、認知症の人ならではのことではなく、私たちにも共通するものです。抵抗するのは、防衛本能の表れなのではないでしょうか？　ここで、当施設で私が体験したエピソードをご紹介します。

特別養護老人ホーム妙義の概要

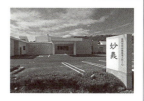

〈開設日〉2008年2月29日
2016年2月1日富岡市より譲渡
2016年10月1日特別養護老人ホーム妙義するすみ（多床室型）30床増床
〈定員〉50人／短期入所5人
〈入居者数〉50人（男性13人、女性37人）
〈入居者の平均年齢〉88歳
〈入居者の平均要介護度〉3.48
〈平均入居期間〉1134.3日
〈職員体制〉施設長、副施設長、嘱託医、生活相談員2人、管理栄養士2人、事務員5人、介護支援専門員5人（専従2人兼務3人）、機能訓練員（作業療法士）1人、看護職11人（常勤5人、パート6人）、介護職37人（常勤25人、パート12人）、清掃員（パート2人）
〈協力医療機関〉医療法人民善会細谷クリニック、富岡地域医療事務組合公立富岡総合病院、曽根歯科医院
〈理事長〉細谷惠子
〈施設長〉三ツ木真由美
〈特徴〉全室個室のユニット型で、入居者が役割を持って生き生きと自分らしく暮らせるように既成概念にとらわれず自由な発想でサポートしていく「入居者参加型」施設です。職員は「職員が楽しくなければ入居者が楽しいはずがない」をスローガンに顔晴（がんば）っています（頑なに張りつめるのではなく、顔が晴れるように……by 生活相談員）。
2016年10月に多床室を増床し、利用者の多様なニーズに対応できるようになりました

Episode

入居者Aさん（認知症自立度[*1] Ⅲb）の家族が新しい靴を持ってきました。Aさんに靴を履かせて歩きやすさなどを確認するために「立ってみて、歩いてみて」と必死に声をかけても素知らぬ顔。前から手を引いたり、後ろからお尻を持ち上げたりしてもまったく動こうとしません。

その様子を見て、私が「Aさん、あちらにとても素敵なシクラメンが咲いていましたよ。一緒に見にいきませんか？」と声をかけてみました。するとAさんは「あら、そう」と言って、ニコッとほほ笑んですっと立ち上がり、それまでの苦労

[*1] 高齢者の日常生活自立度

A　多職種連携のための取り組み④

がなんだったのかというぐらいスムーズにすたすた歩きはじめ、家族も驚いていました。

またある日の夜、廊下に座り込み、声をかけても抱きかかえようとしてもさらっと拒否をされ、まったく寝る気がなく、ベッドに横になることすらしないBさんがいました。そのBさんの部屋をふとのぞくと、いつも抱えて一緒に寝ている犬のぬいぐるみが電気のついていない部屋で寂しそうにこちらを向いているように見えたのです。そこで「Bさんのお部屋でワンちゃんが寂しそうですよ」と声をかけたところ、「あっそうか」と急に入眠介助に協力的になりました。

このように、介護者や家族の思うように動いてもらえないとき、入居者自身が何に興味をもち、何をしたいかなどのいろいろな情報からアプローチを考えていくと、介護者のささやかな一言や行動で、すんなりとケアに応じてくれることがよくあります。

介護者である私たちが勝手に「わけのわからない人」と決めつけ、相手の気持ちより業務を優先してしまうような"上から目線"になってしまうことが、"介護への抵抗"といわれる行動への大きな誘因となっているのではないかと考えます。

多職種連携による手厚いケア

2025年に向かい、高齢者の増加と共に危惧されているのが、認知症の人の増加です。

認知症とは生活障害を来す状態といわれています。そのため、一般常識の物差しではかろうとする他者や環境には受け入れられにくくなってしまうでしょう。そうした生活における困難や精神的な不安・葛藤を、理屈ではなくおおらかに理解し、心地よく生活できるようにその人に適した環境を整え、さらに基礎疾患の管理、症状変化の早期発見、排便コントロール・水分摂取などの体調管理を行うことで、多くの人のBPSDは減少し、落ち着いた生活ができるようになります。

例えば、トイレに行きたくても、その思いを上手に伝えられず、どうしてよいかわからないために不安になったり、怒りっぽくなったり、ソワソワしたりします。そのサインをつかんでトイレに誘導できれば、問題は減って互いのストレスも少なくて済むでしょう。そのため、こうした情報を細かく「24時間シート」に書き込み、先回り介護を実践しています。

また、不安そうな表情で徘徊している人には「いつもありがとうございます」と声をかけます。何かをしてもらったことに対して「ありがとう」と言うのではなく、入居者が元気に会いに来てくださることに心を込めて「ありがとう」と言うのです。すると入居者は安心して笑顔になります。入居者はきっと「ここに居てもいいのかな?」と居場所探しをされているのだと思います。そうした出来事も全職員で共有しています。

当施設では全職員が総合職という体制の中、看護職も当然、ユニットに配置し、入居者の日常的なケアを介護職と同じように行っています。そのかいあってか、各職種間の垣根はほとんどなく、入居者の日常のささいな変化にも迅速に対応できるようになっています。例えばごく初期の褥瘡を介護職が発見すると、看護職に報告して担当の介護職は介護支援専門員や管理栄養士と共にさまざまな角度からアセスメントを行い、栄養改善やポジショニング、処置などを検討します。すると、ほとんどが数日で改善します。

Episode

要介護4、寝たきり度[*2]C、認知症自立度Ⅳの85歳女性Cさんの褥瘡が、十分な栄養と適切なケアで改善した例があります。Cさんは認知症が進行し、大声や奇声を上げるなどの行動のために家族の介護負担が大きくなり、当施設に入居され

[*2]　障害老人の日常生活自立度

特別養護老人ホーム妙義（群馬県富岡市）

ました。入居中に発熱し、肺炎と診断されて内科病棟に入院しました。加療して２カ月半ほどたったころ、病院から「低栄養状態で入院中に褥瘡ができた。嚥下障害もあり、肺炎を繰り返して食事もあまり摂取できない。しかし、これ以上の褥瘡の改善は難しいので退院してほしい」との連絡があり、当施設に戻ってきました。

退院当時、胸椎部分にNPUAP分類ステージⅢ、DESIGN-R合計30点の褥瘡がありました。大きさは縦8cm、横5cm、深さ1cm。中央には5×3cmの穴と、上下に1.5cmに及ぶポケットがありました（表）。また、Hb7.0g/dL、TP5.0g/dL、Alb2.1g/dLとかなりの低栄養状態でした。さっそく管理栄養士と嘱託医と相談し栄養

褥瘡の経過			表
月日	写真	処置内容	
8月12日 16:00 （退院時）		縦8cm、横5cm、深さ1cm。中央に5×3cmの穴が開いている。上下に1.5cmのポケットあり。肉芽色は良好。浸出液は少量 洗浄を行い、明日よりソルコセリル®使用開始	
10月28日 10:00		褥瘡部が4×1cmほどに小さくなってきている。肌はやや白い（訪問看護師介入開始）	
1月20日 10:00		ポケット左側の痂皮部をほぼ除去。周囲のピンクでぶよぶよした状態が改善している。洗浄後、フィブラスト®スプレーをし、プロスタンディン®を塗布して滅菌のガーゼで保護する（1月23日、訪問看護師による介入終了）	
4月10日 11:00		治癒	

評価を行い、高カロリーな食事が確実にとれるように経管栄養剤（濃厚流動食）の経口摂取を試みることになりました。誤嚥しやすいことを考慮し、嘱託医、管理栄養士、担当介護職、生活相談員、介護支援専門員を交えてさまざまな検討を行った結果、入居者は冷たいものが好きなので、経管栄養剤をシャーベット状に凍らせ、さらに覚醒を促すためにアイスマッサージ後に提供することになりました。すると朝だけで400kcal分をムセることなく摂取でき、その他に毎食、エプリッチゼリー（100kcal）を追加し、昼・夕はペースト食を提供して1カ月ほど経過したところでTP6.1g/dL、Alb2.6g/dLに改善しました。

その後、厚生労働省の研究事業である「特別養護老人ホームへの訪問看護サービスの安定供給のための調査研究」に参加し、担当の訪問看護師からの提案で、皮膚・排泄ケア認定看護師が1カ月に1、2回来所して評価および指導を受けられることになりました。専門性の高い認定看護師の介入により、褥瘡の処置はもちろん栄養面でのアプローチもさらに強化し、車いす乗車時の局所への圧迫・体位の崩れなど、細部にわたる総合的なコンサルテーションを受けることができました。それにより、さらに状態は改善し、同事業開始から4カ月後には検査値はTP6.7g/dL、Alb3.0g/dLまで改善し、褥瘡もNPUAP分類ステージⅡ、DESIGN-R合計5点となりました。

A　多職種連携のための取り組み④

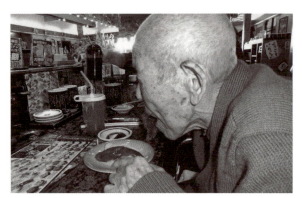

写真1　マグロのお寿司を頬張るDさん

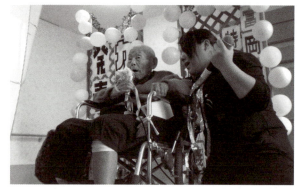

写真2　施設内のカラオケ発表会に参加したDさん

●疼痛コントロールによる穏やかな最期

　近隣の公立病院の緩和ケア認定看護師との連携によって疼痛コントロールを実施し、要介護3、寝たきり度A2、認知症自立度Ⅰ、前立腺がん末期の97歳男性Dさんを看取ったこともあります。

Episode

　Dさんは自然排尿がなく、バルーンカテーテルを留置していましたが、「管なんて入れていると恥ずかしいから困ったな」と言っていました。自尊心が強いため、施設内の看護会議にて検討し、カテーテルをクランプして時間を定めてトイレ誘導することにしました。しばらくは順調に経過し、精神面のフォロー体制もできていましたが、やがて、がん性疼痛がみられるようになりました。そこで緩和ケア病棟にエントリーし、その病院の往診医と認定看護師に状態を報告しながら、内服薬の処方を受けて疼痛コントロールを実施しました。

　その結果、Dさんは一度も入院することなく、職員が付き添い、好きなお寿司を食べに行ったり、気分のよい日はカラオケを歌ったりしながらその人らしく生活し、最期を迎えることができました（写真1、2）。

　ここ5年間で61人（全死亡退去者の87％）を看取っています。1人ひとりの人生の最期に本当の意味で家族と一緒にかかわらせていただけることは、とても一言では言い尽くせないほどの感動があります。

看取りに対する不安を乗り越えて

●勉強会を開催

　当施設開所前、私は介護療養型病床で看護師長をしていました。その病棟は、胃ろうや経鼻カテーテルを挿入し、常時、喀たん吸引などを必要とする医療依存度の高い方が中心だったため、患者に褥瘡をつくらないよう栄養改善やポジショニングの工夫などを通してより質の高いケアに邁進していました。

　そんな経験があったため、暮らしの場である特養でも医師との連携ができていれば、ある程度の医療的な処置ができると思っていました。そのため、指定管理者の応募に際して医療依存度の高い人を積極的に受け入れることを明言し、看取りを行っていく方針を打ち出しました。

　しかし、私を含めて医師不在の中で看取りをしたことのない職員ばかりだったので、看取りに当たって、17年間在宅で看取りを実践してきた訪問看護師に講演を依頼し、看護職と介護職が一緒に勉強会を開催することにしました。

　当時、看取りについて話すのさえ入居者に聞かれてはいけないと思い、隠れるように浴室に集まって勉強会をしましたが、今思えば、私自身が特養での医療のあり方についてとても無知でした。

特別養護老人ホーム妙義（群馬県富岡市）

その勉強会でわかったのは、介護職の一番の不安は「夜間、看護職が不在で、訪室時に亡くなっていたらどうしたらいいのか？」「入居者が亡くなったことに気づけなかったら……」ということでした。そのとき、講師が「人が亡くなるのは自然なことなのです。お部屋にうかがったときに、これでお別れかも……と思って最高の笑顔で手を握って感謝の気持ちを伝えてくればよいと思います。あなたが臨終に当たったとしたら、その人はあなたに看取ってほしかったんだと思ってください」と優しく職員の不安に寄り添ってくれ、心強く感じました。そして開所4カ月目に私たちは初めて看取りを経験しました。

そのとき、私は施設長である前に看護師として、暮らしの場である当施設が、入居者にとっても職員にとっても居心地のよい安心できる場所になるよう、医療面から下支えをしなければいけないと強く思いました。

●本人、家族、そして職員も満足

思い出に残る1例（要介護5、寝たきり度C2、認知症自立度Mの82歳女性Eさん）をご紹介します。

Episode

Eさんは自宅でクモ膜下出血を発症、後遺症により意思疎通困難・四肢の重度拘縮により同年7月に胃ろうを造設し、2年後の11月に当施設に入居しました。

入居当初からたん絡みが多く、毎日4〜6回の吸引を実施し、時々、発熱もみられるなど医療依存度の高い方でした。次第に逆流性肺炎を繰り返すようになり、経管栄養の継続が難しくなったため、家族と医師を交えたカンファレンスを予定していた矢先、重症肺炎によって緊急入院になりました。

入院後10日ほどで肺炎は危機的状態を脱しましたが、ご主人と息子さん夫婦が「入院先の医師から胃ろうによる栄養摂取をあきらめ、療養型の

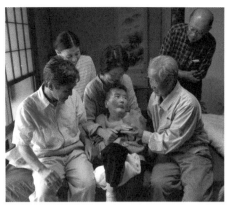

写真3
一時帰宅時の様子。家族に囲まれて満足そうなEさん（中央）

病院に移るようにすすめられたけれど、できればここに帰したいんだ」と、当施設に相談に来られました。そこで、私から看取りを覚悟していただきたい旨をお伝えしたところ、ご主人が「もう覚悟はできています。ただ俺の夕食をつくっている最中に倒れてから6年も病院や施設を転々として、一度も家に帰ったことがないんだ」と、もう家に帰ることはできないとあきらめているかのような思いを小さな声で話してくれました。

そのとき、担当のユニットリーダーが「なんとかEさんを自宅に帰せないか」と提案し、その場にいた関係職員は全員一致で賛同しました。そこで私たちは、病院から退院する日が、最も体調が安定しているだろうと考え、看護師が吸引器などを用意して体制を整え、さらに家族の協力を得ながら、退院日に自宅経由で当施設に戻る計画を立てました。

Eさんは病院で洋服に着替えて化粧をして、ご主人が待つ自宅に6年ぶりに帰ると、じっくりと家の中を見回していました。娘さんに抱かれて娘さんの顔をじっと見つめたり、家族写真を撮ったりしながら、満足そうな表情でゆったりと2時間ほど過ごされました（写真3）。

その後も、看護と介護の連携により医療的ケアを実践し、たんの吸引や褥瘡の予防、苦痛の緩和をはかるなど、病院では安静にして何もできないと思われがちな終末期に、2度目の自宅への外出を果たしたうえ、家族と一緒に当施設でのカラオケ発表会を鑑賞されるなど穏やかな日々を過ごす

第3章　報告　私たちの特別養護老人ホームにおける"看護"　59

A 多職種連携のための取り組み④

ことができました。

Eさんは退院後1カ月ほどで亡くなりました。ご主人が、当施設から帰るとき、「本当にお世話になりました。またうちに遊びに来てください。お茶淹れて待っているから」と笑顔で職員に声をかけてくださり、ご主人や家族の思いに寄り添ったケアができたのではないかと実感しました。

特養の看護職にはさまざまな場面で判断が求められます。そんなとき、家族や入居者を中心に、他職種や、ときには外部の専門職および専門性の高い認定看護師などと連携をはかれる体制が当施設にはあります。それによって医療依存度の高い人にも迅速に柔軟に対応できるのです。

また、看護職は病気やリスクに目がいきやすく、問題・課題と向き合い解決しようとする問題指向型であるのに対して、介護職は入居者目線でQOLの維持・向上を最優先に考え、さまざまな工夫をして生活しやすくなるように取り組むひたむきさがあります。双方の調和こそが入居者にとっての幸せだと今、感じています。

特養で暮らしを中心に考えると、入居者に対する見方や環境の捉え方が大きく変化します。多職種がかかわることによって、入居者が温かくおおらかに見守られ、1人ひとりが自由に自分らしく生活できるよう、さらなる研鑽を積んでいきたいと思います。

❖ **特別養護老人ホーム妙義**
〒370-2412 群馬県富岡市妙義町下高田 1888-1
TEL 0274-73-4151
http://www.hosoya.or.jp

A　多職種連携のための取り組み⑤

特別養護老人ホーム サンシャイン美濃白川（岐阜県加茂郡白川町）

当たり前のことをきちんと行い 介護職と共に 質向上をめざしたい

安江 豊子
Yasue Toyoko
社会福祉法人サンシャイン福祉振興会
特別養護老人ホームサンシャイン美濃白川
施設長

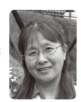

　特別養護老人ホーム「サンシャイン美濃白川」は、1996年に岐阜県加茂郡白川町と東白川村から多大な支援を得て建設されました。地域にとって念願の特養であったため、地元企業や住民からも多くの寄付金等が寄せられました。その後、2回の増築を経て、平屋の全室個室の施設となっています。当施設は、給食を自前で行っているので、地域の農家の皆さんが四季折々の野菜を届けてくださいます。また年間延べ1400人のボランティアなど多くの方々に支えられています。

　私たちは入居者や利用者の側に立った介護・看護をめざすと同時に、家族が施設に宿泊する「ホームステイ事業」の実施や、家族会と職員が一緒に他施設を見学するなど、家族との関係づくりにも力を注いでいます。「入居者が家庭的な雰囲気の中で、生きがいと誇りをもち、安心して生活できること。そして地域とのつながりを大切にすること」を開設理念として取り組んでいます。

特養の看護職のやりがいとは

　開設当初は2人だった看護職も増床をきっかけに施設長の私も含めると8人となりました。求人募集はせず、"みんなの誘い"で集まった仲間なので、同じ思いで看護に当たっています。

●介護職同様に看護職も担当をもつ

　特養の看護職は介護職が安心してケアに当たれるように支えていく、そうすることが入居者の安心した生活を支えることにもなると考えています。そこで当施設では、看護職も深夜勤務、または宿直で24時間常駐の体制をとり、深夜勤務では介護職とペアで同じようにケアに入ります。介護職と同じように担当ももち、ケアプランも立てています。排泄もしっかり尿測を行い、その方に合ったパッドの使用を検討します。入浴介助、嚥下困難な方の食事介助などの生活援助も看護職は自然に行っています。

　こうすることで、ケアに対して看護職も介護職と同じように話し合いができ、視点の違いはあってもお互いの専門性を理解して認め合い、よりよいケアができています。看護職は入居者により深くかかわることで、早く変化に気づくことができますし、介護職も近くに看護職がいるので施設の中を探して報告する必要もなく、早期に対応でき

A　多職種連携のための取り組み⑤

> **特別養護老人ホーム サンシャイン美濃白川の概要**
>
> 〈定員〉76人（一部ユニットケア）
> 〈入居者の平均年齢〉87.5歳
> 〈平均要介護度〉3.71
> 〈ショートステイ〉20人
> 〈職員体制〉入居者およびショートステイ利用者と介護・看護職との割合は1.57：1／看護職7人（うちパート3人）、機能訓練指導員1人（看護職）／介護職54人（うちパート31人）、生活相談員2人、管理栄養士2人、調理員13人（うちパート6人）、事務職員3人、清掃・洗濯・運転手11人（うちパート10人）、ボランティアコーディネーター：パート1人
> 〈併設施設〉サンシャイン美濃白川デイサービスセンター（1日平均20人利用）／居宅介護支援事業所／佐見デイサービスセンターせせらぎ園／グループホームかわばた荘／地域密着型特別養護老人ホームあいらんど美濃白川

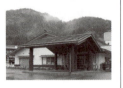

ることが多くなっています。

●**専門性を生かした特養の看護にさらなる磨きを**

看護職は昼食時に毎日、ナースミーティングを行っています。その内容としては気になる入居者の状態、すぐに周知徹底しなければならないことなどです。特に入居者の「内出血防止」には力を入れています。内出血が見つかったときは、入浴時に写真を撮って経過を追い、同じところに出現する内出血を検証することで、介護職と共にベッドや車いすの移乗の仕方・入浴介助の仕方などの見直しを行ってケアの改善に努めています。

特養は集団生活ですので、感染症に関しては看護職の専門性を発揮しています。研修のために「嘔吐物処理の仕方」を自分たちで実演してビデオに撮り、DVDを作成しました。

「手洗い・うがい・プラスチック手袋の交換のタイミングと外し方」など、看護職としては普通にしていることが他職種ではなかなかできていないことに気づきました。各感染症の説明も含め、どのようにしたら他職種に理解してもらえるのかを工夫しながら、全職員対象に昼食時間を利用して研修を行っています。

このように看護職は、生活援助の大半にかかわるだけではなく、きちんと"看護の専門性"も生かし、入居者の生活に最期まで寄り添うことができています。看護職はみんな、スタッフから頼りにされる特養の看護にやりがいを感じています。そのような中、月1回開催するナース会議では、ひそかに看護職だけの勉強会を行い、さらにレベルアップをめざしています。

「サンシャイン美濃白川」での"看取り"

私たちは施設での看取りに関して、「本人や家族の意向に沿って、特別なことはできなくても、とにかく最期のときまでその人らしく生きていただきたい。そのために施設としてできることを精いっぱい、悔いのないよう援助しよう」をターミナルの基本理念として取り組んでいます。

亡くなられた際には、家族が希望されれば最期のケアも一緒に行います。最期の様子などもできる限りお伝えして、生前の写真を見ていただき、思い出を語っています。葬儀も希望されれば施設を会場にして行い、通夜や葬儀には一緒に暮らした入居者や職員も参列し、出棺時にはみんなが整列してお見送りをしています。最期の最期まで本人と家族にとって「よかった」と思えるものであってほしいと願っています。

開設当初から何例もの看取りを行っています。ここで1つの事例をご紹介します。

Episode

Mさんは104歳の女性で、持病も常用している薬もありません。意思疎通に問題はなく、歳相応の物忘れがあり、両下肢の筋力低下で車いすで移動は全介助です。食事は自己摂取が可能で、排泄は車いすでトイレまで行っていました。

未婚で裁縫の先生をしていたMさんは、医師は好きだが病院は嫌いな方でした。温厚な人柄で何かして差し上げると、合掌して「ありがたいなー」とおっしゃいます。しかし、思いどおりにならないと、眼をつむって黙ってしまわれる一面

特別養護老人ホーム サンシャイン美濃白川（岐阜県加茂郡白川町）

もありました。

最期のときが近づき、気丈なMさんが眠られる時間が多くなりました。そこでカンファレンスを開催して、「食事はしっかり覚醒されているときにとっていただく」「食事量にはムラはあるものの飲み込みは支障なく経口摂取できるので食事の介助はこまめに行う」という方針を決めました。Mさんに残された時間は少ないと思われたので「ここにいてよかった」と思っていただけるケアを行おうと話し合いました。

家族（甥夫婦）には、状態に変化があった場合に連絡しました。覚醒時には散歩に出かけるなど、かかわりを多くもつようにしました。好きだったうなぎを食べて「おいしいなぁー」と言われ、「ありがたい、みんないい人や、もったいない、ばちが当たる」と話されました。家族は「私たちも体調が悪く、いつも行けませんが……」と言われたものの、何度も面会に来てくださいました。

Mさんは次第に食事中にも眠ってしまわれることが多くなりました。医師の定期診察では採血の結果、「低蛋白が見られるが高齢でもあるので、このまま様子を見ていきましょう」とコメントがありました。家族に連絡すると「おばさまは病院が嫌いでしたから、自然のままでいいです」と話され、家族の意向を医師に伝えました。

やがて全身の浮腫も著明になり、褥瘡予防を心がけて安楽な体位を工夫しながら体位変換を行うようになりました。それでも体調がよいときは、負担がかからない程度に離床し、入浴もしました。水分のみしか受けつけなくなりましたが、医師の定期診察の際には「Mさん、お医者さまですよ」の声かけに、しっかりと胸の上で合掌され、うなずかれたのが印象的でした。

眠られるようになってから5カ月、Mさんの居室で職員が交代で寄り添い、手を握る中で104歳の生涯の幕を静かに閉じられました。家族は間に合いませんでしたが「ありがとうございました。お世話になりました」とあいさつされ、家

特養の看護職になったわけ

育児に専念した後、東白川村国保病院に勤務して訪問看護に携わっていました。病院より在宅のほうが好きで「いつかこの地域での看護に携われないか」と思っていたとき、当施設開設の話があり、迷いもなく入職しました。2001年には介護支援専門員を取得し、ケアマネジャーの後継者ができるまで2年間兼務しました。

「特養の看護職とは」から始まり、「福祉とは」を学び、事業部長兼看護主任を経て2016年4月より施設長に就任しました。現場の声に耳を傾け、職員を大切にし、職場環境の改善に努めています。それが入居者の安心した生活につながると願っています。

族と共に最期のケアを行い、Mさんが好きだった着物を着ていただきました。

葬儀は施設を会場にして行われ、家族が「おばさまとは、いろいろあったなー」と感慨深げに語りかけられました。葬儀に参列されていた入居者が「私もこんなふうにしてもらえるかなー」とポツリと言われました。

Mさんには「残された時間が少ない」という意識をもってかかわり、家族とのかかわりも大切にしました。職員として悔いが残らないようにと、介護職・看護職を中心に看取りを行うことができました。

後日、若い介護職が「Mさんの人生にかかわらせていただいたことを幸せに思っています」と感想文を書いていました。

人生観や死生観については "教育" も重要ですが、日々の体験から得るものが大きいと思います。ポツリと言われる入居者のささやきも見落とさないことが大切だと思っています。

介護職・地域の看護職との連携のコツ

●常に "笑顔" で接することは鉄則

日々の介護職とのかかわりを含め、看護職とし

A 多職種連携のための取り組み⑤

て配慮していることは、
- 生活の場であることを忘れないで、臨機応変に対応すること
- 入居者や家族の思いをきちんと聞き、意向に沿った看護を行うこと
- 「看護職は介護職を支える」という気持ちをもつこと
- お互いの専門性を理解し、認め合うこと
- すべての人に同じようにケアに当たること
- 介護職の気づきを大切にすること
- 専門用語はなるべく使わないで、わかるように説明・記録すること

などがあります。これらの積み重ね、そして協働が大切だと思います。そのためにも職員同士がすれ違うときには、笑顔で「お疲れさまです」と声をかけるようにしています。常に"笑顔"で接することが鉄則。協働をきちんと行うことで、入居者に安心した生活を送っていただけるのです。

●重度者の受け入れは訪問看護との連携がカギ

ショートステイの利用者で訪問看護も利用されている方は、ステーションから褥瘡の処置や排便コントロールなど、事前に必要な情報が入ります。心配なことがある場合には、直接、訪問看護師と連絡をとるようにしていますし、利用中に状態の変化があった場合にも報告するようにしています。訪問看護との連携のおかげで、重度の方でも安心して受け入れることができています。

"介護・看護"を地域に還元していきたい

●求められる特養看護職のスキルアップ

2016年4月より特養の入所基準が要介護3以上となり、今後、重度者や医療依存度の高い人の入所が見込まれます。よりニーズの高い介護も求められ、看護の指導力も問われるようになります。それらに対応できるよう特養の看護職は常にスキルアップが必要であり、施設外研修に参加できるような看護体制が必要であると考えます。

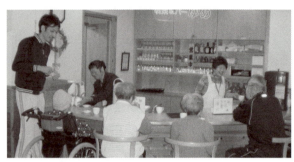

施設内の"喫茶＆バーゆめ"はいつもにぎやか

しかし、特養の看護職だけが頑張っていても限界があります。ショートステイ利用者のケアに関しては、特養内への訪問看護導入を柔軟に考えるときではないでしょうか。ステーションなど地域の看護体制構築も課題となると思います。

●認知症の正しい普及にも力を入れていきたい

2009年1月、岐阜県高齢福祉課による北欧10日間の視察研修に参加しました。福祉先進国の認知症のケア、認知症に対する知識が高いことが印象に残りました。当施設は「認知症の人と家族の会」に入会しており、キャラバン・メイトの養成研修を受け、社会福祉協議会と共に認知症サポーター養成講座を開催しています。講座を受けた方の活躍の場の提供も考えています。認知症になっても安心して暮らせる地域づくりの支援ができたらと思います。

*

当施設の開設理念にあるように、今後も自分たちがもっている介護・看護の専門性を生かして、地域に"安心な生活"を送れることを還元していきたいと思っています。そして施設においても、当たり前のことをきちんと行い、生活の場として安心して過ごしていただけるように個々のケアを大切にして、介護職と共にさらなる質の向上をめざしたいと考えています。

❖ 特別養護老人ホーム サンシャイン美濃白川
〒509-1106 岐阜県加茂郡白川町坂ノ東5500-1
TEL 0574-75-2340
http://sunshine-minoshirakawa.jp/

A 多職種連携のための取り組み⑥

京都市桂川特別養護老人ホーム（京都府京都市）

観察力を高めて「老い」を支援する

鎌田 松代
Kamada Matsuyo
社会福祉法人
京都社会事業財団
京都市桂川特別養護老人ホーム
施設長／看護師

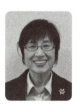

京都桂川園の理念と桂川特養の現状

　社会福祉法人京都社会事業財団 総合福祉施設京都桂川園「京都市桂川特別養護老人ホーム」（以下：桂川特養）は、京都市の西に所在し、近くには桂離宮があります。

　公設民営の施設で1999年4月に開所。地元の方々からの「この地域に福祉施設がほしい」との要望を受け、京都市が建設しました。そのため、地域や小中学校との交流は盛んで、地元住民のボランティアさん、小中学生たちがひっきりなしに来園しています。

　京都桂川園は総合福祉施設で、身体障害者と高齢者の事業を実施しています。3階建て建物の1階は高齢者と障害者のデイサービス・居宅介護支援事業所・地域包括支援センター、2階が特別養護老人ホームです。3階は療護園で定員40人、ショートステイ4人、別地には障害者デイサービス・ショートステイ・認知症デイサービスの事業所があります。

　入居者・利用者の急変時や専門医への受診は同一法人でもある急性期医療病院の京都桂病院が受けてくれます。短期間の入院や夜間や祝祭日の受診にも、当施設の実情を考慮した医療を提供してくれるので、大きな安心となっています。

●入居者・利用者の主体性と自主性を守る

　「1人ひとりの入居者・利用者（以下：入居者）の人権を尊重し、その人たちの主体性と自主性を守る」が京都桂川園の理念です。このことを念頭において「安心」「安全」「信頼」の得られる施設として、入居者に満足していただけるサービスを提供することを方針としています。

　2018年度は開設されて20年となります。支援の目標は、利用される方々のもてる力を最大に生かした自立支援です。そのためには家族・かかわる専門職・地域力など、入居者をとりまく人々と"共に"の視点で支えています。

　入居者に「桂川園を利用して本当によかった。ここに来てよかった」と思っていただける施設をめざすことはもちろんのこと、地域においては、桂川園が福祉や介護の社会資源として地域と共に発展し、「だれもが、当たり前」に福祉や介護に

A 多職種連携のための取り組み⑥

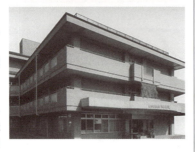

京都市桂川特別養護老人ホームの概要
- 定員 50 人
- ショートステイ 4 人
- 平均要介護度　4.2
- 平均年齢　87.0 歳
（2018 年 1 月末）

〈職員体制〉
看護職 6 人（パート 2 人）／介護職 23.0 人（常勤換算）／生活相談員 1 人／管理栄養士 1 人／機能訓練指導員 1 人（柔道整復師）

〈医師〉
非常勤嘱託医で外科系の医師 2 人が 1 日ずつ固定曜日で毎週往診し、診察に当たる。精神科医は隔週で往診

かかわることができる生活風土、いわば福祉文化や介護文化を築くための"牽引役"となることもめざしています。

●介護度の重度化と高い医療依存度の人の増加

桂川特養では年々、入居者の要介護度が重度化し、医療依存度の高い人も増加してきています。介護保険開始の 2000 年の平均要介護度は 3.44 でしたが、現在（2018 年 1 月）は 4.2 です。また、医療的ケアの必要な入居者は、経管栄養 5 人（経鼻栄養 3 人、胃ろう 2 人）、在宅酸素療法 2 人、気管切開 1 人、常時の吸引器設置 5 人、膀胱留置カテーテル 4 人となっています。

医療的ケアについては、日勤帯は看護職が行い、夜勤帯は医師や看護師の指導や、連携をした認定特定行為業務従業者等が「吸引」などを行っています。

"早期発見"で心がけていること

●2 人の看護職の"判断"が重要

桂川特養では、50 人の入居者に対して看護職は 6 人で、平均 2 人が日勤で看護業務をしています。前述したように医療的ケアが必要な入居者が多くなっている状況ですので、看護職はそれに忙殺されています。医療的ケアを受けていない入居者の変化は介護職の日々の観察が重要となっています。

「活気がない」「身体が熱い」「身体が傾いている」「食事が食べられない」「お尻が赤い」「皮膚がめくれている」「内出血している」「手足の動きが悪い」「傷がある」「おしっこが定時で出ていない」「下痢便・酸臭のある便」等、さまざまな状況が介護職から報告されてきます。食後や排泄介助後、入浴後は特に多くなります。

そのすべての報告に対して、必ず看護職は"看護"の目で観察し、看護師による臨床推論をし、その結果を介護職に報告します。例えば、受診が必要な場合は「すぐ！」か、「次回の医師の往診時」でよいのかを判断します。そして、「経過観察でよい」となった場合には、その観察点はどんなところかを指示します。同時に、その現象に至った原因も説明します。さらに、処置・予防方法について、夜間や日勤での対応が違う場合も含めて、わかる範囲で特定し、指示します。

入居者への対応の中で、ケアプランの変更や家族への説明が必要な場合もあります。そのときは、事前に介護職のリーダーと相談し、今後の方針を決めます。

例えば誤嚥を繰り返している入居者を「窒息ハイリスク者」と医師が診断した場合、医師から本人・家族への説明時に介護職も同席します。そのときに「経口での摂取がなぜ無理なのか？」「仮に経口摂取を継続した場合にはどのようなリスクがあるか？」「急変時の救命医療について」などを医師から聞きます。

入居者が医療的に緊急を要する場合は、家族にも生活相談員がすぐに連絡します。病状の具合で時間的な余裕がある場合は、次回の医師の往診時に家族にも来園をお願いしています。

●専用の「申し送り簿」による"観察"の強化

医療状況の多職種間での共有のために、桂川特養には専用の「申し送り簿」があります。これに情報を記載しますが、実際には口頭と文書（申し

送り簿）で申し送りをしています。

申し送り簿の報告の中でも、臀部の発赤は一番多い報告です。このスキントラブルについては、「褥瘡」なのか、それとも「排泄物によるもの」なのか、あるいは「それ以外のもの」なのかを判断すると共に、原因の特定や予防方法の検討が必要です。桂川特養では、協力病院に皮膚・排泄ケア認定看護師がいて、相談できる体制にあります。これは専門的な知識が得られる環境があるという面で強みです。また介護職が主催し、看護職がサポートする「医療学習会」を、毎月開催しています。

入居者は、脱水・感染症・誤嚥・骨折などがあっても、自身の病状を適切に表現できない人がほとんどです。そのため、介護職の観察とそれを受けての看護職のより細かい観察を基本に、医師の診察、緊急の病院受診など悪化しないような対処方法を行うことで、重症化させない、手遅れがないように心がけています。

その結果、入居者の入院日数や入院する実人数が減少し、特養の収入面でもよい効果を生み出しました。この "観察" の強化によって、夜間のオンコールも少なくなりました。

●介護職の "観察力" が向上

介護職は、看護職の観察アセスメント、判断や処置方法を聞くことで、同じ入居者に対しても次回からの観察がより深まったものとなり、エビデンスのある介護となっています。

看護職に入居者の状況を報告するだけでなく、すでに予防の対策を開始している場合もあります。例えば、臀部の発赤がある入居者で褥瘡や排泄でのスキントラブルが疑われる場合には、摩擦から皮膚を保護するために医師の指示によるアズノールやワセリンなどを塗布するとともに、体位のチェックや定期的な体位交換を行っています。また、便や尿の異常がある場合には、必ず現物を保存して看護職にみせてくれます。排泄回数の異常も見逃しません。

特養の看護職になったわけ

看護学校を卒業後、急性期の病院で臨床を3年経験し、その後、訪問看護、認知症専用宅老所、デイサービスセンターに勤務していました。通ってこられる利用者さんのケアをしているうちに、"丸ごと生活を支援する中での看護" を実践したくなり、入居者の "生活" を支援する特養に転職し、18年目です。

特養の看護職となって、いちばんの醍醐味は「生活のすべてにかかわれること」、そして最期まで一緒に寄り添えることです。

また私は「公益社団法人認知症の人と家族の会」にも入会しています。入居者の多くは認知症です。その人のもっている力や思いが反映された暮らしとなるようなかかわりをめざしています。特養ではそれができると感じています。

さらに、食事や飲水量が減少した場合は摂取量のチェックを開始します。

医療職と介護職の 真の協働ができるまで

●結核の疑いのある入居者から始まった

桂川特養には開所から2007年5月まで常勤医師が在籍していました。そこで起きた介護職と医療職との意見が対立したエピソードから、「介護と看護の連携や協働は理解し合える "共通言語" での話し合いが必要である」ことを再認識しました。そのエピソードを紹介します。

Episode

発端は2006年の定期健診における胸部レントゲン撮影で陰影所見の出た入居者Aさんの治療です。呼吸器専門医が精密検査をした結果、「結核」と診断され、抗結核薬の治療が始まりました。塗沫検査では排菌はなかったのですが、保健所からは培養検査の結果が出るまでは「居室隔離が望ましい」との指導がありました。

A 多職種連携のための取り組み⑥

結核の診断と保健所の指導で介護の現場は混乱しました。それに対して医師や看護職の説明は「すでに前もって薬を飲ませているし、この結核は結核とはいえないようなもの」「隔離の必要はないと考える」というだけで、それは介護職が理解できる説明ではありませんでした。そのうえ、どちらかというと"一方的"で、医療側が強制しているともとれる対応もあり、介護職との関係は悪化しました。

一方、医師や看護職は「介護職は何を心配し、不安に思い、混乱して悩んでいるのだろう?」と理解できません。そのため、話し合いをしても、感情的な側面が前面に出てしまい、お互いに悩んでいました。

●医療と介護の両者に生まれた深い溝

医師・看護職が普通に使う"医療者側の言語"は、そのままでは介護職には通じない場合があります。このAさんのケースもそうでした。つまり「塗沫検査で排菌している結核」と「培養検査での抗酸菌結核」への対応の違いが介護職にはわからないのです。さらに、保健所の指導で「隔離が望ましい」とされたのに、施設の医療職は「隔離の必要はない」と言うのですから、介護職は混乱していました。

「薬を服用しないといけないような結核で隔離が望ましい」とされた入居者の存在は、介護職にとっては一大事です。他の入居者や自分たちに「結核が感染するのではないか」と心配なのです。しかし、医療者側からみれば「なぜ介護職は大騒ぎするのだろう。大丈夫だと言っているのに」となっていました。

介護職は「生命を守るために一番重要なものが医療」と認識していますから、医療者側からの強制力のある説明には応じなければならないと考えています。しかし、今回のように"理解できない結核への説明"と"医療者側からの強制力を感じる話し合い"はお互いに尾を引き、両者に深い溝をつくりました。

●医療職がわかりやすい言葉で伝える大切さ

Aさんは培養検査の結果、「抗酸菌結核で隔離の必要はない結核」と確定診断され、治療を終えました。現在は元気に生活され、もちろん他への感染もありません。

医師は長年の経験と、呼吸器専門医からの精密検査時の説明で、今回の結果を予測していました。しかし"結核とはどんな病気か"等の説明が介護職には理解しにくい専門用語を多用した内容でした。さらに話し合いの場面ではお互いに感情的な面が強くなり、介護職の"病気の理解を受け入れる余地"は感情の高ぶりのために押しだされてしまいました。

医療の専門用語や病状理解はベテランの介護職でも難しいといえます。それをいかにわかりやすく平易な言葉で説明し、介護職の理解が得られるようにするかは医療職に課せられた課題でしょう。難しいことを誰でも知っている言葉でわかりやすく説明することの重要性、相手の立場に立って考えてみること、感情的になるとより理解しづらくなることなどを、今回のエピソードから私たちは学びました。

その後は、この教訓を大切にして、医療職と介護職の間での混乱や対立はほとんどなくなりました。

訪問看護ステーションとも"連携"

桂川特養における"連携"は、特養入居者だけでなく、ショートステイの利用者の場合でも行われています。創傷や身体状態に変化があって訪問看護や往診などのサービスを受けている利用者が、桂川特養のショートステイを利用される場合には、ショートステイ利用前はもちろん、利用中でも特養看護職・生活相談員・訪問看護師の間で適宜情報交換しています。

京都市桂川特別養護老人ホーム（京都府京都市）

Episode

例えば、足趾の循環障害で潰瘍形成を繰り返している利用者のケースです。全身状態の変化も多い方なので、ショートステイの利用前に生活相談員が処置方法や状態を確認します。そのときに訪問看護師は「わかりやすいように」と、報告内容を文書にしてくれます。生活相談員から報告を受ける特養看護職は複数で対応しているので、文書になっている報告は情報が統一され、確実に申し送りができるため助かります。

ショートステイの利用中に変化があれば、看護職は生活相談員にその状況を報告します。発熱や下痢など状態が急変した場合には、看護職から連絡を受けた生活相談員が家族の了解を得て、訪問看護師や主治医に連絡し、桂川特養への往診がある場合もあります。

このようにショートステイの利用者の状態を関係者に報告をしてくれるのは生活相談員ですので、看護職が生活相談員に説明するときには、わかりやすく伝えることを心がけています。こうして状態変化に早期に対応できるため、安心して利用していただいています。

*

以上のような看護職と介護職の“連携”や“協

働ケア”をしていくことで、入居者は安心して生活を送ることができます。

要介護状態をひき起こす原因となった現疾患に加え、加齢での心身機能の低下は防ぎようがありません。その「老いること」は入居者の悩みです。年をとることによって表れる、経験したことがない、身体や心が自由に機能しない状況に苦しんでいます。

そして、その「老いること」に拍車をかけるのは急性疾患や疾患が悪化してからの治療です。疾患を早期発見したり悪化を予測して、早めに診断や治療を受けることで、健やかに「老いること」ができると、私は考えています。そのためには“看護と介護の協働”が必要です。

発症を早期に発見し、治療することで入居者のよりよい生活や機能の維持ができます。入居者の「今日もいい１日だった。よかった～」の声を聞くためにも、私たち特養看護職は介護職との協働を大切にしています。

お互いの協力で、入居者が現在の機能を少しでも長く維持され、“笑顔のある、その人らしい暮らし”をめざしています。

❖ 総合福祉施設京都桂川園
〒615-8033 京都市西京区下津林東大般若町 32
TEL 075-391-1675

A 多職種連携のための取り組み⑦

特別養護老人ホーム豊中あいわ苑（大阪府豊中市）

看護と介護の専門性を活かしたチームでケアに取り組む

井齊 眞由美
Isai Mayumi
社会福祉法人愛和会
特別養護老人ホーム
豊中あいわ苑
施設長／看護師

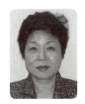

　豊中あいわ苑の属する社会福祉法人愛和会は、大阪府の北部（豊中市）に位置し、大阪駅から地下鉄で12分、服部緑地公園に隣接し、四季折々の自然に恵まれた環境にあります。2003年4月に開設し、西日本でも数少ない高齢者施設と障がい者施設を1棟におさめた複合施設です。高齢者部門では特別養護老人ホーム（豊中あいわ苑）、介護老人保健施設、軽費有料老人ホーム（ケアハウス）を、在宅部門では地域包括支援センター、ケアプランセンター、デイケア、デイサービス、訪問看護、訪問介護、診療所を併設しています。

　法人の理念として、「より良い保健福祉サービス」「人間の尊厳と人権の尊重」「地域社会との協調」「学識、技術の研鑽」「自主性と和の精神」の5つを柱としています。

〈ケアの基本方針〉

　豊中あいわ苑は従来型の特養で、長期入所80と短期入所20の100床です。介護職は「新しい施設で自分の思うケアができるのではないか」と応募してきた経験者と専門学校を卒業したばかりの者が半数ずつという状況でスタートしました。

　施設長として勤務予定だった私は、開設前の準備室で、どのような施設にしたいのか、どのようなケアがしたいのか、これまで施設介護を経験した職員とよく意見交換をしました。「入居者の人権が尊重されること」「入居者主体のケアであること」「最期までその人らしい生活を支えること」の3つが自分たちのやりたいケアであったことから、施設の基本方針を「個別性を大切にした寄り添うケアの提供」としました。

介護職員能力開発ガイドラインの導入

　職員の経験年数が少なく、施設長の私も福祉施設は無経験という心もとない状況下にありましたが、現場の最前線で介護を担う介護職の質こそがケアの質を決定するという思いをもっていました。そこで開設と同時に、介護職の新卒を対象に、卒後3年目までの介護基礎教育を行うことにしました。2004年には愛和会の医療部門である愛仁会グループが運営する介護福祉施設からも参加希望があり、合同で教育を行うこととし、それぞれの施設の科長が講師を担当することでスタートしました。

　2007年には、愛仁会本部看護部主管会議とし

特別養護老人ホーム豊中あいわ苑(大阪府豊中市)

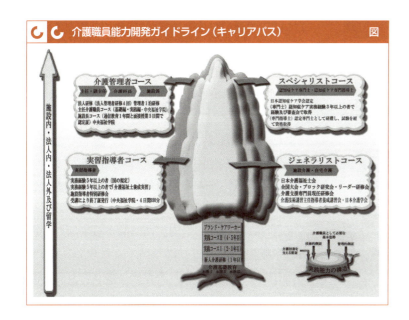

て、愛仁会グループの介護福祉施設の管理体制や教育などの諸問題を協議し、法人レベルの統一した管理運営とケアの質向上をはかることを目的に介護福祉施設療養・援護科長会が発足しました。

2008年には、それまでの介護基礎教育のあり方について見直し、介護の実践体験を積みながら、主体的にステップアップしていくためのナビゲーターとして、「介護職員能力開発ガイドライン（キャリアパス）」を作成しました（図）。

このキャリアパスは、新卒からおおむね5年目までの介護職を対象にした介護基礎教育として、「新人介護研修コース」「実践コースⅠ（2・3年目）」「実践コースⅡ（4・5年目）」と段階的に到達目標を設定しています。日々のステップアップについては、入居者を通して学ぶ機会教育を主流とし、設定された3カ月・6カ月・1年に自己評価と他者評価を行っています。

新人には、実践コースⅠ（2・3年目）を習得中の職員がプリセプターとして最も身近な相談者の役割を担います。2年目以降は自己の学習目標を意識しながら主体的に学び、すべての目標を達成した職員はブランド・ケアワーカーとして位置づけます。その後のキャリア開発の方向性を示すものとして、特定分野をもたずに知識や技術を多方面あるいは広範囲に発揮する「ジェネラリストコース」、特定の分野において特別な知識や技術を備える「スペシャリストコース」、そして「実習指導者コース」「管理者コース」を設定しています。

自らがキャリアの方向性を決め、自己実現がはかれるように施設長と科長が年に1～2回職員と面接を行い、その過程をサポートしています。この中でただ漠然と考えていた将来の目標を明確にすることで、さらなる資格取得や学習意欲へとつなげています。

キャリアパス導入後、新人は「いつまでに何を習得しなければならないかわかるので不安がない」と言い、また、プリセプターは「新人が何をどの程度理解しているのか、何ができていないのかわかるので指導がしやすい」と述べています。

看護と介護の協働
～それぞれの専門性を活かしたチームづくり～

●ケア体制

ケア体制については「看護と介護が同じ生活の場で、相互理解を深めながら専門性を発揮できるように」という思いから、看護職と介護職が同じチームで協働することにしました。100床を4つのチームに分け、日々のチームリーダーは介護職が担います。それぞれのチームには専任看護職を配置し、夜間や休日で専任が不在の場合は日勤の看護職が代行します。

看護職は入居者の受け持ちをしませんが、メンバーの立場でチームリーダーを補佐し、介護職と協働しながら入居者の状態を把握するようにしています。現場では、入居者への適切なアセスメントにもとづいた判断が求められるため、看護職を対象にした研修も行っていますが、月に2～3回程度の夜勤を行うなどして、介護職との情報共有

A　多職種連携のための取り組み⑦

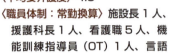

特別養護老人ホーム豊中あいわ苑の概要

〈定員〉80人／短期入所20人
〈利用者の平均年齢〉85.6歳
〈平均要介護度〉4.5
〈職員体制：常勤換算〉施設長1人、援護科長1人、看護職5人、機能訓練指導員（OT）1人、言語聴覚士（ST）1人（週1回）、介護職35人（認定特定行為業務従業者23人）、パート職員（ヘルパー2級）1.3人、介護支援専門員1人、生活相談員2人、管理栄養士1人
〈併設施設〉介護老人保健施設、障害者施設、ケアハウス、地域包括支援センター、ケアプランセンター、デイサービス、デイケア、訪問看護、訪問介護、診療所

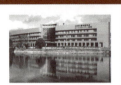

に努めています。

特養におけるケアの主役はあくまでも介護職であり、看護職はサポート役としてその専門性を発揮し、介護職の成長を見守る役割と考えています。今、当施設では念願であった介護福祉士の科長が誕生しています。

●特養での看護職の役割

当施設の看護職の役割を、大きくは「入居者の日々の生活が維持できるように健康を支えること」「その人らしい最期を自然な形で迎えることができるように終末期を予測し、チームを支えながら看取りケアを行うこと」としています。

当施設でも年々入居者の重度化が進み、平均要介護度は4.5、年間の看取り件数は20件を超えています。誤嚥性肺炎を繰り返し、食事の経口摂取が困難となり、終末期に近づいた入居者が常に20人程度いますが、家族のすべてが「施設での自然な最期を」と願っています。

この家族の思いに応えるためには、夜間の喀たん吸引が必要となりました。そこで、2015年より介護福祉士を対象に基礎研修（50時間）と実地研修を行い、2017年現在23人（66％）が「認定特定行為業務従事者認定証」を取得し、夜間の喀たん吸引を行っています。

看護職はNPOなどが主催する「医療的ケア教員講習会」で資格を取得し、介護職と連携して定期的に介護職のフォローアップ研修を行っています。その結果、介護職は終末期の緩和ケアに役立っているという誇りや自信をもつようになり、現在では入居者の喀たん吸引の約90％を介護職が担っています。

また、看護職は月5～6回程度、緊急時のオンコールに対応していますが、月1回開催している看護師会では、終末期や発熱など特変（特別な変化）のある入居者の情報を介護職と共有するために、当日の状態、治療内容、医師から家族への説明、家族の受け止め方について文章化し、「特変及び看取りケアリスト」を作成しました。これまでの口頭の申し送りでは看護職・介護職どちらにも不安感がありましたが、安心して夜間の勤務ができると好評です。

●医師および多職種との連携

施設内に併設している診療所は、特養の医務室としても嘱託医や専任の看護職と連携し、入居者の健康管理を行っています。そのほか、皮膚科医・歯科医には往診を依頼し、施設内で受診できるようにしています。

嘱託医は平日は毎日勤務し、1週間に2回、施設を回診をして定期処方をしています。入居者の状態に変化のある場合は、看護職共通の「医師報告・看護サマリー」ノートに記録し、医師に報告するようにしています。なるべく医師が勤務している時間帯に夜間の状態を想定して報告することや、家族への説明を丁寧に行い、理解を得られるように努めたことで、看護職の負担はかなり軽減しました。

また、食事に時間がかかるようになったり、飲み込みに問題がある場合には、担当の介護職が看護職・管理栄養士・言語聴覚士・作業療法士とカンファレンスを行い、食事形態やシーティング、介助方法などを検討していましたが、2017年4月からはこのメンバーで週1回、昼食時にラウンドし、食事の摂取状態について評価し、異常の早期発見と対応に努めています。

特別養護老人ホーム豊中あいわ苑（大阪府豊中市）

特養での看取り
～最期までその人らしい生活を支える～

「入居者を最期まで看取ることのできるチームをつくりたい」という思いから、2005年に看取りケア体制を立ち上げました。そして、2007年頃より施設での自然死を望む家族が多くなり、その思いに応えるために2016年までに154人の看取りケアを行いました。現時点では入居者ほぼ全員の看取りケアを行い、終末期に医療機関に搬送することはなくなりました。

ようやく看取りケア体制をスタートさせたばかりの頃、記憶に残る2人の入居者を送ったので紹介します。

Episode

Aさんは夫婦2人で暮らしていましたが、夫に先立たれ2003年4月に入居しました。入居面接で家族は、肝臓がんが悪化した場合は医療機関での治療を希望しました。Aさんはとても穏やかで、宝塚歌劇の衣装を作っていたこともあり、手先が器用でいつも編み物を楽しんでいました。2008年5月頃から黄疸が出現し、肝臓がんの転移と診断されて入院。医師より「高齢でもあり積極的な治療は難しい」と説明を受け、Aさんは当施設での生活を望み、帰ってこられました。

退院後6月初旬頃からAさんの全身状態は徐々に悪化していきましたが、管理栄養士と話し合い、できるだけ経口で食事がとれるように食事形態を工夫しました。食事がとれないときには最低限の点滴を行いました。

Aさんは身体的な苦痛や不安を言葉にすることはなく、穏やかな表情で過ごされており、職員もこれまでと同じようにかかわるようにしました。行事やレクリエーションにもこれまでどおり参加していましたが、やがて皮膚の黄染や腹水が著明となり、居室から出ることが困難となったため、職員が時間を決めてベッドサイドに座り、話をするようにしました。その際にもAさんは自分の病気や今後のことなど、まったく職員に尋ねることはありませんでした。

6月中旬頃からは、日中もウトウトした状態が続くようになり、食事もほとんどとれなくなりました。看護職は、検査結果から「突然意識がなくなるような危険な状態」と家族やチームに伝え、それぞれが終末期の準備を進めました。

担当の介護職はAさんの意識があるうちにと、94歳の誕生会を3日繰り上げて行うことを計画しました。当日は孫も参加し、Aさんは嬉しそうな笑顔を見せ、準備したケーキを口にされました。介護職の主任はAさんが好きだった「愛の賛歌」をピアノで演奏しました。練習不足でたどたどしいメロディでしたが、静かに目を閉じて聴いているAさんにとって、最期の別れの曲という思いで誰もが聴いていました。それから3日後、Aさんは静かに永眠されました。

「気丈で自分の弱みを人に見せたことがない」と家族が話してくれたように、余命いくばくもない状況下においても、Aさんは心の葛藤を誰にもみせませんでした。「この状態では誕生日を迎えることができないかもしれない」という介護職の的確な判断が家族やチームを動かし、最期の誕生会につながり、家族からも大変感謝されました。

Aさんからは、看護職は終末期の入居者の状態を的確に把握し、最期までその人らしさを大切にしながら、いつでも支援できる体制を整え、チームを支えることが大切であることを学びました。

Episode

87歳のBさんは鳥取県で夫婦で果樹園を営み、長男と次男を育てあげました。夫に先立たれた後は独居生活でしたが、やがて当施設の近くに住む長男に引き取られました。2005年に認知症が出

A　多職種連携のための取り組み⑦

特養の看護職になったわけ

国公立の病院で外科・内科・整形外科・婦人科・脳外科の臨床を経験し、45歳で民間病院の管理職となりました。54歳のとき、豊中愛和会が開設され、特別養護老人ホーム豊中あいわ苑の管理職として異動となりました。

福祉施設での勤務経験はまったくありませんでしたが、46歳のときに米国の大学病院で看護管理の研修を受け、ナーシングホームや訪問看護について学ぶ機会を得ました。介護保険制度がスタートする2年前のことで、「日本も将来このようになってほしい」と思ったことを覚えています。そして今、特別養護老人ホームでの仕事を経験できてよかったと思っています。

現したため当施設に入居しました。夫と梨農園を経営し、多忙な中で懸命に子育てをしたBさんにとって、大手企業で管理職を務める長男は誇りであり生きる支えでした。2008年12月、突然広範囲の脳梗塞を発症し、急性期病院に緊急入院しました。治療後、左半身麻痺と言語障害の後遺症がみられました。食道造影の結果、食事の経口摂取は困難であると判断され、胃ろう造設が勧められました。長男夫婦はリスクを伴っても「最期まで食事は口からとらせたい。母もそう願っていると思う」と当施設での看取りを望まれました。

退院後2日目に、看護職が試みに梅干をほんの少量Bさんの口の中に入れてみたところ、顔をしかめ唇をなめる動作が見られました。そこで、担当医や家族と相談し、試験的にヨーグルトを与えたところ、むせもなく摂取することができました。さらに、管理栄養士と相談の上、ソフト食が開始されました。長男の妻から「私も介護職を10年経験しているので義母のケアを手伝わせてほしい。一緒に食事介助をしたい」という申し出がありました。誤嚥のリスクについても説明し、食事形態や体位を工夫するなどできるだけ安全な食事介助ができるように、看護職・介護職・作業療法士・管理栄養士が家族と共にチームを組んでかかわりました。

2009年3月20日、意識レベルが低下したため食事を中止しました。看護職はBさんの最期が近づいていることを家族に説明しました。「家族で24時間体制を組み、側にいてやりたい」という家族の思いを受け止め、サポートすることにしました。それから10日後、Bさんは家族に見守られながら安らかに永眠されました。

Bさんが亡くなられてから、長男の妻とBさんの思い出を語る機会を得ました。「義母と同居していたときは嫁の立場としての葛藤もあり、決してよい関係ではなかった。でも一緒に看病させてもらっているうちに義母がとてもいとおしく思えるようになった。夫と『きっと食事は口から食べたいだろう』と話し合い、無理なお願いをしたが、本当にこれでよかったのだろうかと悩むこともある。でも看護師さんから義母の状態の変化についてそのつど説明を受けたことで、自然に死を受け入れることができた」と話されました。

このエピソードから看護職は、家族の意思決定には不安や葛藤が伴うことを理解し、家族の気持ちに寄り添い、家族の意思決定を支えるパートナーとしてかかわることの大切さを学びました。また、遺族へのケアの必要性に気づき、グリーフケアを考えるきっかけにもなりました。

その後、学んだことをこれからのケアに活かすことを目的に、看取り後1週間以内に「偲びの会」を行うようにしました。さらに遺族には担当の介護職が入居中の思い出や偲びのカンファレンスを行い、学ばせてもらったことを手紙に書き、四十九日の頃に届くようにしました。大変喜んでもらえ、遺族からは近況や率直な気持ちを手紙で知らせてくることもあり、大切な人を失う家族の思いを看取りケアに活かすように努めています。

❖ 特別養護老人ホーム豊中あいわ苑
〒561-0872 大阪府豊中市寺内1-1-10
TEL 06-6866-2941　http://www.aijinkai.or.jp/aiwaen/

第 **3** 章

B

特養の組織づくりと
運営

B　特養の組織づくりと運営①

特別養護老人ホーム西円山敬樹園（北海道札幌市）

論理的な現状分析と戦略で実現する温かいケア

依本 正恵
Yorimoto Masae
社会福祉法人渓仁会
特別養護老人ホーム
西円山敬樹園
ケア部 部長／看護師

高齢者に夢と希望を提供するために

　1982年4月、35年前に開設された特別養護老人ホーム西円山敬樹園（以下：当施設）は、札幌の街並みが一望できる中央区の高台にあります。当施設は社会福祉法人渓仁会初の特養で、北海道の老人病院の先駆的存在である医療法人渓仁会札幌西円山病院に隣接しています。現在はその機能と規模を拡大して123床の多床室の特養だけでなく、ショートステイ（14床）、デイサービス、居宅介護支援事業所、介護予防センター、ホームヘルパーステーションといった在宅福祉を支えるさまざまなサービス拠点や、グループホーム、ケアハウスも併設し、医療と福祉が連携する複合施設となりました。

　私は、特養とショートステイを担当する看護職8人、介護職51人、リハビリテーション職（以下：リハ職）4人を統括するケア部の部長として勤務しています。四季折々の自然を満喫できる豊かな環境の中で、入居者それぞれがその人らしい暮らしができるよう生活支援を行っています。

　施設では、「あなたの心の人生によりそい、日々生きるよろこびを感じ、心のよろこびをわかちあえる場所でありたいと願っています」という理念を掲げ、その実現をめざしています。そのためには、安定したサービスの提供とサービスの質の向上が求められます。

できる限り多くのことを想定し十分に備えておく

　看護職は専門的知識や看護経験を生かして、入居者の生活を医療・看護・介護の視点から見ることができます。入居者がさまざまな障害のために自分の思いや不調をうまく表現できない場合、看護職は行動や表情などから体調を推測し、その先に起きる事象を予測して、対応することが大切な役割になります。こういった微妙な変化は日常的に介護職と共に現場へ入り、入居者の生活を見ていなければ捉えることはできません。

　当施設では、看護職は夜勤に入らず、自宅待機で電話対応をしています。介護職が電話で伝えるバイタルサインが何を示すのか判断するためには、その入居者がどんな生活をしているかを理解した

特別養護老人ホーム西円山敬樹園（北海道札幌市）

上で、介護職がどのような行動をとったのかを察することが必要です。介護職が待機看護職へ電話連絡するのは、状態の変化など急を要する、または対応に迷う相談があるときです。看護職は、判断に必要な情報を的確に介護職から引き出しつつ、予測される事象と対応をわかりやすく介護職に説明して不安を軽減させ、入居者に適切な対応ができるよう支援します。また、夜間従事者が不安なく対応できるように、日勤の間に医師の診察や必要な処置を十分に行うと共に、病院や家族との連携体制も整えておき、さらに夜間に必要な物品の準備や整備も済ませるようにしています。想定できることは、できる限りしておくのです。もちろん、準備できた事柄は、夜間従事者へ正確に伝達することも重要です。

基本的なケアを忠実に行う

病院での治療を希望しない場合の選択肢の1つに施設があり、その中で特養は"生活の場"として位置づけられています。疾患の後遺症のために在宅療養ができない方、認知症でもずっと自宅で家族と暮らすつもりだったのに介護者の入院や死去に伴い余儀なく入居された方などがおり、入居に至るまでのエピソードと過ごされてきた人生はさまざまだと感じます。

人生の最終章に当施設を選んでくださった入居者に寄り添い、生活を支える施設ケアは特別なケアではありません。施設には医療的な要素は少ないのですが、生活を支える基本的なケアを忠実に行っているうちに、入居者によい変化が起こることがたびたびあります。私は、そのような変化の訪れを大切にしたいと思います。

●生活を整えて褥瘡を治す

褥瘡のある新規入居者に対しては、看護職が直ちに褥瘡の部位と程度を観察し、アセスメントをします。「創に感染はないか」「専門医の受診は必要か」「どんな動作ができるのか」「排泄で汚染さ

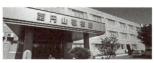

特別養護老人ホーム西円山敬樹園の概要
〈開設日〉1982年4月
〈定員〉123人
短期入所14人
〈入居者の平均年齢〉86.3歳
〈平均要介護度〉3.76
〈職員体制〉常勤・非常勤看護職9人、常勤・非常勤介護職52人、理学療法士1人、作業療法士3人、言語聴覚士1人、その他職員12人（専従・兼任介護支援専門員3人、生活相談員3人、管理栄養士1人、事務職7人）
〈理事長〉谷内 好
〈園長〉菊地 一朗

れることはないか」「栄養状態はどうか」といったさまざまな観点から確認して、褥瘡を治すための方向性を見極めます。そして、医師、介護職やリハ職、管理栄養士などと連携しながら、これから実施する施設サービスを検討し、決定したケアは褥瘡の経過観察と並行して効果を確認します。

褥瘡ができるのは、体を動かさなかったか、適切でない動きをしていたことによるので、本人の「動き」を見極めて日課を組み立て、生活を整えて全身を活性化させ、褥瘡の治癒を促します。その人のもつ治癒力を最大限に引き出す生活支援です。その結果、褥瘡が治れば入居者は苦痛がなくなって笑顔になり、家族も喜ぶでしょう。

そして、生活を整えることによって褥瘡が治ることを実感できた介護職は、介護技術向上に意欲を見せるようになります。1つの小さな成功体験が多職種間で共有され、互いの役割を理解することが"褥瘡をつくらない"風土づくりにつながっていく。私は、適切なケアによって得られる入居者のよい変化をうれしく思うと同時に、チームケアの方向づけに携わりながら、多職種と協働して入居者の生活を支え、入居者から喜ばれることにもやりがいを感じています。

●行事は"最大の備え"をした上で楽しむ

当施設では、季節感のあるさまざまな行事を催しています。行事に参加する入居者の表情には特別な高揚感があり、普段では見られない反応を示

B 特養の組織づくりと運営①

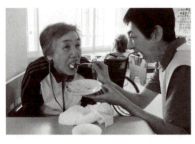

"粉もの行事"の一場面。普段とは異なる表情が見られることも

す場合も少なくありません。行事は貴重な観察ポイントであり、ケアのきっかけにもなります。

私たちは、入居者にそのようなひとときを楽しんでいただけるよう、多職種で行事を企画運営しています。

当施設では、"粉もの行事"（お好み焼き、たこ焼き、ホットケーキ、クレープなどをつくる行事）が大変好評です（**写真**）。入居者の目の前でこねたり焼いたり。時には入居者に手伝ってもらうこともあります。会場内の香りや焼いている音、久しぶりに見た調理道具や食材は、五感を刺激し、昔の記憶を想起するのに適しています。また、行事には家族参加も勧めているので、家族を交えて楽しくおやつを食べていると、入居者から「若いときはこうだった」などと話題が飛び出し、話が弾みます。

食べ物行事では、普段、食の細い入居者でも予想以上に食べていただけることがあります。そこで、誰が何をどれだけ食べたのかすべて記録しておき、データを集計して夕食の摂取量に反映します。

しかし、食べ物行事の際に誤嚥などが起こると、生命の危機だけでなく入居者・職員の双方に後悔の気持ちが残りかねません。看護職は、事前に参加者名簿に目を通し、嚥下障害がある方の介助方法を確認します。入居者・家族と共に楽しみながらも、"次に何が起こるか"を予測して、リスク回避のために目を配り、十分に用心するのです。他の職員も看護職がいる安心感の中で、ゆったりと入居者に接することができると考えます。

●**多職種で生活課題（ニーズ）に取り組む**

当施設では、「どのような生活をしていきたいのか」「目標に向かってどのような支援を受けるのか」といった視点で、入居者ごとに施設サービス計画書を作成しています。介護保険の基本は"自立支援"であり、計画を作成する前にどのような生活課題（ニーズ）をもっているかアセスメントすることが必要です。当施設は、MDS2.1[*1]をアセスメントツールとして使用してきました。

2012年1月、介護職の役職者と有志は、細やかな実践ができないもどかしさをなんとかしようとワーキンググループ「確認クラブ」を立ち上げました。そして施設サービス計画書に関する問題を解決するために、記録用紙の改善に着手。2012年7月の専従介護支援専門員の着任を機に、多職種で協働して「アセスメントシートⅡ」を作成し、2013年3月に運用を開始しました。

入居者や家族の意向・希望を反映したアセスメントシートⅡは、全専門職のアセスメントが網羅され、日々行うケアが誰にでもわかります。

さらに、当施設では、ケアカンファレンス、サービス担当者会議やフロアカンファレンスなどで専門職が毎日顔を合わせ、意見交換できる場が多くあります。入居者の生活を支えるために連携する姿は、まさに「協働しているチームケア」を実感できるものだと思います。

論理的に組織目標を"見える化"する

私は、安定したサービスの提供とサービスの質向上のためには組織化が必要であり、その組織は理念に基づいて運営されるのがよいと考えながら、組織づくりを行ってきました（**資料1、2**）。

ケア部では、看護職・介護職・リハ職が連携をとる仕組みとして、バランスト・スコアカード（Balanced Scorecard、以下：BSC）の手法による目標管理と委員会活動を行っています。

[*1] 施設ケアにおけるアセスメント表。"切れ目のないケア"を提供するためのアセスメント方式であるMDS（Minimum Data Set）方式で使用するツール。現在はMDS方式を再構築したインターライ方式が用いられることが多い

特別養護老人ホーム西円山敬樹園(北海道札幌市)

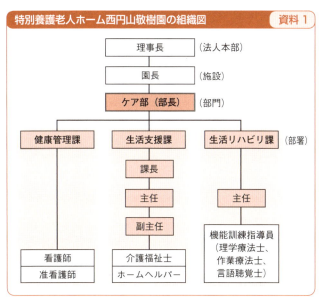

資料1　特別養護老人ホーム西円山敬樹園の組織図

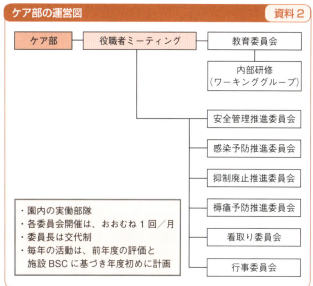

資料2　ケア部の運営図

　BSCはバランスのとれた業績の評価を行うための手法・ツールで、「財務の視点」だけでなく、「顧客（ステークホルダー）の視点」「業務（内部）プロセスの視点」「学習と成長の視点」の4つの視点から、目標達成に向けた戦略シナリオを具体的に示すことができるものです。

　「財務の視点」では、施設の経営的安定につながる顧客確保と費用に関する達成目標を数値化し、生活相談員などの関連職種と目標を共有、協働して特養入居者とショートステイ利用者の平均人数の管理を行います。

　「顧客（ステークホルダー）の視点」では、医療と介護の両面からの視点でアセスメントできる能力を向上させる取り組みや、地域連携を意識して目標を設定します。

　「業務（内部）プロセスの視点」では、職場環境の改善やワーク・ライフ・バランスを取り入れ、働きがいのある職場の実現に向けて取り組みます。

　「学習と成長の視点」では、社会人としての自律と高齢者ケアの実践に必要な研修を企画し、実践力の向上をめざします。

　年度はじめには、前年度の評価を基に内部環境と外部環境の分析（SWOT分析[*2]）を行った上で、BSCを作成し、看護職・介護職・リハ職が取り組む目標と達成値を明確にしています。

　組織目標を"見える化"することにより、組織のめざす方向性がわかり、各職員が自分の役割を意識するようになりました。この目標達成へのアクションプランは、各委員会が中心的な役割をはたし、設定・実施しています。

目標達成に向けた活発な委員会活動

　ケア部の職員は、必ずどこかの委員会に所属し、委員長は歴代、介護職が務めています。各種委員会は、日々の活動の他、サービス提供に必要な知識や技術を調べ、研修の企画・運営を行います。研修の企画・運営は「自分たちのめざすケアは何か」を考える機会となり、研修内容は徐々に進化してきました。

　ここでは、2つの委員会の取り組みを紹介します。安全管理推進委員会はヒヤリハット・インシデント・アクシデントの発生回数の集計を月別に行っています。はじめは「データ件数、分析を報告し、職員に注意を促す」という内容で研修を行っ

[*2] 環境分析の手法の1つ。SWOT（スウォット）とは、自社の分析と自社を取り囲む環境を分析するための4つの切り口、Strength（強み）、Weakness（弱み）、Opportunity（機会）、Threat（脅威）の頭文字を並べたもの

B　特養の組織づくりと運営①

ていましたが、膨大な数のヒヤリハットをどう生かすか悩んでいました。そして、データの性質を探っているうちに「生活環境を整えると事故は減る」との考えに至り、現在「敬樹園あるある」をテーマに研修を行っています。ヒヤリハットに基づいた居室設定で、入居者役・職員役の委員がパフォーマンスを繰り広げ、入職して1年目の職員にもわかりやすい研修を実施しています。

抑制廃止推進委員会では、原則特養では認められない身体拘束を行わないケアの普及に努めています。入居者に対する「抑制廃止」と同時に「接遇」や「虐待防止」も委員会活動の対象としています。「不適切なケア」を行わない介護現場はどうしたらつくり上げられるかなど、職員アンケートから抽出したケアポイントを毎日の課題にして、職員同士のチェック機能が効く職場環境づくりに奮闘しています。

また、個人の目標管理も行い、施設のめざす方向性に沿って、職員個々がやりがいのあるケアに取り組めるよう動機づけを行っています。個人目標は、経験年数や所属する委員会の活動を通して、「自分は、いつまでに何をするか」を明らかにして、半期に1度、役職者と面接を行い、達成度を評価しています。

看取りに対する思いをくみ取って

当施設には個室がなく、「具合が悪くなったら、施設ではみられない」と思い込んでいました。しかし、入居者や家族の思いをうかがううちに、住み慣れた当施設での看取りを希望される方が増えてきたように感じます。

当施設は、まだまだ試行錯誤の段階ですが、入居者・家族から希望があった際には、「最期まで住み慣れた居室にいる」「食事は口からとる工夫をする」「褥瘡をつくらない」「入居者・家族の希望を随時確認する」などを心がけてケアしています。

入居者・家族の思いは、その時々で変化します。

看取りの際に何を求めているのか、繰り返し相談させていただき、その思いは、介護支援専門員など多職種で共有し、希望に添うようケアしたいと思います。

入居前だけでなく日々の連携も大切

入居する前の面接やショートステイの受け入れなどの際に、地域の介護支援専門員や各区の保健師・看護職、医療機関の医師・看護職と連携をとっています。

入居前の面接は、事前に情報を書面で受けとり、生活相談員（社会福祉士）とペアで自宅・病院などへ訪問し、直接本人と話して「施設でどのような生活をするか」推測しながら身体状況や環境に関する情報を追加収集します。収集した情報は、介護支援専門員をはじめとする複数の専門職が申し込み者をイメージし、受け入れ準備（居住フロアや居室の選択、同居者との相性、ベッド位置や家具の配置、排泄や食事環境の選択など）に活用できるように提供しています。その他に、札幌市や札幌市立大学とも連携しています。

〈札幌市介護予防事業「すこやか健康教室」〉

当施設のある地区の介護予防センター主催・地域包括支援センター協力で企画された「すこやか健康教室」に、看護職・リハビリテーション職が、春期と秋期の2クール、講師および運営スタッフとして8回程度、協力しています。

〈札幌市立大学看護学部へ出前授業〉

看護学部3年生の認知症看護学の一環として、介護職と共に特養の実践現場での経験や課題、行事や日常業務の様子などを説明しています。講義では、現場での写真を多数紹介して、認知症高齢者が施設でどのように暮らしているのか、具体的にイメージできるように工夫しました。

特養のあり方の変化とこれから

当施設の35年の歴史を振り返ると、一番大き

な転機は2000年の介護保険制度の導入でした。それまでは老人保健法による措置入所で、比較的元気な入居者もおり、1泊旅行や海水浴など活動的な行事が頻繁に行われていました。ところが、2000年を境に、要介護認定を受けられた方と施設との直接契約となり、その方に合ったケアやコミュニケーション・行事等、さらに個別性を重視した対応が必要になってきました[1]。

新設された特養はユニット型です。住環境の充実により、入居者はより自宅に近い環境で生活できるようになりました。また、施設サービス等の見直しで、2015年4月、特養は中重度の要介護3以上の方を支える施設としての機能に重点化されました。病院・診療所での死亡率が86.0％、高齢者施設3.0％の北海道[2]では、今後、施設での看取りの機会が増えると予想され、その準備は急務と考えます。

「ここに来てよかった」を聞きたくて

私は"生活の場"である特養は、介護の担い手である介護職が24時間365日、一貫した継続的なケアサービスを提供できることが重要であり、その施設サービス計画のつくり手は、介護支援専門員であるという理解が大切だと考えています。この介護職と介護支援専門員の質は、入居者の生活の質に直結するものです。看護職は、この2つの専門職に対して、それぞれの専門性を尊重し、他の専門職と共にサポートして、入居者の生活を支えることが役割だと考えます。

また、特養の中で医療知識をもつのは看護職だけでありません。当施設にも理学療法士・作業療法士・言語聴覚士が在籍しており、移乗・移動のメカニズムがわかる専門職、嚥下機能や口腔ケアなどに精通した専門職が身近にいる時代です。

私は、特養に勤める看護職の主体性は、「多方面からのアセスメントを生かし、予防的行動をと

特養の看護職になったわけ

私は、医療法人渓仁会札幌西円山病院で高齢者看護を30年経験し、7年前に同じ渓仁会グループの当施設に異動してきました。病院在職中に施設での介護支援専門員の役割も経験していたので、介護保険制度の下で実施するサービス計画の仕組みなどには戸惑うことはありませんでした。施設には、病院から来られた顔見知りの入居者も何人かいて、退院後の暮らしぶりを継続して看ることとなりました。異動後は、介護職の自律性の高さと高齢者福祉の考え方を学び、組織一丸となって協働する面白さを感じながら、特養の看護職の役割について模索する毎日です。

れる」「根拠（エビデンス）を基に、他職種や入居者・家族へ説明ができる」「看護の専門的知識・技術による実践で他職種と協働できる」「他職種の専門性を尊重して連携し、多角的なマネジメントができる」ことにあると考えています。

入居者から「ここ（当施設）に来てよかった」と言っていただけるよう、継続して質の高いサービスの提供を、これからも職員全員で実現していきたいと考えます。

＊

当施設の様子、委員会活動などは、随時ホームページに掲載しております。当施設ホームページ、または渓仁会グループホームページを是非、ご覧ください（http://www.keijinkai.com/keijuen/）。

●引用・参考文献
1) 星行夫：創立30周年記念誌 人とひと, 社会福祉法人渓仁会, p.24, 61-64, 2012.
2) 厚生労働省：平成24年人口動態調査.
3) 日本看護協会編：介護施設の看護実践ガイド, 医学書院, 2013.
4) 鎌田ケイ子：協会設立の目的と活動——看護と介護の連携・協働を進め高齢者ケアの質を高める, NPO全国高齢者ケア協会誌老人ケア研究, No.39, 2013.

❖特別養護老人ホーム西円山敬樹園
〒064-0944 北海道札幌市中央区円山西町4-3-20
TEL 011-631-1021

B　特養の組織づくりと運営②

特別養護老人ホーム晃の園（静岡県静岡市）

医療の視点をもった介護職として取り組む特養の看護

杉山結子
Sugiyama Yuko
社会福祉法人駿河会
特別養護老人ホーム晃の園
統括部長／看護師

　社会福祉法人駿河会特別養護老人ホーム「晃の園」は、JR 静岡駅から車で 30 分ほどの山間地にあり、1988 年に 50 床で開設しました。1991 年には 50 床を増床して 100 床となり、その後、2001年以降から段階的に既存建物をユニット型に改修しました。これは "集団一律一斉のケア" から脱却して「施設に "暮らし" を取り込みたい」という思いが高まり、改修の必要性を強く認識するようになったためです。2005 年には新型全室個室62 床を増設して現在に至っています。

　特養で大切なことは、全スタッフが「施設は入居者の "暮らしの場" である」ことをしっかり認識することだと思います。ここでは、そのために「晃の園」で工夫していることを紹介します。

「晃の園」が組織的に実施していること

①まず法令を理解する

　施設はどのような法令や制度の下に仕事をしているのでしょうか？　最近では、入居申し込みをする家族は法令に対して大なり小なり関心をもつことが多くなったように感じられます。ですから、

看護職も入居者の "暮らし" を支援していく上で必ず知らなければならないことを、法令を読んで理解することです。それは看護職の立場から入居者・家族の支援を考えていくきっかけとなります。「晃の園」では、入職時に「法令を理解することの必要性」を必ず説明しています。

　例えば、文言ひとつをとっても、法令では「利用者」という表現から「入所者」という表現へ変更されているし、「暮らし」という言葉も明記されています。法令を読むことで、職員に "暮らし" の認識が導入されていくのです。

②施設の沿革を知って、想いや方針を共有する

　自分が働く施設はいつどのような目的で設立されたのか、地域でどのような役割を果たそうとしているのかをスタッフが知ることも重要です。

　「晃の園」は認知症の人を受け入れる施設として静岡県内で 2 番目に開設しました。身体拘束の時代から、現在のユニットケアに至るまでの歴史を知ることにより、ケアが時代とともに変遷していることがよくわかります。そこで、入職時に管理者が「晃の園の歩み」と題して沿革を説明し、"想い" を共有し合う場としています。目の前の入居

特別養護老人ホーム晃の園（静岡県静岡市）

者の医療やケアのことだけではなく、自施設の成り立ちにも目を向けていくと、看護業務の発想の転換や気づきにもつながります。

③施設の理念を解釈して、多職種協働を

どの職種もめざす方向を同じくするために、「晃の園」では最も身近にある"施設の理念"を活用しています。

現在の理念は設立当時から2回変更して確立されたものです。この変更されたいきさつや、理念の解釈などを共有することが大切なのです。

解釈のブレがあると、例えば看護職と介護職で互いに"めざしたいこと"が平行線になり、不協和音を誘発します。特養で「連携がうまくいかない」と悩んでいる看護職の多くは、所属する施設の"理念"を、他職種と共有することに関心を示さないように思います。そして、自分の言葉で"理念の解釈"を言えることも大切です。

この理念の研修は、管理者が定期的に毎月1回行っています。参加者は事務職も含めて全職員が対象。年1回以上の出席が必ず求められます。考え方・受け止め方は変化していくので、この理念の研修は毎年継続しています。1回の参加人数は数人なので、お互いの顔が見える位置で意見交換を行うことができるのもメリットです。

④ユニット研修で"暮らし"の場面を身近に知る

入職した看護職は1～2カ月程度、固定したユニットで介護職と共にさまざまな"暮らし"の場面を研修します。言い換えれば、介護職に"暮らし"を教えてもらうのです。生活ニーズの理解には欠かせない研修となっています。

「看護課」で心がけていること

①看護課内で看護職個々の考え方をそろえる

看護職の間でも、看護に関する見解を同じくするように努力して、それぞれの看護職の見解によって、入居者や他職種が振りまわされることがないようにしています。

Episode

例えば、"生活ニーズ"のとらえ方は「本人の想いに応えること」と解釈して、看護職同士で見解を共有しています。こうすることで「漠然として、あいまいなままに解釈してケアの実施が食い違う」のを避けます。

入居者が心身共にどのような状態であっても、まずは本人の"想い"をくみとること、そして"想いの実現"に向けて医療的なサポートをしていくことを、私は「生活ニーズを支える」と考えていくようにしています。

〈"食べるこだわり"を大切にする〉

例えば、生活ニーズの中でも、最も多いのが"食べるこだわり"です。糖尿病のためにカロリー制限が必要な入居者であっても、お饅頭や羊羹、お菓子を食べたいのは心情でしょう。そこで、「晃の園」では入居されると、まずカロリーの制限を継続するかしないかを検討します。病状にもよりますが、多くはいったん制限を解除して自由に食べていただき、様子をみています。

"食べ方"を観察すると、「主食のおかわりが多いけれど毎食なのか、好きなおかずのときだけか」「主食は好きだが副菜は残すことが多い」「朝は全量食べるが、夕食は少し残すことが多い」など、入居者個々の違いが見えてきます。

〈食事の制限はなるべくしない〉

ほかにも"運動量"（歩行や行動の程度）や、"以前の生活場所での様子"も比較の参考にします。そして、個々の入居者にもよりますが、入居から1週間～1カ月後に採血して、血糖値等のデータを確認します。栄養士の栄養評価の数値も参考にしながら、"食べたい思い"を「制限する」のではなく、「どうしたら食べていただけるか」について看護職としての知恵を出すのです。

やむを得ず食事に制限をかける場合でも、制限の負担（空腹感や心理的な要素）を極力回避する方法を検討します。主食を必ずおかわりをする方であれば、1回量をふんわり少し少なめによそっ

B　特養の組織づくりと運営②

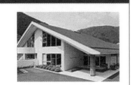

特別養護老人ホーム晃の園の概要

〈定員〉170人／長期入居150床
（個室ユニット型62床、準ユニット型72床、従来型16床）＆ショートステイ20床
〈入居者の平均年齢〉85.78歳
〈平均要介護度〉3.86
〈職員体制〉施設長1人、介護職89.69人、生活相談員4人、看護職5.84人、機能訓練指導員3.15人、介護支援専門員15人、管理栄養士1人、歯科衛生士1人、そのほか事務員など（以上、常勤換算数）
〈併設施設〉晃の園デイサービスセンター、ケアハウスラポーレ駿河、葦科地域包括支援センターなど12事業所。

てあげます。胃がもたれると言いながらよく食べる方には、夜は胃のもたれを解消するためにお粥を2杯食べて調節していただきます。制限の負担を回避する方法は、本人の食べ方や食事のこだわりなどからヒントをいただき、できるだけさりげなく工夫します。

家族が面会に来て、持ってきたお菓子などを一緒に食べる場合も、自由に好きなだけ食べていただき、夜の主食を半分にするなどしています。

このように、「晃の園」では"好きなものを、食べたいときに、食べられるときに、味わえるときに"を大切にしています。それを実現するためには、看護職個々の考え方がそろっていなければ不可能だと思います。

②「看護課会議」で看護課の方向性を共有する

「晃の園」は施設長も看護職、統括部長の私も看護職なので、毎月1回の「看護課会議」に参加しています。この場では、医療面に偏りがちなケース、医師や家族の"命の優先"に対して板挟みになっているケース、介護職との考え方が合わず、すり合わせや折り合いを検討するケースなどが出され、みんなで話し合っています。

看護課の方向性は介護職や組織への影響も大きいので、個々の看護職の考え方を整理して看護課全体の考え方として認識するようにしています。

③看護職としての観察と評価をもつ[1]

看護職が食事・入浴・排泄などの介助をしている姿は、介護職と見た目は同じようですが、看護職としての観察力をもって介助することが看護職の役割の迷いや喪失感を払拭していきます。

介護職と同じことをしていると思うから、介助は看護職としての仕事ではないように思うのです。介助しながら、看護職の視点だけが押しつけられていないかどうか、個々の入居者の暮らしに合っているかどうか確認もできます。看護職が"暮らしの場"に距離をおかないように意識することは連携の要でもあります。

④医師に入居者の暮らしの様子を伝える

病気と暮らしの折り合いをつけていくためには、医師の理解が不可欠になります。入居者の主治医の中には「施設で暮らしをする」ということがピンとこない医師もいます。それは、入居者の"暮らし"の様子を聞く機会がないからだと思っています。医療の上申だけではなく、日々過ごしている様子を伝えることは看護職の役割です。「情報を伝えて医師に頼る」こともあれば、「看護職の判断で臨機応変に対応できる」ところが、特養看護職のよさでもあります。

⑤家族間の解釈や理解を助ける

家族は入居者の状態により、さまざまな選択を迫られることがあります。経口摂取が困難になった場合、自然のままに経過をたどるか、経鼻栄養か胃ろうにするかなどの選択肢もそうです。

そこで、「晃の園」では医師の説明後に、看護職が同席して必ず家族間で話し合っていただいています。ときには、他職種やユニット職員も一緒に参加して話を聞きます。家族の見解が一致して再確認の必要がないように見えても、当日、そのままお帰りいただくことはほとんどありません。

「先生のお話の中で、わかりにくいことはありませんでしたか？」「話を聞いてどのように思われましたか？」と伺い、家族間での医師の説明の

解釈や疑問点を確認し、家族の理解を助け、考えを整理するお手伝いを行っています。

ここで大切なのは、「家族が受容できていない」とか「理解ができない」ではなく、家族と共に状況を受容していくことです。それが実現すると、その後のケアに役立ちます。

⑥バイタルサイン測定時にコミュニケーションをはかる

入居後1週間は看護職が毎日バイタルサインの測定を実施します。正常値と比較するだけではなく、その人の通常値も確認します。測定しながら「眠れていますか。お通じはどうですか。ご飯は食べられていますか。心配ごとはありませんか。何か不自由に思っていることはありませんか」などと話しかけながらコミュニケーションをはかります。

バイタルサインの測定では医療面のみが観察されがちですが、24時間の暮らしの状況を聞くことで生活ニーズに沿った観察も養われていきます。

介護職との連携で心がけていること

①ケアを共に行い、介護職の思いを共有する

嚥下困難・むせやすい・終末期などスムーズに食べられない方への食事介助など、暮らしの重要な場面ではピンポイントで介護職と一緒にかかわっていくようにしています。食べられない状況は1人ひとり異なりますので、大変な人ほど看護職も介護職と一緒に介助をすることで、介護職の大変さや不安を共有することができます。

介護職と看護職の連携は「お互いの仕事を見る」ことから始まると思います。介護職はケアのすべてに看護職にかかわってほしいのではなく、一番大事なときに一緒にケアをして、目の前でアドバイスをしてほしいのです。例えば、ある介護職は「入居者のお尻が赤くなっているようなときに、看護職も一緒に排泄介助をして"これはこうだからね"と言ってくれると安心できる」と言います。

ときに看護職が伝えたことがいつの間にか違っ

た方法になっていることもあります。これを防ぐには、知識の伝達の工夫として、介護している入居者の"目の前で伝えること"が効果的です。私の経験からは、どこかよその事例を持ち出しても他人事になりやすく、介護職には一般論として伝わりやすいのです。

②よき相談役となる[1]

看護職の印象を、とっつきにくい、怒られそう、口調がきつい、怖いなど他職種に思われてしまうことはチーム力の損失です。

「いつでも、相談に来てね」という雰囲気で、看護室の扉を少し開けておきます。看護職に相談するほどでもない些細なことが、介護職のケアの抱え込みの原因になりがちですが、扉を開けておくことで気軽に相談しやすくなり、抱え込みが解消されていきます。連携の基礎となるコミュニケーションを円滑にする上で、他者に与える自分の言動やくせなどを自己覚知する必要があります。

③必要な知識は「教育」から「伝える」へ

介護と看護は互いに密着した業務をしています。必然的に介護職に必要な行動を頼むことが多くなります。そのためにはそれに必要な知識を伝達していくわけですが、往々にして看護職からは「介護職を教育する」という言葉が聞かれます。

「晃の園」では、異なる職種に対して「教育」という言葉を使うことは"上から目線"の原因にもなるので避けています。「教育」の代わりに、「知識を伝える」に替えています。介護も看護も共に、相手に対して必要なことを"伝え合う"工夫をして、失敗の中で積み重ねられて次第に大きな摩擦が縮小されていくものと思います。

④介護職への「指示」は「依頼」へ

看護職が介護職に何かを頼むときに「指示する」という言い方になることが多いように思います。でも、看護職以外の専門職は「指示」という言葉は普通使いません。では、なぜ看護職は多く使うのでしょうか？

これは、看護職が病院勤務の際の"医師からの

B　特養の組織づくりと運営②

特養の看護職になったわけ

　私は総合病院を出産と同時に退職した後、1989年に訪問看護師として再スタートし、在宅を訪問する多忙な日々を過ごしていました。

　ある日、思いもよらない人生の危機に直面しました。夫が血液のがんのために緊急入院をしたのです。私は約8年間在籍した訪問看護ステーションを即日退職して夫の看病に専念しました。

　約2年間の闘病生活の後に夫は亡くなりました。夫の看病のために私は病院に行き、家にいる時間がほとんどなかったその代償は夫の両親に影響を及ぼしました。義父に認知症の初期症状が見え隠れするようになっていたのです。70歳の義母と75歳の義父、年老いた両親にとって、49歳の長男を亡くしたショックは私以上に計り知れないものだと痛感しました。

　そして、私自身も気持ちを切り替えて、子どもと夫の両親との生活を立て直すために、1997年、現在の特別養護老人ホームに就職をしました。

　その後、介護保険制度の施行などに伴い、同じ法人内の異動で、在宅介護支援センターや居宅介護支援事業所での業務を経験し、2001年に再び特養に異動して現在に至ります。

指示、看護助手への指示"といった状況が身についてしまい、悪気はなくても無意識に"上から目線"になってしまっているからだと思います。しかし、「指示」の認識は互いの連携を妨げます。

　そこで、「晃の園」では「指示する」から「依頼する」という言葉に替えています。例えば、看護記録などには「ラキソベロン10滴を依頼する」というように記録しています。

⑤介護職が夜間の報告に必要な情報を伝えられる

　夜間のオンコール体制では当番の看護職は全フロアの担当で、ショートステイも含めて170人を正確に把握することはとても困難です。

　ユニットの介護職が、夜間、入居者に何かあって看護職に連絡をする場合には、最低限必要な情報を確認してから連絡してもらうようにしています。最低限の情報とは、①バイタルサインの測定、②通常値との比較、③最近の服薬変更はないか、④日中の様子で変わったこと（転倒、家族の面会

や外出など）はなかったか、⑤夕食の摂取状況、⑥排便の様子などです。

　介護職には、血圧や体温の異常だけではなく、その人の全体をみるために必要となる知識を習得してもらうことが重要になります。「晃の園」では以前は「いつもと違って何だか変です。血圧を測ったら正常より高いです」のような報告が介護職から多く聞かれました。報告を受けるたびに看護職は①～⑥を質問をしていくことにより報告の仕方も慣れていきました。

⑥内服薬のルールは"暮らし"に合わせて

　入居者の起床時間や食べる時間、食べる量は個々により違います。3食が2食になる人もいます。「晃の園」では、その人の食べ方・暮らし方・状態に応じて、どの薬を優先するのか、中止するのかなどのルールを決めています。このルールがあると、介護職も食事・排泄・入浴など断片的な視点から、入居者の1日の暮らし方全体をみる視点に次第に変わっていくようになります。

　大切なことは、内服薬のルールを施設の日課に合わせるのではなく、入居者の暮らしにできるだけ合わせていくように配慮することです。

⑦互いの専門性を認める

　私は現在の役職に就く前は、介護職と一緒になって入居者をお風呂に入れていました。入居者の服を脱がせたり、お風呂に入れたりするのは介護職のほうがずっと上手で、例えば、認知症の入居者にどんな周辺症状があっても、とにかく上手にかかわりながらお風呂に入れてしまうのです。

　インフルエンザのときにも、感染が広がらないように入居者の変化にアンテナを張って看護職に惜しみない協力をしてくれました。掃除や換気、畳や布団干しなど、およそ看護職はしない生活の管理を一手に引き受けてくれるのも介護職です。

　看護職は医療の知識はたくさんあっても、暮らしの切り盛りは介護職にはかないません。それぞれの専門性を認め、互いに協力する意識が連携の向上につながっていくように思います。いろいろ

な人が連携しないと入居者を支えることは無理なのだと思いました。

⑧大切な看護職の"鶴のひと声"

「何かあっても私たちがいるから大丈夫」という"看護職のスタンバイ"があってこそ、終末期も含めて入居者のさまざまな過ごし方をサポートできます。この"スタンバイ"は「そのときに何かあったら困る」というよりは、家族が何かしてあげたいこと、本人にとっては心残りにならない想いを実現することの支えにもなります。

ターミナルの入居者が、おそらく最後の外出になるかもしれないというとき、看護職がGOサインさえ出せば、実現に向けた段取りを誠心誠意尽くし実現してくれるのが介護職です。めざす方向が同じなら、おのずとそれぞれの得意とするところが発揮されるのだと思います。

だから、特養の看護職は介護職に対して「そばにいるから大丈夫だよ」とひと声かけてあげてください。そうすれば、介護職は安心して"暮らし"の援助ができます。援助の仕方については、何をどのように工夫すればいいという生活の知恵を介護職はいろいろ持っています。しかし、ターミナルなどの難しい入居者では、看護職の援護がなければできないのです。「看護職の"鶴のひと声"」と私は言っていますが、入居者のよい"暮らし"も"願い"の実現も、このひと声にかかっていると思います。

特養看護職に望むこと

いろいろ述べましたが、特養の看護職には、まず、「特養で看護職が相手にする対象者、つまり入居者は"暮らしの中に身を置いている人"ということ」に気づいてほしいと思います。

看護職は"健康管理"という大義を背負っているせいか、「何かあったらどうするの？」という言葉が多く聞かれます。しかし、何かをした結果

の責任以上に、"何もしなかったことによる責任も大きい"のだということを、長年、特養の看護に取り組んで感じています。

特養は入居者の"暮らしの場"です。そこで「何かあったら困るから」と言って"何もしない"というのでは入居者の暮らしは成り立たないと思います。特養に看護職の存在する意味も薄れてしまいます。もし、何かあったとしても、看護職が"根拠のある理由づけ"さえしっかり持っていれば、十分に責任は果たせるのではないでしょうか。

そして、先ほどの気づきの上に、さらに特養の看護職に望むのは「根拠を持って、入居者の暮らしのために実践する行動力」を持っていただきたいということです。

＊

私が訪問看護をしていたころは、在宅利用者の"暮らす環境"への配慮も看護業務のひとつでした。暑さ寒さに応じて、西日が当たりそうなときにはベッドの位置を変えたり、カーテンをずらしたりしました。そして、部屋の隙間風、冷暖房、布団や毛布、着ているものの調整……。部屋の環境のみならず、暮らしている環境すべてが、ケアの中に入っていました。

特養に就職して、まず驚いたことのひとつは、本来、看護職が行う生活援助を介護職が肩代わりしていることでした。どなたが言った言葉か覚えていませんが、「看護は医療の視点を持った介護職」と聞いたことがあります。特養などの"施設の看護"は、まさにこの言葉がしっくりくるような気がします。

●引用文献
1) 杉山結子：施設ケアに役立つ多職種協働ハンドブック，中央法規出版，p57-58, 62, 2015.

❖ 特別養護老人ホーム晃の園
〒198-0212 静岡県静岡市葵区富沢1542-39
TEL 054-270-1210
http://www.surugakai.net/hikari/

B 特養の組織づくりと運営③

特別養護老人ホーム ナーシングケア加納（岐阜県岐阜市）

専門外にも関心をもち進んで知識を吸収する看護職に

田口 将人
Taguchi Masato
社会福祉法人和光会
事業部 部長／看護師

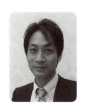

医療と介護の連携のために

　私は大学のとき、あるアルバイトを通じて、地域にはさまざまな障がいをもつ方やその家族がいて、その人たちが差別に苦しんでいる状況を知る機会がありました。それまで、彼らの存在を知りながらも、日常生活でかかわる経験がなかったのですが、何度か接するうちに「自分にも何かできるはず」と思うようになり、看護の道に進もうと決意しました。

　そこで、働きながら看護学校に通うことを考え、就職先を探したのですが、医療・介護の世界も就職活動の方法も知らない私は、官公庁内の"福祉""医療"の案内板を頼りに相談に行きました。しかし、なかなか親身になって応じてもらえませんでした。

　ところが、縁あって医療法人和光会で雇ってもらえることになり、看護助手として山田病院（現・山田メディカルクリニック）に入職しました（**写真1**）。

　看護師資格を取得するまでは、外来・病棟・放射線科・臨床検査科・薬剤科・リハビリテーション科などを経験。備品の修繕など、直接看護とは関係ない仕事でも、必ず将来役に立つ経験だと思って務めました。

　就職して10年が過ぎた2003年の秋、当時の看護部長から「これからは医療と介護の連携は不可欠であり、看護職がマネジメント能力を高めることは必須。介護の世界を学び、連携強化をはかるため、介護老人保健施設に行きなさい」と言われ、2003年9月に当グループの介護老人保健施設寺田ガーデン（以下：寺田ガーデン）に異動しました（**写真2**）。

　そのときは「まだまだ病院という医療の現場でやりたい。それに第2子が生まれたばかりなので、あまり職場環境を変えたくない」というのが正直な気持ちでした。しかし、入職時から「看護職として活躍できる世界をたくさん経験したい。看護部門だけでなく、事務や経理など他部門を含めた事業所全体の運営に携わり、よりよいサービスを提供できる人間になりたい」といったビジョンがあったので気持ちを切り替え、前向きに老健でのスタートを切りました。

特別養護老人ホーム ナーシングケア加納（岐阜県岐阜市）

医療と福祉の融合をめざして

「寺田ガーデン」には看護主任として異動しました。当時、介護保険制度や施設基準などを必死に勉強したことを覚えています。老健に異動して驚いたのは、「入所者の検査データが十分にないこと」「医師が24時間常駐していないこと」「圧倒的に介護職のほうが多く、入所者の普段の様子を一番よく知っていること」でした。そして老健で働くうちに、病院での看護が、いかに医師の意見や検査データに頼りすぎていたことに気づき、全人的看護を意識していなかった自分の未熟さから、ナイチンゲールの『看護覚え書』を何回も読み返しました。

病院では、介護職は看護助手という立場で、看護師の指示を受けて、重症者以外のシーツ交換や検査の送り迎え、入浴介助などをしていました。一方、老健では、ケアプランに基づいてケアが行われており、そこで私は介護の専門性を知り、また他職種との連携の重要性を実感しました。

それまで私は病院での看護をそのまま介護現場に持ち込んでいたため、日々、介護職との業務の違和感を感じていました。老健での看護職の役割については指導がなく、また、こうした教材もなく、気持ちはすっきりしませんでした。

こうした経験を経て、2011年に立ち上げられた日本看護協会の看護師職能委員会Ⅱ（介護・福祉関係施設・在宅等領域）の委員となり、また『介護施設の看護実践ガイド』（医学書院）に共著者としてかかわりました。これらの活動を通して、多職種連携により、入所者の人生を豊かにするためには、まずは看護職が病院看護の体質をあらため、介護・福祉における看護の役割を理解・実践することを伝えられたと思います。

念願かなって特養の施設長に

2006年10月、「次は福祉の世界を学びなさい。

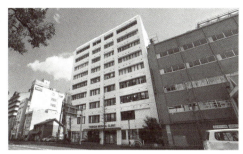

写真1　最初に入職した山田病院（現・山田メディカルクリニック）

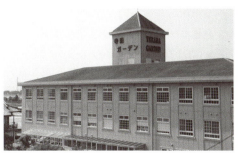

写真2　2003年から介護老人保健施設寺田ガーデンに

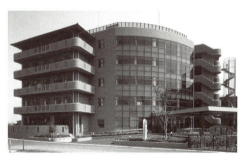

写真3　特別養護老人ホームナーシングケア寺田。ここで初めて施設長に

特別養護老人ホームや障がい者施設における看護職の役割、医療と福祉の融合をめざすためのマネジメント能力を身につけなさい」と命じられ、介護看護師長として特別養護老人ホームナーシングケア寺田（以下：ナーシングケア寺田）に異動しました（写真3）。

特養に異動して驚いたのは、時間の流れがとても遅く感じたことです。ここは生活の場であり、入所期限がなく、一般的に"終の住処"といわれる施設です。職員が騒々しく動き回ると、入所者が落ち着けない環境になってしまうことは容易に理解できました。

また、生活の場では医学的管理で健康を維持さ

B 特養の組織づくりと運営③

> **特別養護老人ホーム ナーシングケア加納の概要**
>
> 〈開設日〉2012年4月
> 〈定員〉80人／短期入所10人
> 〈入居者の平均年齢〉86.6歳
> 〈職員体制（併設施設兼務職員含む）〉施設長1人、看護職10人、介護職62人（介護支援専門員4人兼務）、事務員3人、生活相談員2人、管理栄養士2人、清掃営繕関係職員4人
> 〈併設施設〉認知症対応型通所介護 笑来加納（定員12人）、住宅型有料老人ホーム ファミリーコート加納（定員25人）、小規模多機能型居宅介護ファミリーケア加納（定員29人）、訪問介護ケアサポート加納 25人
> 〈特徴〉岐阜市は、人口約41万人の中核市で、高齢化率は27.7%（2017年4月1日現在）になります。
> 　母体は社会福祉法人和光会です。1925年に山田光継がヤマダ内科小児科医院を開業し、その後、1966年に医療法人和光会を設立。さらに1998年に社会福祉法人和光会を設立しました。現在、和光会グループは全66事業所を運営しています。
> 　当法人は第4期岐阜市介護保険事業計画に基づき、2012年4月1日にユニット型特養である当施設を立ち上げました。
> 　当施設はJR岐阜駅の近くにあります。駅の北側には地上43階建ての岐阜シティ・タワー43があり、南側は加納城を中心に栄えていた城下町であり、かつ中山道の五十三番宿・加納宿の宿場町であった街並みが見えます。
> 　当施設は、和洋折衷の落ち着いた雰囲気の建物です。隣のユニットとは扉1枚で仕切っているため、個別でのケア、集団でのレクリエーションなど、状況に応じた使い方ができます。また、死角が少なく、動線を配慮したつくりとなっています。全室個室で、すべての居室にはトイレ・洗面所を完備。可能な限り、トイレでの排泄ができるようにしました。

せるだけが目的ではなく、ケアの力で心身共に自立した生活が送れるよう支援することが大切であるとも学びました。

例えば、ある入所者の食事摂取量が基準の3割以下の場合を考えます。ありがちなルールとしては「介護職は看護職に報告し、看護職は医師の指示に従い、○○500mLを点滴する」といったものでしょう。しかし、介護職と共に「しっかり覚醒しているか」「夜間の睡眠は十分にとれているか」「排便はいつあったか」「日中の活動量はどれくらいか」「義歯は合っているか」「顎を引いているか」などを確認し、食事がとれない原因と、食事をとるためのアプローチを考え、ケアを実践す

ることが必要です。

多職種連携は、単にケアカンファレンスや施設内委員会、申し送りの場における連絡だけを指すのではありません。常に他職種と共に入所者の日常生活を支援する方法を考え、実施することこそが多職種連携であると考えます。

こうして特養で経験を重ねていくうちに、前述した「事業所全体の運営に携わりたい」という思いの通り、2009年9月、入社16年目にして、ナーシングケア寺田の施設長となりました。法人の理念に沿いながら、自分がめざしていたケアや組織運営・経営管理を実践できる機会をいただきました。

新たな特養を開設するために

2012年4月1日に法人として2つ目の特養を開設することとなり、私は開設準備室責任者として、2010年に始動しました。建築会議への参加、行政書類の作成、地域住民との交流など、さまざまな経験ができる機会をくれた法人に感謝しています。

こうした仕事をやり遂げることができたのは、「私は看護職。専門外のことは知らない」という意識をいっさいもっていなかったからでしょう。また、ナーシングケア寺田の施設長になってから「大規模事業所の立ち上げに一からかかわりたい」という思いを抱いていたことも、1つの原動力になったと思います。

開設準備室責任者の立場として、法人の全職員、業者、地域の方など、多くの方たちの思いによって、1つの施設がつくられていくのを見届けられたのはとてもよい経験でした。そして、無事、予定通りに万全の態勢で特別養護老人ホームナーシングケア加納の開設に至りました（**写真4**）。

"出しゃばる"のは厳禁

当施設では看護職の採用面接の際、必ず「当施

特別養護老人ホーム ナーシングケア加納（岐阜県岐阜市）

設には"出しゃばる"看護職は要りません」とはっきり言います。その理由を説明しても理解できない方は、自ら辞退をされることもあります。

特養では、入所者に一番長くかかわるのは介護職です。入所者ができる限り治療や日常生活の制限を受けずに健康的な生活を継続するためには、専門的で質の高い介護が求められます。介護職は、入所者が食事を食べられない、排便がないといった場合に、原因を探り、問題を解決するためのアプローチを検討します（**写真5**）。そして、介護職が立案する計画を看護職がかかわり、各専門職の視点で助言するという形が重要だと私は考えています。

もちろん疾患が疑われる事例については、看護職による観察と判断は大切ですが、「介護職に点滴すればOK、摘便すればOKと言う」「介護職が意見を言えない雰囲気をつくる」「経過観察という指示のみを出す」という"出しゃばる"看護職を当施設では求めていません。

上記のうち、看護職が「点滴すればOK」と言ったり、経過観察の指示を出したりする状況は、施設の中で、よくあることでしょう。一見すると介護と看護の連携がうまくいっているようですが、私にはそうは思えません。私は「なんでも報告して、看護職が対応すればいいや」「とりあえず点滴をすればよくなるわ」と考える介護職には育ってほしくないと願っています。

こうした思いがありますが、自立した介護職を育てるには、時間がかかると思います。2018年春で開設して7年目となる今、開設時からの介護職が成長しリーダーとして活躍しています。今後さらなる努力を続けていきます。

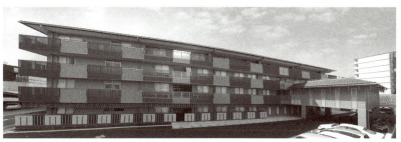

写真4　2012年に開設した特別養護老人ホームナーシングケア加納

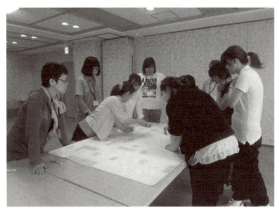

写真5　介護職のミーティングの様子

あらゆる場面にやりがいがある

特養に関係する研修などで、施設の看護職から、よくこんな言葉を聞きます。「病院勤務のときも人をみていたつもりでいたが、特養に来て、実は病気だけをみていたことに気づいた」「入院中は、その方の入院前後の生活がイメージできなかった。特養に来て、入院はその方にとって非日常であり、連続した人生の一時期にしか過ぎないことがわかった」「人としてではなく、患者としてみていた」と。こうした気づきを得た看護職は生き生きとしています。きっと"やりがい"を見つけられたのでしょう。

私が病院勤務をしていたときは、治療を優先して患者の体を拘束したり、夜間不眠が続いて徘徊するような患者には安易に睡眠薬を服用してもらったりすることが現実としてありました。治療はきちんと進むのですが、胸は痛みます。私だけでなく、誰もが身体拘束はしたくありませんが、やむを得ずしているのが現状だったと思います。

B 特養の組織づくりと運営③

開設時から、当施設では身体拘束を行っていません。転倒のリスクがあっても身体拘束をせずにケアを実践することや、こうした施設運営を家族に理解していただくための説明などは難しいものです。大変ではありますが、これもまた、やりがいを感じることの1つだと思います。

2006年4月の介護報酬改定にて「重度化対応加算」が新設されたときから、看取り介護を実施しています。「施設で最期までケアをしたい。亡くなる間際で病院搬送をするのは寂しいです」と、看取り介護をしたいと申し出たのは介護職でした。ところが、当時、看護職は誰1人として看取りを行ったことがありません。がん末期の方が、食事も水分もとれなくなって、点滴もせず、息を引き取っていくという"老いの延長上の死"を経験したことがなかったのです。

まずは看護職で対応を検討し、介護職に研修を行った上で、Aさんの看取り介護を実施しました。

Episode

Aさんは明日か明後日の命かもしれない状態で、家族から「お風呂が好きだったので、入れてあげたい」「一度、自宅に連れて帰りたい」という要望が出たときは、かなり悩みました。病院勤務の自分であれば、きっと「それはできません」と答えていたと思います。

当施設でもやはり、「入浴や帰宅の途中で亡くなってしまったら、どうやって責任をとるのだ」という意見があがりました。しかし、家族の「途中で死んでしまっても構いませんからお願いします」という強い要望と、Aさんと家族の望みをかなえてあげたいという介護職の強い思いに負け、起こり得る事態を考えて対応策を練り、家族に説明してから、希望されるケアを実施しました。

Aさんは入浴中に急変することなく、自宅からも無事に帰られ、いつもの生活をしばらく過ごされてから、静かに息を引き取られました。

Aさんの看取りは、他職種との連携がうまくできたこと、家族に大変感謝されたことで、看護職にとって"やりがい"を感じられた大きな出来事になりました。

入所者の人生の集大成の時期にかかわれるのは、テレビドラマよりもドラマチックで、ダイナミックなことであると感じられる看護職ならば、看取り介護に限らず、入所者の笑顔やなにげない雑談の中にも"やりがい"を見つけることができると思います。

専門外のことも積極的に学ぶ姿勢を

私は2017年4月から事業部の部長として務めていますが、それまでは看護師兼施設長として勤めていたので、経営と現場の両面で業務をしていました。

看護職としては、入所を希望されている方、あるいは入院中の方の状態を確認し、関係医療機関の医師やソーシャルワーカー、ケアマネジャーと連携して特養で生活していただける健康レベルであるか判断をしたり、看取り介護のマニュアルや手順書には載っていない家族の要望について判断したりすることも業務の一部としていました。

施設長としては、収支管理はもちろん、今後の展開の検討、職員の配置や面接、家族の対応、地域住民とのお付き合いなどをしていました。人材確保と人件費比率、職員満足度と顧客満足度などのようにバランスをみる業務内容が多いので、よく頭を悩ませていましたが、施設長の姿勢が施設の雰囲気や地域からの評価にもつながると考えていたため、365日24時間体制の気持ちでいました。

看護師の施設長の特徴は、看護学校や医療現場で学んできた医学的知識と経験を活かしつつ、各部門がどのように動いているか、連携しているかを観察し、それぞれの職種の専門性を理解して意見交換ができることだと思います。

看護職の管理者は、老人福祉法や介護保険法な

どの法律や、社会福祉関連の業務を苦手とする方が多いようです。しかし、「これは看護業務ではない」と思わず、根拠となる文書を自ら確認して学び、法律や制度に基づいた運営、社会福祉の視点と対人援助技術などの知識を身につけることができれば、他職種との業務の理解と連携がとれると思います。

今後の特養の方向性と看護

今後の特養の方向性としては、介護医療院、サービス付き高齢者向け住宅、そして有料老人ホーム等との差別化をはかり、特養としての役割を明確にする必要が出てくるでしょう。「看取り介護」の充実はもちろんのこと、例えばACP（アドバンス・ケア・プランニング）の取り組みからの「看取り介護」の充実や、口腔・嚥下機能の維持回復、栄養状態や褥瘡リスクのアセスメント、排泄ケアを他職種だけでなく、外部の機関とも連携して取り組むことで質の向上がはかれると思います。

「特養は“終いの住処”」と前述しましたが、「在宅復帰支援をしなくてもいい」わけでは決してなく、特養でも在宅復帰の実績を重ねることが大切になります。具体的には、特養の質の高いケアで入所者の要介護度が軽くなれば、自宅への外泊や、インフォーマル・サービスを活用した施設ケアプランの立案も可能になります。すると、在宅医療・介護、入所者の自宅地域のサロン等の情報をいかに収集して、ケアプランとして提案する能力が施設ケアマネジャーにあるかどうかが、鍵を握ることになるでしょう。また、2018年の介護報酬改定で新設された「外泊時在宅サービス利用費用」で示されたように、特養の介護職も訪問介護のスキルを身につけておきたいと考えます。

認知症に関しては、特養看護職のケアはどうでしょうか。看護職は疾患に対する知識や経験は豊富だと思いますが、特養という生活の場で過ごす方が徘徊をしていたら、転倒に注意して付き添うこと以外にケアとしての対応ができるでしょうか。

看護としての専門性はこれまでどおり発揮すると同時に、ケアとしての知識と技術を学ぶことも、特養の看護職として必要です。

2018年の診療報酬・介護報酬の同時改定は6年後の2024年の同時改定を見据えたものです。それは、医療・介護サービスの連携のための人員体制の調整として、介護ロボットやICT、AIを最大限活用すること、そして、その結果として少ない人員での業務の効率化とケアの質の向上を求めていることからもわかります。

こうした時代の流れに対応するために、まずは施設の全職員が制度や社会の大きな変化に対して、柔軟な気持ちで対応できる姿勢が求められるでしょう。特に特養は老健と違い、長期入院や看取りによる退所がないと、入所者の入れ替わりは多くありません。また、リハビリによる劇的なADLの改善や在宅復帰も少ないので、施設全体の運営の変化も起こりにくい性格があります。つまり、毎月、毎年同じ行事、同じボランティアさん、という「検証」が行われず、恒例化とその運営に慣れてしまった職員が、変化を嫌う傾向になるのを私は経験上知っています。

そのような中で看護職には、入所者の健康や施設運営のマネジメント力に期待したいと思います。そのためには、バイタルサインや他データだけに頼らず、介護職からの情報や記録を参照した上で、実際の入所者の様子も見て、体調を悪くさせない、入院させない、という健康マネジメントが一番重要になります。

私自身も、これまで医療機関で多職種と連携してきた経験を活かして、地域や在宅医療にも目を向け、さまざまな関係者と連携して入所者の生活を支えられるよう努力をしていきたいと思います。

❖ 特別養護老人ホーム ナーシングケア加納
　〒500-8476 岐阜県岐阜市加納愛宕町18-2
　TEL 058-214-6010
　http://www.nursingcare-kanou.jp/

B 特養の組織づくりと運営④

特別養護老人ホーム カルフール・ド・ルポ印南（和歌山県日高郡印南町）

生活ニーズを優先した看護をめざして、認知症・看取り・介護職との連携を

佐藤 房子
Sato Fusako
社会福祉法人 同仁会
特別養護老人ホーム
カルフール・ド・ルポ印南
介護・看護長／看護師

「カルフール・ド・ルポ印南」の名前の語源はフランス語で「憩いの広場」で、"みんなが集まる場"という意味です。お年寄りが集まり、楽しくくつろげるところをめざしています。

開設は2000年2月。4人部屋で個室はありません。ショートステイの稼動率は85〜95%で、「満床でない限り受け入れを断ったことがない」のが今までのポリシーです。そのために、利用される前に必ず在宅生活状況を見せていただき、ケアマネジャーと看護職が同伴訪問しています。

特養看護に大切な"気づき"

●日常生活援助に加わる"看護の目"

特養の看護職は、入居者の"異常"に気づくことが重要です。医師が常に施設にいるわけではないので、入居者の変化に早く気づき、予測される疾患を考え、看護診断を行わなければなりません。特に、内科・眼科・皮膚科・泌尿器科・整形外科などの分野での知識・経験は重要だと思います。

当施設では看護職も日常生活援助を行っています。これは異常の早期発見につながると思います。看護職としての視点でみているため、入居者の変化に早く気づくことができるのです。

以下は、看護職の判断がとても重要であることを再認識したエピソードです。

Episode

1カ月前に入居された80歳代の女性が、朝、急に体調不良を訴えました。看護職が訪室して症状・状態をみて「心筋梗塞ではないか」と判断。救急車で循環器専門の病院に搬送し、一命をとりとめることができました。

●気づきが特に大切な認知症の入居者

認知症の入居者が多い当施設では、本人は体調の変化を訴えられません。手遅れにならないように、機嫌をうかがったり、こちらがちょっとした異変に気づくことが要求されます。

Episode

ある入居者はほとんど言葉を発することができません。右前腕尺骨を骨折していたのですが、本

特別養護老人ホーム カルフール・ド・ルポ印南（和歌山県日高郡印南町）

人からの痛みの訴えはなく、長い袖の服を着ていて、普段と変わりなく食事をしていました。そのため、腫れに気づいても少しだけなので湿布で様子を見たりして気づくのが遅れ、X線を撮ったほうがよいと判断するまで、数日かかってしまったことが現実にありました。看護職は大いに反省し、二度とこのようなことがないようにカンファレンスを行いました。

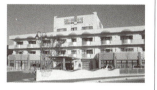

「カルフール・ド・ルポ印南」の概要

〈定員〉52人
〈入居者の平均年齢〉88歳
〈平均要介護度〉4.25
〈ショートステイ〉22人
〈職員体制〉看護職5人（うちパート3人）、介護職28人（うちパート7人）、生活相談員1人、管理栄養士1人、介護支援専門員1人
〈併設施設〉デイサービスセンター／在宅介護支援センター／グループホーム2ユニット　ユニット型特養36床併設　など

このように、いつも入居者の命を預かっているというプレッシャーもありますが、病院と違い、医師が常にいるという状況でないことが、かえって看護職としてのやりがいにつながっています。

9割の認知症入居者へのケア

●ユニットケアで職員を固定

今、当施設の入居者の9割は認知症です。開設当初は、スタッフに認知症ケアについての知識がなく、大変だったのを覚えています。入居者にも大変ご迷惑をおかけしたと思います。

17年目を迎えて、現在はユニットケアに取り組んでいます。ユニットにすることで、入居者が17～20人と少人数になるため、かかわる職員を固定することができます。職員も入居者を深く理解することができ、家族との連携も強くなります。

職員の固定は、いつも同じ顔や声の人がいるので、認知症の方にとっても安心につながります。

●大切な入居者への"声かけ"

認知症の方は記憶の障害が大きく、不安な毎日を送っています。その不安を取り除くために、落ち着いて生活ができる居場所づくり、そして安心してもらえるように、その方をよく知っている馴染みのスタッフが優しく親切に接することを心がけています。

そのときは"声かけ"が基本です。「この人は自分のことをよく知っている人だ」と理解されると安心する入居者が多く、声のかけ方が悪いと入居者の気分を悪くさせ、怒らせてしまうこともあるからです。

開設当初から取り組むターミナルケア

●9割の入居者を施設で看取る

私は訪問看護師だったので、在宅で看取ることは当然のことと思っていました。そのため、特養でも「自然体（生老病死）で看取ることができれば」と考え、当初より「ご本人・ご家族が望むなら当施設で看取らせていただきます」と入居時に話しています。そして、当施設では、今まで9割の方を看取っています。

人は年をとれば、少しずつ嚥下ができなくなってきて食べられなくなり、死へとつながります。また、高齢でがんが発見されれば、命をかけて検査をしなくてはならないこともあります。

一方、80～90歳代でがんがみつかっても、「今さら痛い思いはしたくない。何もしなくていい」と言われる入居者も多いのです。

現在、当施設では"家族会"の場で、家族の死生観を聞いたり、看取りの勉強会をしたりしています。入居者の多くは認知症なので、「自分で最期をどうしたいか」を聞いておくことは難しく、その場合、家族と話すことが大切です。

その内容は「認知症になっていても病院に入院したいか」「手術についてどう思うか」など。も

B　特養の組織づくりと運営④

特養の看護職になったわけ

　和歌山県の海南市民病院に勤務後、1982年に同仁会に入職し、9年間、訪問看護をしてきました。そのとき、在宅で生活されている方が、介護者に急用ができたりして、どうしても施設に預かってもらわないといけないときがあっても施設のショートステイなどで受け入れてもらえないことに多々遭遇しました。「医療依存度が高い」「重度の認知症だから」などの理由でした。

　私には「なぜ、在宅で生活ができているのに、施設が受け入れられないのか」が理解できませんでした。「困っている家族をなんとかしたい」と思っていたとき、たまたま特養新設の話があり、喜んで開設にかかわらせていただきました。

ちろん、尋ねたら答えていただける入居者の場合、家族とも話し合い、本人の望む通りにすることが一番よいと考えています。ただ、家族の中で意見が分かれて困ることもあります。そのようなときは何回でも話し合います。

●不安な介護職が経験を積んで変化した

　介護職もターミナルケアの勉強をして、入居者が最期まで普段の生活が送れるように「自分たちで看取らせていただく」と頑張っています。

　最初、介護職は不安を訴えていました。しかし、最期まで好きなまぐろの刺身を食べて亡くなった方、お嫁さんの腕の中で息を引きとった方、ショートステイ利用中にデイサービスを利用していた妻と会話をして、夕食を食べ、その日の夜中に亡くなられた方など、実際の看取りを積み重ねていく中で、"人生の最期"に立ち会わせていただくことの素晴らしさに気づくのです。

　当施設で生活されているお年寄りは「もう生きすぎや。いつお迎えが来ても後悔ない」と言われる方が多く、息を引き取る瞬間に、家族と共に施設のみんなに看取られれば本望だと思います。私自身も「人生に思い残すことなく死ぬことができればどれだけ幸せか」と常に思っています。また、自分の最期を家族に看取られれば、最高ではない

でしょうか。

　本人や家族がどのような最期を迎えたいと思っているか、看取りへの希望と施設の方針を考慮して穏やかな最期を迎えることができるよう、医師・看護職・介護職が連携し、スムーズに看取れるように今も努めています。

介護と看護の連携について

　私は看護師ですが、介護長も兼ねています。介護と看護、それぞれにトップがいるより、1人で介護・看護長を担うのがよいと思います。トップが2人いることで意見が平行線になったり、力関係が生じたりすることがあるからです。

　当施設では、介護・看護が1つになって入居者のお世話をさせていただいています。既存の施設を4つに分けて介護しているため、寮母室がありません。すべてデイルームになっていて常に入居者も一緒です。

　ショートステイも含めた入居者74人に対して看護職5人（パート含む）が、毎日、医療業務を優先して行っています。最近では医療依存の高い方がより多く入居され、看護職の仕事が増えています。以前は看護職も介護職と一緒にオムツ交換や入浴介助、食事介助などを行っていましたが、現在は、なかなか手が回らなくなってます。できる限りは手伝うようにして、入居者のところに介護職と一緒にいるようには努めています。介護職は「いつも看護職が傍らにいて、何かあればすぐに質問したり、呼ぶことができるので安心して仕事ができる」と言います。

Episode

　例えば、ある入居者はお餅が大好きですが、高齢者は喉に詰まらせる危険があるといって我慢していただくのではなく、当施設では吸引器をそばに設置してから食べていただくようにしています。

特別養護老人ホーム カルプール・ド・ルポ印南（和歌山県日高郡印南町）

これも看護職が"リスクを予測して入居者の生活を支える"ことにより、介護職が安心できる一例だと考えます。

一方、看護職にとっても、介護職と一緒にケアをすることで異常の早期発見ができます。

1人の入居者を援助するのに、「どの職種がしないといけない」ということはないはずです。食事介助をするのは、介護職でも看護職でも、その方に合った介助ができる人が一番よいわけです。

互いに立場を理解し、1人の入居者を看護職と介護職2人で支援することが連携につながっていると思います。

私が特養で学んだこと

特養での17年間、入居者やご家族から多くのことを学ばせていただきました。特に「生き方」と「死の準備」です。人生は誰でも「生老病死」、つまり、この世に生を受けたら必ず死に至ります。ですから、安心して自身が死を迎えられるように「死の準備」をすることが必要だと思います。それを実感させてくれた1人の入居者がいます。

Episode

90歳代のMさんは、骨折をきっかけに食欲をなくしていました。「もう私、お迎えくるんか？」と言われたので、「もしかすると近いかもしれないです……」と答えました。Mさんは「死にたくない」とおっしゃいます。私は「それだったら、食べてください」とお願いしました。すると、Mさんはそれから食欲を出し、数日後に元気になってくれたのです。

Mさんは以前もターミナル期になったことが何回かあったので、今回も家族は心の準備はできていたそうです。しかし、当の本人は準備がまだできていない様子でした。この「生きたい」という前向きな力は大きいと思います。

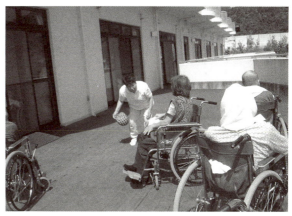

晴れた日には人工芝のテラスでレクリエーション

今、私は入居者の家族会で「死の準備」の話をします。入居者本人が高齢になれば、いつどうなるのか考えておく必要があります。イザというときに慌てないためにも、家族は本人の死について考えておくことが大切だと思います。

特養における看護のあり方

●"生活ニーズを優先した看護"とは

特養は"生活を中心とした施設"で、介護職がスタッフの中心です。その中で、看護職は"生活ニーズを優先した看護"を提供します。これは、より在宅に近い、予防を中心とした看護といえるでしょう。さらに、介護の部分にかかわり、"縁の下の力持ち"になることが求められます。

この"生活ニーズを優先した看護"の具体的アプローチとして、まず、その看護概念を整理しておく必要があります。「生活ニーズ」とは、健康の維持と、楽しみを伴った日常生活の存続といえましょう。そして「入居者が尊厳を保持し、自分らしい生活を送ることを支え、その延長線上にある看取りを実施する」ことが"生活ニーズを優先した看護"の概念といえます。

●多職種でかかわることの大切さ

"生活ニーズを優先した看護"をどのようにして提供するか——それには入居者の個別性に対するアプローチのほかに、集団としての生活環境に

B 特養の組織づくりと運営④

対するアプローチの両方が求められます。

個別性のアプローチでは"居場所づくり"が特に重要になります。光・温度・音・家具など適切な生活ができる環境を整えるために施設全体の取り組みが必要で、当施設も既存の施設を4ユニットに分けて、入居者の個別性に対応できるようにしています。

そしてもう1つ大切なのが「ケアプランの位置づけやその立案過程」です。特にケア内容が具体的であることが重要です。

そのようなケアプランはケアマネジャーが1人で立てるのではなく、介護職・看護職をはじめ、実際に入居者にかかわっている人たちが一緒になって立てることが重要ではないかと考えます。つまり、多職種の連携によるプランです。

当施設ではスタッフがみんなで話し合い、ケアプランを作成しています。そのために「看護・介護記録」は一本化しています。1人の入居者に看護用と介護用のカルテ2冊は必要ありません。1冊ならば、発熱などがあればすぐ情報共有ができ、看護職が中心となって対応できます。常に連携ができるのです。"生活ニーズを優先した看護"は、そのような体制から生まれます。

その一環として、当施設はショートステイの利用者が多いため、地域のサービス担当者会議に出席するようにしています。チームケアをしっかり行うためには、多職種との連携を密にとり、入居者をみんなで支援していくことが大切だと考えています。

老健や療養型に比べ、特養は看護職の配置人数が少ない中で、要介護度が重度化しています。また、入居されているほとんどの方が認知症です。その中で"生活ニーズを優先した看護"を行っていかなければなりません。毎日の生活の中で「何ができるか」を考えるために、介護職と共に入居者個人を把握して話し合っています。常に介護職と一緒に仕事をすることを大切にしています。

●研修と看護体制の強化を望みたい

今後、特養における看護強化の実現のための方策として「看護職員に対する研修の強化」が必要です。施設の看護職に対する研修が少ないのです。日本看護協会の研修でも、施設看護職を対象としたものはほとんどない状態でしたが、現在、看護師職能Ⅱ（介護・福祉関係施設・在宅等領域）ができたので以前よりは増えました。

また、特養の看護体制の強化もしてほしいと思いますが、現状で国が必要ないという方針でいる以上は困難なのでしょうか。

当施設では夜間は看護職はオンコール体制です。したがって、夜間は医療行為ができない状況ですが、吸引等はしないわけにはいかないのです。そのような入居者の場合、家族に同意書をいただき、口腔内吸引を介護職が施行している現状があります。そして、気管内吸引については、病院を受診しなくてはなりません。入居者の状況がどんどん重度化している今、夜勤を看護職が行えるような体制が必須だと考えます。

*

入居者に「残りの人生、ここに来てよかった」と思ってもらえる施設でありたいと考えています。それにはスタッフ全員がお互いの立場を理解し、どうしたら入居者が楽しく、その人らしい余生を送ることができるかを考えた生活支援を行わなければならないと思います。

これからも「将来、自分の両親や自分自身が安心して入れる施設」をめざすことを目標に、頑張っていきたいと思っています。

❖特別養護老人ホーム カルフール・ド・ルポ印南
〒649-1533 和歌山県日高郡印南町山口150-1
TEL 0738-42-8100

B　特養の組織づくりと運営⑤

総合福祉施設なかやま幸梅園（愛媛県伊予市）

入居者の"人生と生活"を受け止めるケアを展開する

窪田里美
Kubota Satomi
社会福祉法人中山梅寿会
総合福祉施設なかやま幸梅園
施設長／看護師

　「総合福祉施設なかやま幸梅園」がある愛媛県伊予市中山町は、山間部に位置し、農林業が主体の人口3106人、高齢化率（65歳以上）49.64％の地域です（2017年7月）。

　当施設は1997年、住民に待ち望まれ「日本一あったかいホームをめざします」を基本理念に開設いたしました。併設事業所も含めると、現在は町の福祉サービス全体の80％を担っており、それ以外にも小学校区の廃校となった学校跡を改造し、介護サービスの拠点としてデイサービスとショートステイを兼ね備える小規模施設も運営しています。住民が地元で生活するために地域全体をどう見ていくかという視点に立ち、行政・医療・福祉がトライアングルのように連携をはかりながら住民に継続的な支援を行っています。

　当施設の介護サービスは、開設時より食事は3食バイキングで好みに合ったものを食べていただき、入浴は午前・午後・夜間に希望に沿いながら入れるようにしています。

●業務内容と気をつけていること

　特養看護の基本となる考え方と、当施設で行っている業務の内容、そして看護職が所属する委員会を表（100ページ）に示しました。

　現在の看護師配置は2人で、公休等の取得に伴い1人勤務の日が多く、日勤のみの勤務であるため24時間の入居者（利用者含）の状態把握は難しい状況です。そこで介護職からの情報はとても貴重になってきます。情報を得るためには「観察のポイント」「疾病と予防について」「予想される状態」などを、介護職に研修や申し送りを通して伝達することが大切になってきます。報告・連絡・相談を通して確認を行いながら、情報を"看護の視点"でセレクトしています。適切な情報のみではない場合もありますが、情報を提供してくれたことに感謝の言葉がけをしています。

　介護職によって医療知識の取得に差がある場合は、知識不足の職員に合わせて知識・技術の情報提供と確認作業を必ず行うようにしています。具体的には医療に関する研修で、以前指導した内容でも理解が得られていない場合は2度、3度と伝達場面をつくり、方法を変えて伝えます。

　伝達時に気をつけているのは「なぜ、こうする必要があるか」に重点を置きながら根拠を説明することです。専門用語は使わないようにし、シン

B　特養の組織づくりと運営⑤

🔄🔄 基本となる考え方と看護内容など　　　　　　　　　　　　　　表

①基本となる考え方

- 入居者を生活者としてとらえ、その入居者1人ひとりが主体的な生活を展開できるように、入居前の生活を知るとともに現在の状態を把握し、生活を支える。
- 本人と家族の希望に添えるように、コミュニケーションを十分はかりながら、医療に対する専門家としてのアドバイスも行い、決定は本人と家族に委ねるものの、方針変更があった場合はその方針を受け止め、対処する。
- 感染予防および発症の可能性のある疾患や罹患している疾患の悪化を予防する。
- 看取り看護の提供を行う。

②看護内容

■日常業務（日勤）

8:30	業務開始 血糖検査、インスリン施注、 夜間症状変化者の情報収集とその対応
8:45	申し送り
9:00	経管栄養開始
9:30	健康状態の把握（バイタルチェック）
10:00	入居者対象足腰体操実施
10:30	入浴リスト表作成、処置施行、食前の口腔体操
11:30	バイタル等の記録
12:00	配薬、食事介助
14:00	排泄チェック表の読み込みと排泄管理
15:00	投薬箱に1日分の配薬準備
15:30	経管栄養開始、入浴介助
16:00	バイタルチェック、申し送り準備
16:45	申し送り
18:00	経管栄養片づけ、血糖検査、インスリン施注

■日常業務（適時）

- 新規ショートステイ利用者宅訪問
- 特養入居予定者訪問
- 入院時受診対応
- 食事と水分摂取の管理
- 入居者の居室環境管理
- 入居者の座位及びベッド上での安楽なミーティング管理
- 入院者の入院先との連携
- 急変者対応（家族連絡・医師連絡等）
- 入所判定会資料作成時の医療アセスメントづくり
- 施設内行事参加

■週間業務

- 日曜日　医薬品管理、器具類の滅菌、滅菌機点検
- 火曜日　嘱託医の診察介助
- 木曜日　精神科医の診察介助（月2回）
- 金曜日　歯科医師の診察介助・定期薬処理、歯科衛生士のケアの補助
- 土曜日　定期薬ネーム記入と管理

■月間業務

- 体重測定

■年間業務

- 入居者健康診断申し込みと管理
- 入居者インフルエンザ予防接種準備と介助
- 職員健康診断申し込みと管理
- 職員インフルエンザ予防接種準備と介助
- 医療関係の研修会企画と実施
- 内部、外部研修会参加
- 看護・介護実習生対応

③看護師の所属委員会

- 運営委員会（月2回）
- 感染管理委員会（月1回と適時）
- 褥瘡委員会（月1回）
- 身体拘束廃止委員会（月1回）
- 事故防止委員会（月1回）
- 医療安全管理委員会
- ターミナル委員会
- ナース会（毎月）
- 生活支援委員会（月1回）
- リハビリ委員会
- ケアプラン委員会（月1回）

プルにわかりやすく伝達できるように心がけています。どの職員の意見にも耳を傾けることが大切だと考えています。入居者の安心と安全の確保ができるよう、全職種が"目的"をひとつにし、困ったときはそこに戻れるように考えながらケアを行っています。

　入居者にとっては、看護職・介護職どちらも施設の一職員に過ぎませんので、職員間の垣根をつくらないように、日々、コミュニケーションをはかり、職種間の連携を大切に考えています。自分の知らないことは素直に認めて教えてもらいます。他の事業所に対しても、病院・家族とも良好な信頼関係をつくれるようにいつも連絡をとりながら、関係性をよりよいものにしていくように努力しています。何か指摘事項が発生したときは早急に改善努力をしています。

●1人ひとりの"人生と生活"を受け止める

　病院と異なる点は、特養では1人ひとりの"人生と生活"を受け止めることでしょうか。加齢に伴う疾患と共存しながら、日々生活の中での楽しみや安心を感じてもらえるために、現在の健康状態をできるだけ長く維持できるように生活の中で予防活動に重点を置きます。そのために自分は看護職として、家族や本人、本人を取り巻くスタッフと「悩み、考え、取り組む」のです。目的を達成したとき、一緒に悩みを共有した方々との信頼関係がより強くなり、笑顔が生まれます。

　取り組む過程では、自分の知らない医療知識や

総合福祉施設なかやま幸梅園（愛媛県伊予市）

生活知識などを得ようと努力します。すると、自然と自分を高めていくことができることをありがたく思います。誰かの役に立てていると感じることのできる瞬間です。

人生の最終章に入った入居者とその家族にサービスを提供しながらかかわらせていただき、私たちに信頼を寄せてくださり、一緒に最期を迎えられたとき「施設に勤務していてよかったな」と感じます。1人ひとりの精いっぱい生き抜かれるさま、その延長線上に死があることを学ぶことができ、死を見つめることで、今の自分が人としてどうあるべきかを常に考えさせていただいています。「そのような場面に出会えるのも"施設"ならでは」とやりがいを感じるところです。

●連携のポイントは"目的"と"情報"

介護職との連携で大切なことは、組織として業務分担を明確にしておくことと考えます。その中でもチームとして"仕事の目的"を明確にしておきながら適時助け合うことがうまくいくコツのように思います。

仕事を依頼する際、方法を変えてほしいときは、そのエビデンスを伝えます。必要性が理解できたら、次にどのようにしたら可能か一緒に考えます。補えることはお互いに補い合いながら行えば、議論はあっても"争い"は起きません。なぜならば目的が"入居者の幸せ"ですから。

具体的には、なんでも情報をもらうことです。「知らなかった」「教えてくれなかった」では連携ははかれないので、自分にとって重要でなくても感謝して、情報をセレクトします。きらりと光る情報を得たときに「このような情報提供があったので、このように役立った」と介護職に伝えると、さらに情報は得やすくなります。

"食べること"から看護の根底を考え直す

町内に入院可能な病院がないこともあり、当施設では"看取り"は特別なことではなく、本人や

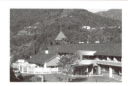

総合福祉施設なかやま幸梅園の概要
〈定員〉30人
〈入居者の平均年齢〉84歳
〈平均要介護度〉4.0
〈職員体制〉施設長1人、相談員（計画担当兼務）1人、看護職（機能訓練指導員）2人、介護職（パート含む）21人
〈併設施設〉ショートステイ、デイサービス、ケアハウス、居宅介護支援事業所、在宅介護支援センター

家族の希望に沿うように自然に行われてきました。急激に悪くなる方、老衰でゆっくりの方、どちらもまず医師から説明があり、説明を受けた後に入院するか、施設で看取るかを本人・家族に決定していただきます。

当然、施設での看取りのデメリットも理解していただき、ターミナルケアを開始します。可能な限り家族にも付き添いをお願いします。途中、状態変化や本人・家族の方向転換があれば受け入れ、入院となることもあります。

亡くなられた後は、清拭や化粧など最後のケアを家族と一緒に行い、帰宅時間に合わせて玄関にてお見送りのプチセレモニーを行います。

Episode

今までで特別に印象に残ったAさんへのかかわりを紹介します。

●"食べること"について考え直す

Aさんは90歳代の女性でレビー小体型認知症と診断されていました。

Aさんは小柄で小食、認知症の症状が進行して消化器も悪く、時々、吐血症状があるため嘱託医より入院を視野に入れた受診を勧められていました。身内は長女一家で、長女には症状が出るたびに説明していましたが、その反応は一貫して「病院には行きません。本人がしんどいだけですから」と変わりませんでした。

希望をうかがいながらも、私は「吐血して体が衰弱しているし、やはり病院で診てもらったほうがい

B　特養の組織づくりと運営⑤

特養の看護職になったわけ

　愛媛県松山市の中規模病院・老人病院の病棟・外来看護を経て、自宅近くの診療所に勤務し、そこでは外来・病棟・訪問看護・デイケアの看護の統括をしていました。

　デイケアは1995年に立ち上げ、そのとき職員研修のため、いいケアを行っている施設を探していたところ、中山町の役場が行っていた認知症対象デイサービスにたどり着きました。早速交渉して現場を見学し、認知症ケアの取り組みの素晴らしさに驚きました。

　デイサービス利用者Cさんは重度の認知症で、単語での会話しかできず、排泄も介助が必要な状態でした。しかし、町の文化祭で職員と一緒にCさんがクッキーを焼いたとき、その工程は手際よく、素晴らしいできだったそうです。実はCさんはパン屋の店主だったのです。

　このように、障害や認知症があっても、その人を知り、その人の持つ力を引き出し、人間の尊厳を守る努力をしている現場を見ることで、医療現場にはない福祉現場のおもしろさに引き込まれていきました。そして1997年に公設民営で行政・医療・福祉の連携がとれている"なかやま幸梅園"に勤務することになりました。

いんじゃないだろうか」と思いめぐらせながら、整理がつかない状況でした。長女は毎日面会に来られ、吐血が落ち着くと「食べさせてやりたい」とAさんの好きな果物を持参して食事介助をし、一口でも食べられると必ず報告に来てくれました。

　そんな日が続く中で、私は「Aさんの幸せは何だろう？」と葛藤していました。長女とAさんの穏やかな時間と表情に触れながら、長女は病院での認知症高齢者への対応や食事の内容・介助などの不満を打ち明ける中で「食べることが命をつなぐこと」と話しました。私は、その一言に衝撃を受けました。

　Aさんはその後、施設で眠るように息を引き取りました。自営業で化粧品販売をされていたこともあり、後を受け継いでいた長女の手で最後のメイクが行われ、美しく整えられた姿で旅立たれました。

　後日、長女から「自分たち家族の思いを受け止めてくださり、感謝します。病院に行っていたら、こんなに穏やかな時間は過ごせませんでした」とお礼の言葉をいただきました。

　Aさんとのかかわりの中で"最後まで食べる"とはどのようなことか、今までの摂食・嚥下機能が低下している方や食欲低下の方に対する看護を根底から考え直すチャンスを与えてもらったと思いました。

　口腔ケアのあり方についての知識と技術、食べる姿勢、環境、食形態、介助方法、職員の食事に対する考え方の再構築など問題は山積みでした。私たちは「施設内でのケアを病院と同じような考え方や方法で実施していては意味がない」と考えるようになり、そのため山積している問題を解決していく取り組みを始めました。その中で栄養士・調理師と協力して1つひとつの素材を大切にし、普通食とほとんど見分けのつかない「ソフト食」にたどり着き、現在14年目になりました。Aさんとその家族に感謝しています。

排泄ケアで大切な看護と介護の連携

Episode

●多職種でかかわり、トイレでの排泄が可能に

　Bさんは50歳代の男性で、脳出血を2回発症し、意味の通じない単語程度の発語があったものの、入院中は会話がほとんど成立しませんでした、介護服は"つなぎ"を着用し、病棟内を不安定ながら自力で歩行していました。刻み食を自力で摂取し、排泄は布オムツをぐるぐる巻きにして介助で定時交換をしていました。Bさんは常時便秘のために、定期的に浣腸処置を受け、処置時には暴言・暴行があるため男性職員3人で実施している状況でした。

　施設入居時点から排泄管理がスタートしました。オムツ交換を適時行い、排便が3日なければ緩下剤を服用していただきました。緩下剤は排便があるまで毎日継続し、意図的に浣腸は行いませんで

したが、その結果、押さえつけて浣腸されなくても便が出たことにBさんは満足していました。しかしその現場は悲惨で、ところかまわず突然オムツから排泄物が漏れるように出ていました。

私たちはそんな状況でも理想は高く、長期目標として「50歳の男性としてオムツではなく、トイレで排泄していけるように」と考えていました。しかし、知識のない私たちは手立てのないまま毎日が過ぎていきました。

そんな折、松山市に日本コンチネンス協会の西村かおる先生が来られるという情報を得て、講演に駆けつけました。講演後、当時、愛媛大学看護学部教授だった加藤基子先生にご紹介いただいて私たちの困り事をお伝えすると、西村先生は3日間の現場指導に入ってくださいました。

緩下剤と内服薬の調整、排泄パターンの読み込みと介護方法のタイミング、さらには24時間アセスメント（本人の言動・仕草、排泄状況・性状、介護方法・声かけ・対応、気づき）をまずチェックし、"サイン"を見逃さないように共通理解しながら、医師との連携もはかり、内服薬の調整も並行して行いました。その経過をたどる中で、Bさんが入居以来、初めてトイレで排泄したときはスタッフみんなで喜びました。

現在、失敗はたまにありますが、Bさんは自分のパンツを着用してトイレで排泄できています。食事は普通食を自分で食べ、行事参加の際は好きなビールを飲み、職員とコーヒーを飲みに喫茶店に外出もしています。家族と穏やかな表情で面会されています。

この事例を通して、「排泄ケアは看護と介護が協働してケアを展開していくことが大切だ」と気づきました。介護職ばかりが取り組んでも限界があり、医療につなげる事例を見極めていかなければならないのです。当時、現場で介護職は排泄

チェック表に情報を詰め込んでくれていましたが、その情報を生かしきれていなかったことが一番反省するところです。

西村先生から「緩下剤は合っていますか？」と基本的な指摘を受けるまで、恥ずかしながら何の疑問も感じていませんでした。知識のないことが原因で入居者や職員に迷惑をかけていたことを深く反省しました。

特養看護職に必要なこと

特養に看護職は必要な存在ですが、現場に入ると看護業務は山積しており、業務時間にかかわらず、昼夜、24時間、さまざまな問題が発生し、少人数しか配置されていない施設では日々の業務に追われ、悩みを共有できる時間も場所もありません。その結果、疲れ果ててバーンアウトして離職するというのが現状です。

この悪循環を解決する対策の1つとして、指導をしてくれる看護師の存在があると考えています。そのような看護師がいると、安心して業務にあたることができるのではないでしょうか。

また、特養勤務と病院勤務の賃金格差を解決する必要性もあると思っています。

今後、福祉に携わる看護職は、福祉を知る・他職種を知る・経営を知ることも大切だと思います。そして、経営面では、せめて貸借対照表（バランスシート）が読めるようになるべきだと思います。

さらに、医療現場にありがちな縦社会ではなく、本来あるべき姿のコメディカルスタッフと横のつながりで協力できる体制づくりを行い、入居者の幸せのために目標設定をして、ケアを展開していくことが大切だと考えています。

❖総合福祉施設なかやま幸梅園
　〒791-3206 愛媛県伊予市中山町中山寅381
　TEL 089-967-1605
　http://www.koubaien-b.jp/

B　特養の組織づくりと運営⑥

地域密着型介護老人福祉施設こくら庵（長崎県長崎市）

高齢透析入居者を病院との強い連携で支える看護

小松　利恵子
Komatsu Rieko
社会福祉法人照善会
地域密着型介護老人福祉施設
こくら庵
施設長／看護師・介護支援専門員

　地域密着型介護老人福祉施設こくら庵（以下：「こくら庵」）は、長崎市の中心部、市役所と長崎県庁の中間地点で消防署のすぐ裏という場所に2011年7月にオープンしました。長崎市にある特養の中では街中にあり、交通の便がよい場所です。長崎は"坂の町"として知られているように、平地が少なく、よって特養は市内ですが山の上にあります。「こくら庵」はとても画期的な場所にオープンしたことになります。

　当法人理事長は、透析治療に長年携わっている医師で、長崎腎病院の理事長でもあります。「透析患者を最期まで安心できる環境で診ていきたい」との思いで特養を創設されました。建物は長崎腎病院が1～6階、7～8階が「こくら庵」という造りになっており、透析患者・入居者にとっては安心の環境といえます。

　高齢の透析患者にとって、坂の町である長崎での透析通院は苦痛そのものです。週3回も、階段や坂道を登ったり降りたりしながら通院するのは大変な負担となります。

　しかし、現状では特養が透析患者を受け入れることはなかなかできません。治療食の用意、急変時の不安、特養からの通院や家族の金銭的負担など問題が多く、難しいのは理解できます。仕方なく、社会的入院を希望される方もいらっしゃいます。「こくら庵」がオープンするまでは、このような問題がたくさんありました。

　私は、長崎腎病院の外来血液浄化センターの看護課長をしていましたが、透析通院を続けながらの介護問題が深刻化していることを肌で感じていましたので、特養開設の話を聞いたときは本当に喜びました。そして、オープンして半年目にご縁があったのか、「こくら庵」の施設長として特養に勤務することになりました。

「こくら庵」の2つの特長と日常のケア

　「こくら庵」は、このような事情を含んでいますので、やや特殊な特養といえます。その大きな特長として、第1に「透析患者を受け入れること」があり、第2に「長崎市の中心部にあること」が挙げられます。

●病院との強い連携で安心できる透析入居者

　もちろん地域密着型の特養なので、所在自治体

地域密着型介護老人福祉施設こくら庵（長崎県長崎市）

の住民ならばどなたでも受け入れます。ただ、やはり透析患者の入居希望者が多く、入居者はほぼ透析患者です。そこで、看護職も透析治療を常に考慮して看護することが求められるので「透析看護」の理解が必要です。

さらに、長崎腎病院の血液浄化センターとの連携も重要になるし、介護職への指導も大変です。高齢透析患者は見た目と身体状況が大きく違い、見た目は元気そうですが、身体状況はかなり重篤な方が多いからです。家族からは「病院の上に特養があるので安心」との声も聞かれます。

近年、糖尿病から透析導入に至る患者が急増し、患者は多くの合併症を持っています。入院適応と特養入所のラインを引く、そのアセスメントをすることが非常に難しい問題と感じています。

厚生労働省は、その人の生活を支援することの一環として、医療行為（たんの吸引と胃ろうによる経管栄養の実施等）を施設で行うことを勧めています。病院としては、病状が落ち着けば特養への入所を勧めますが、透析をしている上に、たんの吸引や胃ろうを造設している方は、特養のスタッフからみると"入院患者"であって"入居者"と考えることが難しくなります。看護職も「本当に看護職と介護職でケアができるのだろうか」と不安になる病状の方も多く、「入院患者として主治医がいる病院で看るほうが安全ではないか」と、つい考えてしまいます。

特養の看護職は日勤帯に1～2人しかいないので、医療的ケアが多くなると、とてもすべての方を手厚く看ることはできません。特に夜間帯は看護職が不在なので、介護職では手に余るのです。

そこで、私たちは病院側に"病院と特養の違い"を何度も説明しています。そして、特養で「できること」「できないこと」を具体的に話すようにしています。実際に、透析入居者の病状は変化しやすく急変しやすいため「もう少し様子をみよう」と判断することはとても難しいのです。

病院との交渉の結果、夜間帯に介護職では病状

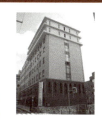

地域密着型介護老人福祉施設 こくら庵の概要

〈定員〉29人（ユニット型）
　短期入所・空床時利用
〈開設日〉2011年7月
〈利用者の平均年齢〉81.8歳
〈平均要介護度〉3.59
〈職員体制：常勤換算〉看護職2人・介護職20人（パート含む）、介護支援専門員（生活相談員兼務）1人、管理栄養士1人、事務員1人
〈併設施設〉長崎腎病院、長崎腎クリニック

の判断はできないことを病院側に理解してもらい、オンコール体制をとって協力していただけるようになりました。つまり、少しでも様子がおかしければ（変化があれば）、すぐにオンコールして病院を受診できます。夜間帯であれば様子をみるために朝まで入院することもあります。この点は"病院併設の特養"の利点です。

一方、特養は"生活の場"であるのに、病院から病棟や血液浄化センターのような治療の場としての対応を求められることがあります。このような場合には何度も病院側の関係者と「話し合い」が必要であり、理解してもらうように努力するしかないと思います。

●家族が通いやすい立地で精神的に安定

第2の特長としての「長崎市の中心部にあること」は、家族からすると"通いやすい立地"ということです。そのため、入居を希望される方が多数見学に来られます。

一方、入居者も街中に特養があるため、近くの商店街や図書館など気軽に車いすで外出できます。"精霊流し"や"おくんち"、"ランタンフェスティバル"などのお祭りもとても身近に感じることができます。「今までの生活環境から遠くに連れて来られた」という感覚はないようです。

●日常のケアで気をつけていること

「こくら庵」のケアは、透析治療と密接にかかわりますから、シャントの異常や体調の変化に気をつけています。内服薬も多いので、確実に内服管理ができるようにしています。検査や入退院も

B　特養の組織づくりと運営⑥

多く、病院看護師との連携は欠かせません。電子カルテなどの媒体を使ったり、電話や直接病院へ行って情報の共有をはかっています。情報の共有は、入居者へ直接かかわってくるので非常に重要と考えています。

家族ともコミュニケーションをとり、病状経過の説明や制限食の指導を、機会があるたびに実施しています。食事や飲水の制限は入居者にとって厳しいものです。家族にも持ち込みの食物などを協力していただき、1種類の食物を一度にたくさん食べることを我慢するより、少しずつ好みの食物を食べるように働きかけています。

例えば、アイスクリームは大きいものを一度に持ってきていただくのではなく、小さいアイスを数個買って来ていただき、1日分の量を数回に分けてスタッフが渡すなど工夫しています。

ただ、高齢の透析患者の場合は食事量も少なくなってくるので、制限をすると食欲自体が低下し、摂食障害に陥るケースもあります。そのため、血液検査のデータをしっかりチェックして、許される範囲内でおいしく食べていただくように工夫を重ねています。

看護職として感じた病院と特養の違い

●"生活の場"を実感

病院の外来血液浄化センターで仕事をしているときは、常に「治療」が最優先で、患者の生活背景や治療以外の本人・家族の思いまでは見えないことがありました。高齢透析患者の場合は、特に我慢強く、黙々と透析に通っていらした印象があります。情報として「自宅でどのような暮らしを送っているのか」は知っていましたが、実感としてはつかめていなかったと思います。

特養で仕事をすると、外来血液浄化センターに通院していたときと、その人の表情の違いが一目瞭然でした。実に生き生きとした表情や穏和な笑顔をされているのです。病院の透析治療の場では見たことのない表情を見たときに、「特養は生活の場なんだなぁ」とつくづく感じました。

●難しい「入院か」「入所か」の判断基準

入居者が脳梗塞などで入院して「状態は悪化したが、IVH導入で病状としては安定している」という場合に、病院医師から「病状が安定したから施設へ戻す」と言われることがあります。しかし、「こくら庵」ではIVHの方は入院治療をお願いしています。経管栄養以外で口から食べられない方は「やはり入院で管理するしかない」と思うからです。この「入院か」「入所か」の判断基準は難しく、いつも悩みます。今までで、最も病院に納得していただけたのは、

①点滴・カテーテル類が入っていないこと
②座位保持（車いす）が30分以上できること

という説明でした。

この2つの条件が満たされていれば「特養での介護は可能」と考えています。

すでに透析を導入されている方は、病院との連携もあり、スムーズに受け入れができますが、まだ導入されていない方、特に「透析導入は見送りたい」と希望されている方の受け入れは非常に困難だと思いました。事例をご紹介します。

Episode

83歳女性、要介護5のAさんは、重度の認知症で腎不全です。他病院のMSWからの電話で、「Aさんは大腿骨頸部骨折の術後のリハビリ目的でB病院へ入院しています。入院中に認知症か鬱状態の悪化かははっきりしませんが、認知症状が進んできています。娘は自宅で要介護状態の父親の介護（胃ろう、たんの吸引など）をしており、母親の介護まではできない状況です。骨折をする前まで、本人は"透析導入はしない、入院はしない"と話したそうです。娘さんは"特養に入居しても、状態が悪くなれば呼ばれる。自宅をすぐには出られないので、そのときは病院が併設しているこくら庵がよい"と言っています」と相談がありました。

地域密着型介護老人福祉施設こくら庵(長崎県長崎市)

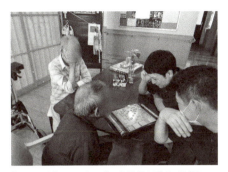
「こくら庵」のリビングで入居者と職員が対戦

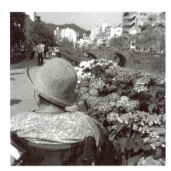
眼鏡橋で開催された「あじさいフェスティバル」に行って

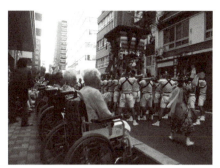
10月に開かれる長崎のまつり「おくんちコッコデショ」を正面玄関前で見学

あいにく空床がなく、すぐには引き受けられないことを説明すると、MSWからは「そちらはAさんが透析を導入しないから入所させないのか！」と言われました。MSWや娘さんによく話をうかがうと、「Aさんが病院で透析導入を見送ると、どのような結果になるのか」について理解不十分な印象を受けました。検査データからみると、透析しなければ、おそらく余命は数カ月ではないかと予測されたのです。「こくら庵」に入居したら"自動的に最期まで看てもらえる"という安易な考えがあるように感じました。

「透析導入をしない」という選択肢は確かにありますが、そのためには「主治医との信頼関係はどうか」や「倫理的に問題がないのか」などを検討していくことが必要です。Aさんの主治医は他院の医師でした。入居すると長崎腎病院へ転院することが条件となります。まったく関係がとれていない医師が透析導入の見送り（差し控え）をすることは不可能に近い話です。また、家族の考え方からは、主治医がすっぽりと抜けてしまい、とにかく最期は「こくら庵」で、自分たちもあまりかかわらずに「看てほしい」という気持ちがどうしても見えてしまいます。

そこで、私は「もう一度、今までの主治医と話し合ってください」と説明しました。透析導入の見送り（差し控え）という問題を抱えたまま、安易に主治医を変える（病院を変える）ことは"医療の問題"にもなります。特養だけの話ではないので十分に検討されなければ、やはりお引き受け

はできないと考えます。

「こくら庵」は"病院の上にある特養"という数少ない施設ですので、家族にしてみれば、「特養に入り、下に病院があれば安心だ」という気持ちになるのはわかります。しかし、本人との信頼関係にある主治医とかかわりがあることが、特養で安心して暮らせる条件の１つではないかとも考えます。立地条件だけで、今まで築いてきた主治医との信頼関係を安易に断ち切れるものではないと感じた事例でした。

穏やかな最期を迎えたCさんに特養での看取りを教わった

Episode

Cさんは91歳の女性で要介護2、軽度の認知症があり、慢性腎不全、心不全でした。シャント肢の第3指が壊死を起こしかけ、治療が必要となって入院しました。入院した途端に話をしなくなり、医師からの問いかけに返事をしなくなりました。医師は「反応が鈍くなり、意識レベルが低下しているのか」と考えました。食事も一口も入らなくなり、「CVカテーテル挿入を」と家族に説明したところ、家族は「入院の直前まで会話をし、少量でも食事をとっていたから、一度、こくら庵へ戻して様子をみたい」と申し出ました。Cさんは翌日退院し、特養に戻って来ました。

B　特養の組織づくりと運営⑥

特養の看護職になったわけ

　1986年に佐世保市立看護専門学校を卒業、3年ほど一般病院の内科勤務。結婚を機に退職し、その後、桜町クリニック（衆和会）に就職し、2000年より外来透析部門の看護課長、2012年2月から「こくら庵」施設長となりました。

　外来部門の看護課長だった私は、居宅から通院されている患者さんが増加して、居宅介護サービスの事業所との調整を行っていました。施設長となって5年が経過し、医療・介護を取りまく環境が著しく変化していることを肌で感じています。地域の中で特養の役割を果たしていくにはどうするのかを模索中です。

　「こくら庵」の居室に戻られるとCさんはしっかりと会話し、少なくても食べることもできました。家族も安心され、再入院は見送られました。

　この退院直後に、病棟スタッフ・主治医・家族、そして「こくら庵」スタッフでカンファレンスを開き、「身体的には要入院の状態ではあるが、精神的には特養で過ごしたほうが本人のためによいこと。血圧低下や意識レベルが低下した場合は、直ちに入院すること。もし、突然心肺停止した場合は"こくら庵"スタッフが発見しても一時は入院すること。家族の希望で蘇生術は一切しないこと（事前指示書あり）」を打ち合わせ、今後の対応について統一をはかりました。

　1週間後、やや意識レベルが低下してきたため、再入院を検討することになり、再び一同でカンファレンスを開きました。Cさんは「入院は嫌だ。どうしても入院させたければ勝手にして」と家族に訴えました。そこで「このまま特養で看取ること」で意見が一致しました。

　「こくら庵」としては初めての"看取り"となり、準備も不足していましたが、ユニットのスタッフと話し合い、Cさんの意思を尊重し、できるかぎりやってみようということになりました。しかし、「こくら庵」には"看取り"の経験がある介護職

はいません。知識として教えてもどのような状態になるのかの予測がつきにくく、看護職という立場からは不安が残ります。連絡体制を再確認し、早めに報告を上げてもらうよう指導しました。

　それからは、食事としてはほとんど摂取できませんでしたが、Cさんは食べたい物を口にし、家族が見守る中で苦しむことなく3日後に眠るように息を引きとりました。Cさんは亡くなる直前までスタッフと会話をし、感謝の言葉を伝えられました。結果的にはよかったのですが、準備不足のまま看取りを実施することになり、細かいケアができなかったのではと反省しています。

　入居を希望されている家族の方の大半は、「こくら庵は、病院が併設しているから安心。何かあれば入院を」と希望されます。しかし、入居期間が長くなってくると、「できる限りこくら庵で過ごし、透析も続けたい」と言われます。入居者・家族共に気持ちも変化していくようです。

　この「何かあれば」の基準を決めることは、急性期疾患でなければ非常に困難な状況になってきているように思います。高齢透析患者は合併症も多く、透析困難症になっていき、並行して食事摂取量も減少して低栄養となります。すると、補液等の「治療対象」となって入院となりますが、入院を拒否される方が増えてきました。今「こくら庵」では、主治医、家族、施設でカンファレンスを重ね、入院時期を決めています。

　一方、最後まで透析の継続を希望し、「こくら庵」での看取りを希望された場合は、透析の主治医と看取り専門の在宅医の2人体制をとるようにしました。病院と連携しながら"その人らしい看取り"ができるように奮闘しています。

❖ 地域密着型介護老人福祉施設こくら庵
　〒850-0032 長崎県長崎市興善町5-1
　TEL 095-824-1103　http://kokuraan.or.jp/

第3章

C 特養看護職としての喜び

C 特養看護職としての喜び①

特別養護老人ホームくやはら（群馬県沼田市）

地域に密着した特養で老人看護専門看護師の力を生かしたい

戸谷 幸佳
Toya Sayaka
社会福祉法人久仁会
特別養護老人ホーム くやはら
施設長代行
老人看護専門看護師

　特別養護老人ホーム「くやはら」は群馬県北部の利根沼田地区にあります。昔から養蚕やこんにゃく芋の栽培等の農業が盛んな地域です。周囲は谷川岳や尾瀬などへのアクセスの拠点にもなっており、温泉地も多く、自然豊かな環境の中で、スタッフは日々、入居者のケアに当たっています。

　当施設の運営方針は、イギリスの老年心理学者トム・キットウッド教授によって提唱されてきた「パーソン・センタード・ケア」（1人の人として、周囲に受け入れられ、尊重されることを支援するケア）を取り入れた入居者1人ひとりの人格を尊重したサービスの提供です。

　「くやはら」には、回想法のための昔の農機具や生活用品を展示した"回想法ホール"や、入居者が好きなときに集うことのできる"居酒屋くやはら"、そして縁側のような畳のスペースがあり、これらは帰宅願望の出現した入居者への対応に効果があるように思います。例えば、"居酒屋くやはら"に立ち寄り、対応した職員とお茶を飲み、会話を弾ませることにより、「何しに来たんだっけ？」や「そんじゃ、（自分の部屋に）戻ろっかな？」と自然と自室に帰られることもあります。また、お気に入りのお酒を持ち込み、施設長と一献かわすことを楽しみにされているショートステイの利用者もいます。

　「くやはら」の理事長は医師であり、嘱託医でもあります。2011年度より、医療法人大誠会の理事長となったこともあり、「くやはら」も大誠会グループの一部として、協力病院である内田病院からバックアップをより受けることができ、入居者にこれまで以上に安心して必要な医療を提供する体制を整えることができています。

　また、人的な交流も生まれ、内田病院と「くやはら」の看護職が研修という形で配置転換を行い、両組織の看護職同士の円滑なコミュニケーションをはかっています。

　2017年には同じ社会福祉法人久仁会の施設として、高齢者のデイサービスと学童保育・放課後等デイサービス・保育園など、子どもの施設が一緒の建物に入った「複合施設いきいき未来のもり」がオープンし、「くやはら」の入居者だけでなく地域住民との世代間交流の場にもなっています。

　くやはらから保育園の園庭で遊ぶ子どたちの姿も見ることができ、皆、目を細めて「あれ、ころ

特別養護老人ホームくやはら（群馬県沼田市）

んだよ！　大丈夫かね？」など、孫を見るように見守っています。

「くやはら」での日常業務と看護

①特養全体の健康状態を把握

　現在、「くやはら」では常勤看護職6人で入居者77人、ショートステイ利用者5人の看護に当たっています。看護職は7:30～16:30の早番と8:30～17:30の日勤勤務体制で、夜間はオンコール体制をとり、24時間、入居者の健康管理を担っています。

　「くやはら」の構造は3階建のユニットケアのため、日勤帯は各階に常に看護職がいます。入居者の生活リズムに合わせて処置を行い、介護職と日常生活動作をアセスメントすることが理想的ですが、表1のような医療処置を行うだけでなく、受診の介助や嘱託医との連携など外部とのやりとりも多く、また夜間のオンコール体制に備えて特養全体の入居者の健康状態を把握することが、特養看護職には求められます。

　具体的には、受け持ちユニットでの看護業務を行い、必要事項については朝・夕の申し送りを密にして、看護職全員が入居者の状態変化をタイムリーに把握します。口頭での申し送りだけでなく、電子カルテも確認し、介護職や協力病院ともITを活用して情報を共有しています。

　夜間オンコール体制については、看護職が待機用携帯電話を自宅に持ち帰って対応しています。オンコールの携帯電話を持つことは、判断を自分1人で行わなければならず、外部とのやりとりも1人で行わなければならないため、不安が大きいのが現状です。少しでも不安を軽減できるように、これまで「くやはら」であったオンコールの事例と対応例について文書にまとめ、初めてオンコール対応をする看護職にも具体的なイメージをもってもらえるようにしました（表2）。

②入居者のペースに合わせた看護の提供

　「くやはら」では1日のスケジュールを決めず、入居者のペースに合わせたケアの提供を基本方針としています。そのため、看護職も医療処置を行う際は入居者の生活のペースを妨げることがないよう心がけています。

　おやつ中や談話中、趣味活動に没頭していると

「くやはら」で行う医療処置	表1
看護職が行っていること	**介護職と協力が必要なこと**
・点滴 ・酸素投与 ・褥瘡処置 ・点眼 ・創傷処置	・自己抜去がないか見守り、点滴の針が入っている部位の観察をする ・電源が入っているか、酸素の量は変化なしか、酸素接続がとれていないか ・赤みがないか、ガーゼがとれていないか。体位変換。日中は起きてもらう
・採血 ・湿布貼り ・摘便 ・坐薬 ・貼り薬の貼りかえ ・吸引（咽頭より奥まで） ・胃ろうの入居者の口腔ケア、目拭き、PEGこより ・半固形の経管栄養の注入（主に誤嚥を起こしやすい方） ・個別リハビリテーション ・受診介助（送迎含む） ・胃ろう交換の予約・調整 ・吸引器の消毒、吸引カテーテルの交換、吸引の水の交換 ・医師との連絡、回診の介助	・採血後、出血がないか観察をする ・入浴予定者の報告 ・排便コントロールの協力（非薬物療法） ・姿勢保持、投与後の観察 ・入浴予定者の報告 ・たんがらみ出現時の報告 ・入浴予定者の報告 ・注入後の観察 ・ポジショニング、生活リハビリテーションの実施 ・受診前の準備 ・経管栄養の投与時間、投与薬剤変更の把握、実施 ・吸引器トラブル出現時の報告 ・異常出現時の早期報告
介護職が行い、看護職がサポートしていること	**看護職のチェックポイント**
・経管栄養の実施 ・胃ろうの物品の消毒 ・内服薬の投与 ・夜間口腔内（10cm程度）の吸引	・配薬時、一緒に氏名・用法を確認する

C 特養看護職としての喜び①

「くやはら」での緊急電話対応例 表2

A. オンコールの回数の多い「入居者別」の対応例

〈U様〉
- 全身発汗が多量→バイタルサイン測定、更衣・清拭、水分介助を指示
- 下肢水疱より滲出液あり→ユニットにあるガーゼで創部の保護を指示
- たんがらみあり→吸引にて多量にたんが引ける（口腔からは完全に吸引できないことがあるので、状態によっては看護職の出動が必要）

〈M様〉
- 元気がない→バイタルサイン測定、経過観察を指示
- 鼻出血あり→鼻梁をつまんで圧迫止血後後頭部のクーリングを指示

〈Y様〉
- 不眠→医師からの不眠時指示（ゾルピデムの服用）。そのほか「温かい牛乳を飲んでもらう」「話を聞いてあげる」など環境調整を指示

〈T様〉
- マーゲンチューブ抜去→管が抜けきっていることを確認し、そのままにしておくよう指示

〈J様〉
- けいれん発作→バイタルサインの測定と窒息予防を指示。出動して、抗けいれん薬を挿肛し、観察を行う。医師への報告を行う

〈K様〉
- 顔色不良・血圧上昇（喘鳴）→出動して、喘息様の呼吸のときは気管支拡張剤を使用

B. オンコールの回数の多い「代表的な症状別」の対応例

- □ 胃ろうの抜去→即出動して医師に確認し、指示に従いながら、瘻孔を確保する
- □ 嘔吐→吐物の量・性状・色を確認する。バイタルサイン測定と窒息予防のための口腔内の清拭（必要時に吸引）と、可能であれば側臥位のポジショニングを指示。必要時、医師への報告と出動を行う。ユニットスタッフには吐物の処理（感染予防マニュアルに従う）は手袋・マスクを着用し、ハイター®での消毒を行うように指示する。突然の嘔吐や発熱を伴う場合などは、なるべく居室で対応し、こまめに観察をしてもらうように指示する。吐血が強く疑われる場合は、医師に報告して対応を相談する
- □ 発熱→バイタルサイン測定とクーリングを指示する。悪寒戦慄が強いときは保温を指示する。そのほか感冒症状や水分摂取状況をユニットスタッフより聴取する。必要時、医師への報告と出動を行う
- □ 転倒・転落→事故が起こった状況を聴取する。バイタルサイン測定、疼痛・腫脹・発赤の有無、可動域・意識レベルの状態を確認。必要時、医師への報告と出動、家族への説明もを行う
- □ 誤嚥・窒息→原因（食べ物やたん）の除去を指示しながら（口腔内の食べ物をかきだす、口腔内の吸引を行う）出動する。特に窒息で明らかに生命の危機状態の場合は、出動しながら医師にも連絡し、可能であれば緊急往診を依頼する
- □ 意識消失→バイタルサイン測定と呼吸状態の確認を指示。無理に動かさず、側臥位をとってもらうように指示しながら、必要時は医師に報告し、出動する
- □ 呼吸停止→即出動する。可能であれば気道確保、口腔内の吸引を指示。同時に医師に連絡する

きを避け、処置を拒否される場合も、そのときは無理に行わず、時間を置いたり、処置を行う職員を交代したりして対応します。

認知症のある入居者に点滴治療を行う場合は、目立ちにくい箇所に針を留置し、ルートの固定も工夫しています。点滴を行っている間も介護職と協力して、話し相手となり、なるべく点滴にだけ注意が向かないようにしています。

認知症の入居者が多い中で、スムーズに医療処置を行うことができないのは「当たり前」のことと私たちはとらえています。入居者に変わっていただくことは不可能なので、看護職が変わるしかありません。看護職が柔軟に対応することで、認知症など医療を提供しにくい入居者にも適切な医療処置を行うように努力しています。それにより、入居者が1日でも長く「くやはら」での生活を快適に継続することができると考え、日々の看護に当たっています。

③その人らしい生活を支えるための医療の提供

基本方針として、「くやはら」でできる範囲の必要な医療を、協力病院との連携のもと、入居者が安心して受けられるように努めています。住み慣れた環境で医療を受けることで、「入院」という環境変化に適応しづらい高齢入居者や認知症の入居者のリロケーションダメージを最小限にすることが目的です。

特養看護職は、嘱託医を除けば唯一の医療専門職です。入居者がより快適に安心して特養での生活を継続する上で、健康管理にかかわる私たち看護職の判断の1つひとつが重要となってきます。そのため、介護職からの報告や入居者から発せられる小さな変化にも敏感となり、重症化する前に感染症・持病の悪化、皮膚トラブル等の予防・早期対応を心がけています。

「特養での治療では改善に限界がある」と判断した入居者には、他職種や協力病院の地域連携室と連携をはかり、迅速な対応で必要な治療を入院により提供できる体制をとっています。

そして、入院による治療が終了して、胃ろうや吸引など新たな医療行為が必要となっても、介護職をはじめ多職種で相談し、体制を整えた上でなるべく早期に「くやはら」に戻ってきてもらえるように調整しています。

このように適切な医療の提供に取り組む反面、「特養は生活を営む場であること」を常に忘れず、医療を行うことがその人らしい生活の妨げとなら

特別養護老人ホームくやはら（群馬県沼田市）

ないように気をつけています。

特養の看護職のやりがいとは

　特養の看護職のやりがいは、"継続"して入居者とかかわれることではないでしょうか。
　病院や老健でも継続して1人の患者や利用者とかかわることはできますが、基本的にその施設での目的を達成した場合には、次の場への移動が必要となります。しかし、特養は"終の住処"としての役割も担っているため、入居中にやむを得ず入院治療が必要になったとしても一定期間であれば部屋を確保しておき、また特養に帰ってくることができます。
　「くやはら」では看取りも行っているため、1人ひとり、さまざまな人生を歩んでこられた入居者の「最期の生活の一場面をお手伝いさせていただいている場」であると日々感じています。そういった「帰ってくる場所、最期の時間を共に生活する場所」を、介護職をはじめ他職種と一緒につくり上げていくことにやりがいを感じます。そのような事例を1つ、ご紹介します。

Episode

● 本人の意向を尊重し、多職種連携で
　経口摂取を維持できたAさん

　84歳女性のAさんは要介護4でパーキンソン病と認知症です。
　Aさんは突然黄疸が出現し、近隣の急性期病院に入院して治療を受けることになりました。診断は「総胆管結石」で、排石を行い、退院の運びとなりましたが、入院中に経口摂取量が減少し、微熱も続いていました。
　急性期病院での治療は終了したので、胃ろうの造設や療養型病床への転院も検討されましたが、本人・家族の「特養に帰りたい」という希望を尊重し、退院して「くやはら」に戻ってきました。
　Aさんはパーキンソン症状があるため、表情の

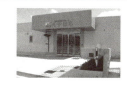

特別養護老人ホームくやはらの概要（2018.1）

〈定員〉77人／短期入所5人
〈入居者の平均年齢〉87.3歳
〈平均要介護度〉4.3
〈職員体制〉施設長1人、事務員4人、介護支援専門員2人、生活相談員1人、看護職5人、介護職40人、機能訓練指導員1人、歯科衛生士1人、管理栄養士2人、調理員4人
〈併設施設〉デイサービス、学童保育、放課後等デイサービス、保育園

変化が乏しく、発語もうまくできないものの、自室に戻られ、見慣れたスタッフの顔を見た瞬間、表情がとても和らいだことが印象的でした。
　しかし、退院後も経口摂取量は改善せず、併用して点滴による補液も行っていました。やはり入院による栄養マネジメントも考慮するべきか、主治医とも相談しましたが、Aさんの意向を確認したところ、「入院したくない、ここにいたい」とはっきりと意思を表出されました。
　Aさんの意思を尊重するため、摂食に関する状態をアセスメントし、主治医とはパーキンソン症状に対する薬物調整、管理栄養士とは食事形態や食事介助の方法を検討、介護職とは耐久性を上げるための生活リハビリや口腔機能向上をめざした口腔ケアを行いました。何よりAさんの意思の強さに後押しされ、多職種が協働することができたのではないかと思います。
　数カ月に及ぶ期間を要しましたが、減少していたAさんの体重は入院前の体重まで回復することができ、特養での生活を継続することができています。

介護職・訪問看護などとの連携

● 介護職・看護職がお互いを知る

　介護職との連携は特養で看護を行う上で、看護職の仕事の1つだと捉えています。そのためには、1人の入居者に処置やケアの工夫が必要となった

C 特養看護職としての喜び①

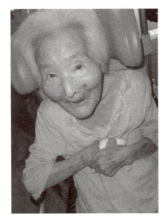
入居者さんのとっても"いいお顔"

とき、互いの視点から意見を出し合って話し合うことが何より大切なのではないかと思います。何気ないことでも会話をする機会をもつことで、日常的に"ミニカンファレンス"を行うことができ、看護からの視点だけに偏らないケアの方法をみつけることが、スムーズな連携につながっていると考えます。

●訪問看護ステーション・特養同士の連携も予定

高崎健康福祉大学保健医療学部看護学科の棚橋さつき教授の協力を得て、モデル事業の一環として訪問看護ステーションとの連携をはかる予定となっています。現時点では、認知症のある入居者にフットケアやリラクゼーションを目的とした介入をしていただいています。

また、同じ利根沼田地域にある特養に「くやはら」の看護職2人で訪問し、個別機能訓練の実施方法や記録方法について情報をいただいたことがあります。その際、お互いの特養での「看護職のあり方」について情報交換をすることができました。今後は地域の特養看護職同士の"横の連携"も必要ではないかと考えます。

特養での「看取りケア」で考えたい医療的介入のメリット・デメリット

「くやはら」では看取りも行っています。食事がとれなくなったとき、肺炎等の疾病による全身状態の悪化時など入居者の状態が変化したときは、本人・家族に希望する医療の確認を行っています。そして、胃ろう造設を希望するか、入院しての治療を希望するかなどを聞き、ケアマネジャー・生活相談員・看護職から説明を行った上で、主治医とも相談して「くやはら」で実施可能な医療の範囲内で治療を行います。「本人には住み慣れた環境で過ごしてもらいたい」という家族の意向が確認できた場合、"看取りケア"を行います。

看取りケアを行うことになった入居者については、ケアマネジャーが中心となり、カンファレンスを開催します。看取りケアは特養でのケアの延長線上にあると考えますが、看取りケアに特徴的なのは「状態が大きく変化すること」「かかわることができる期間が限られること」です。そのため、各職種が本人・家族の意向をもとに、それぞれの役割を確認するとともに悔いのないケアを行えるよう話し合います。

看護職は入居者のバイタルサインや意識レベル、表情、皮膚色、呼吸様式など五感を活用してモニタリングを行い、変化があった場合には介護職・ケアマネジャーなどの多職種に情報を提供します。介護職とは夜勤時の対応について確認を行い、「臨死期に近づいてきた」と判断した場合は、よりいっそう面会の機会を増やしてもらうようケアマネジャーから家族への働きかけを依頼します。実際に面会をしてもらうことで、入居者自身の励みや癒しとなることはもちろん、家族も自分の目で死へ向かう変化を確認し、心の準備ができます。それは死亡時のショックを和らげることができるのではないかと考えます。次に「くやはら」での看取りケースをご紹介します。

Episode

●医療的介入の"意味"を教えてくれて101歳で旅立たれたBさん

101歳女性のBさんは要介護4で胃がん（保存的治療）、心不全がありました。

特別養護老人ホームくやはら（群馬県沼田市）

Ｂさんは100歳の誕生日を「くやはら」で迎えました。その後も移動は車いすでの介助を要するものの、食事もしっかりとれ、元気に過ごしていました。しかし、4月末より発熱をきっかけに経口摂取量が低下し、点滴治療や食事形態・内容の工夫を行いましたが改善せず、家族が特養での看取りを希望されたため、看取りケアを開始しました。

看取りケアを開始してから、Ｂさんは傾眠がちな日もある一方で、活気が戻るときもありました。「トイレに連れていってー」と言って、介護職と2人でトイレへお連れすると排尿することができたり、家族の面会後や、慣れたスタッフの介助だとお粥を一杯食べることができたりと、小康状態を保っていました。

「6月初旬の101歳の誕生日を迎えることは困難では」とみんな考えていましたが、Ｂさん自身の生命力、きめ細かな介護と家族の支援、医療的ケア（酸素吸入、点滴200mL／日）により、誕生日を祝うことができました。Ｂさんは誕生会のときは覚醒され、ケーキも少しですが食べられたのです。同じユニットの入居者からも「よかったね！」「早く元気になってね！」と声をかけられていました。

その後も小康状態を保っていたＢさんですが、ゆるやかに全身の機能は低下していき、そのころ、主治医・看護職で「Ｂさんにいつまで点滴治療を続けるべきか」を検討しました。

点滴開始当初は点滴により明らかに状態がよくなりました。しかし、最近は血管の確保が困難となってきたこと、点滴を投与しても反応がみられなくなったこと、たんの量が増えて浮腫が出現しはじめたこともあり、家族に説明した上で点滴の投与回数を徐々に減らしていきました。

看取りケアとなった入居者への必要以上の点滴治療の継続は、血管確保時の苦痛、たんの増加、浮腫等苦痛の要因となることもあるので、慎重に行う必要があると考えます。

Ｂさんのように点滴治療による弊害よりも「QOLを保つ上で点滴治療が助けとなる」のであれば、緩和ケアの1つと考えてもよいのではないでしょうか。

「点滴のみならず、いずれの医療的介入もそのプラスとマイナスの要素を天秤にかけ、“傾き”を見極めることが特養の看護職には求められるのだ」と、Ｂさんの事例を通して学ぶことができました。

Ｂさんは翌年7月末に「くやはら」で永眠されました。家族からは満足の声が聞かれ、Ｂさんは息子さんに抱えられて、車に乗り、自宅に戻られました。

●入居者・職員共に安心して看取りを行うために必要なことを調査

以前、当施設の理事長が主宰する特定非営利活動法人「手をつなごう」で「特別養護老人ホームにおける看取り介護の質保証のためのシステム開発と経済効果に関する調査研究事業」を行いました。全国2000カ所の特養への郵送によるアンケート調査（有効回答451施設）と、実際に看取りを行っている特養12施設への聞き取り調査を行ったものです。

アンケート調査の結果、「看取りケアを行う方針である」と回答した特養は326施設（72.3％）でしたが、特養における看取りケアの課題として、「医師の確保や医療体制整備が不十分」とした回答が多く、聞き取り調査でも同様の回答が多く得られました。

また、看護職の配置が多くされている特養では、看取りに対する職員の満足度が高い傾向もみられました。

病院でもなく、在宅でもない特養に看取りの場としての役割が本格的に求められるのであれば、「医療体制の整備」は必須であると考えます。それにより生活の場でありながら、入居者の苦しみ

C 特養看護職としての喜び①

特養の看護職になったわけ

〈患者の退院後の生活って……〉

看護系大学を卒業後、総合病院の血液・神経内科で3年、循環器センターで2年勤務しました。急性期病院でしたが、高齢の患者を看護することが多く、せん妄状態を来したり、認知症をもつ患者の場合、適切に治療が受けられないことや退院調整に難渋するケースが多く、入院中の治療だけでなく、認知症ケアや退院後の生活までを視野に入れた援助に興味をもつようになりました。

〈老人看護専門看護師に〉

母校の大学院で老人看護専門看護師養成コースが開設されたことを知り、現場と研究をつなぐ役割に魅力を感じて進学を決めました。進学中は以前より興味があった訪問看護ステーションで非常勤職員として働きながら講義を受け、演習・実習（病院・老健・在宅）・研究を行いました。

〈認知症の人を地域で支えるために〉

老人看護専門看護師養成コースの修了後、自分のフィールドをどこにするべきか悩んでいました。大学院の授業の中で、現在勤務する法人の理事長と出会い、認知症があっても地域で支えることをめざした活動に共感し、自分も一緒に働いてみたいと思いました。

就職を打診したところ、「特養で働いてみないか」と言われ、老人看護の専門家となるには高齢者が看護を必要とするすべての場での看護を経験したほうがいいのかな？　と思い、特養で働くことにしました。

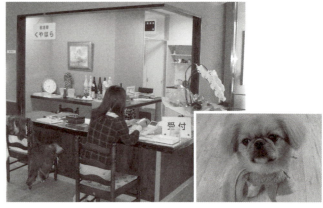

入居者・利用者に大人気の "居酒屋くやはら"

「くやはら」のアイドル？ 番犬 "チョコ"

ができるだけ取り除かれ、穏やかに最期のときを過ごしていただくことができるからです。そして、特養スタッフも安心して看取り介護に取り組むことができると考えます。

特養での要介護度の改善に評価を！

特養は「終の住処」と言われてきましたが、高齢者が特養という "生活" に近い場で継続的な生活リハビリテーションを受けることにより、要介護度が改善する事例が見られています。

要介護度が改善することは、介護保険法の目的と一致し、また入居者本人にとっても望ましいことです。

しかし、要介護度が改善しても現時点では特養への介護報酬につながることはなく、むしろ減収となってしまいます。「要介護度が改善したのであれば、在宅に復帰することができるのでは？」という声もありそうですが、入居者本人の状態だけでなく、家族介護力の不足のために特養に入居されている方も多いので、在宅復帰は簡単なことではありません。

今、特養は「終の住処」でもあり、「生活の場」でもあるのです。特養入居中の要介護度の改善や、在宅復帰した場合にも制度的な評価が必要なのではないでしょうか。

＊

私は老人看護専門看護師なので、特養における看護職の可能性や役割を整理し、看護職全体にとって "特養が魅力的な職場" と捉えてもらえるような活動もしていきたいと考えています。

❖ 特別養護老人ホームくやはら
〒378-0005 群馬県沼田市久屋原町414-1
TEL 0278-25-9292
http://kyujinkai.com/

C 特養看護職としての喜び②

ハピネスホーム・ひなぎくの丘（東京都中野区）

"ナイチンゲールの看護"を実践できる特養の看護

後藤 いづみ
Goto Izumi
社会福祉法人武蔵野療園
特別養護老人ホーム
ハピネスホーム・ひなぎくの丘
施設長／看護師

介護職との上手な連携のために

　医療の現場では、患者と一番接することが多く、その情報を一番持っているのは看護職です。医師は、どんな小さなことでも看護職から情報をとり、患者と向き合うので、看護職とは常によい人間関係にありました。

　それでは特別養護老人ホームではどうでしょうか？ "生活の場"である特養においては、看護職の配置人数も少なく24時間、入居者に接しているのは介護職で、介護職は最も入居者の気持ちを理解していたり、情報をもっていたりすることが多いのです。介護職からの情報は看護職の役割である「入居者の健康管理」に不可欠となります。よって介護職とのよいコミュニケーションづくりを心がけ、よりよい人間関係を構築することが大切です。

●プロの目で判断する頼られる存在であること

　介護職からの情報を看護職は"プロの目"で観察し、さらに必要な情報を収集して判断します。そして看護職は判断した内容を介護職に伝え、「介護職が何を行えばよいのか、何を注意しなければならないのか」などわかりやすく具体的に伝えなければなりません。必要に応じて、ケアや、介護職が行える範囲での処置などを一緒に行います。

　医師が常駐していない特養においては、看護職は"頼られる存在"でなければなりません。「介護職はどうしたらいいのか」という方向性を、看護職は介護職に的確に示せることが重要です。すなわち"上から目線"ではなく、「看護と介護が連携して入居者の生活を支えている」という思いで介護職の立場を理解できる優しさ、医療職としての基本的な知識・技術、さらには経験を生かした観察の目、医師との連携、家族との連携も必要となるでしょう。看護職は"怖い存在、信頼されない存在"であってはならないのです。

●看護職は優位な立場ではなく、教えられる立場になること

　前施設（中野友愛ホーム）に入職したとき、それまで病院しか知らず、ましてや手術室の看護から福祉施設に転職してきた私にとって、まず感じたことは「ここは別世界だな」でした。病院のように時間に追われる緊張感はなく、上から目線でモノを言う人もいません。温かく、アットホーム

C 特養看護職としての喜び②

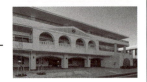

ハピネスホーム・ひなぎくの丘の概要
〈開設日〉2016年6月1日
〈定員〉76人（ユニット型）、68人（従来型）、8人（ショートステイ）
〈入居者平均年齢〉86.2歳
〈平均要介護度〉4.0
〈併設事業〉小規模認可保育園5人（0～2歳）
〈職員体制〉施設長・総務課・看護課・介護課・介護支援課・食事サービス課・ひなぎく保育園
〈職員数〉正規職員、契約職員（パート職員含む）計56人　保育士5人（委託）
〈その他の法人事業所〉病院1／特養3／デイサービス4／ショートステイ5／都市型経費老人ホーム1／小規模多機能型居宅介護1／居宅介護支援1／地域包括支援センター1／訪問介護1／グループホーム3

で、職員がみんな、優しい言葉と笑顔で入居者に接している姿が印象的でした。そんな環境の中で、私は与えられた業務を短時間で終わらせ、「こんなことでいいのかな？」と思っていました。要するに暇な時間があったということです。

また、「ここは看護職が優位な立場のようだけど、介護職に本当に信頼されているのかな？」という疑問をもちました。実は、介護職が「看護師さんの言うことは絶対に聞かないといけないから」と話しているのを聞いたのです。そのとき、私は「この狭い組織なのに、そんなことがあってはならない」と強く思いました。

もう1つ強く感じたことがあります。それは、介護職によって介護技術に差があることでした。夜間、看護職が不在になるにもかかわらず、夜間の入居者を観察するポイントや介護職でもできる対応の仕方などを看護職が指導していないことにも気づきました。

介護技術は、私たち看護の基本でもあります。看護職は介護職にしっかり教える責任があります。介護職に聞いてみると「わからないので不安です。もっと教えてください」と言います。「夜間少ない職員で、ましてや看護職も不在の中、介護職に不安がないわけがない」と痛感しました。そこで救急指導員の資格を持っていた私は、時間外に救急法の研修を行いました。介護職はみんな、真剣に学んでいたのを覚えています。

教育は日々の業務の中でも、ケアしながらでもできます。子どもの教育と同じなのです。これを実践しながら、「わからないことは何でも聞いてね。答えるから」と介護職に言うと、「聞いてもいいですか？」と尋ねてくるようになりました。それは介護職の自信となり、素晴らしい判断をするようになりました。

●傾聴の姿勢で否定せず、相手を信頼する心

介護職が何でも言えるようになり、自信をもって看護職に接するようになっても、看護職が介護職の話をよく聞かなかったり、頭から否定するようなことを言ったり、疑うような態度や発言をしたりすると、両者の間に大きな溝ができてしまいます。それでは入居者中心の統一したサービスを提供することなどできません。

ですから、看護職は介護職が情報としてもってきたことに対して、まずは「ありがとう」という気持ちで受け止め、傾聴し、否定しないことです。そして、助言があれば、その場でわかりやすく説明します。また関連して観察してほしいことや、情報として看護職がほしいことがあれば、「お願いね。あなたを信頼しているから」と伝える、あるいはそう思っているような接し方をすることが大切です。人間は誰でも褒められるとうれしくなって認知されたと思い、さらに頑張って力を発揮してくれるものです。

●仕事を離れた場所での触れ合いで意外な発見

たまには仕事を離れ、一緒に食事をしたり、飲みに行ったり、レクリエーションをしたりすることもいいでしょう。お互い仕事場では見えない一面を見て、その人の見方が変わったりします。もちろん、「よいほうに見方が変わる」ということです。逆に、「悪いほうで気づきがあった」場合には、大きな心で相手を見てあげることも必要かもしれません。

私は遊ぶときは思いっきり遊びます。常に切り替えのスイッチを持ち、メリハリをつけています。また対人関係で悩んだときは、相手の悪いところが見えがちなので、努めて相手のよいところを探すようにしています。そうすると不思議と相手を許すことができます。

看護職同士の連携も大切

●常に問題意識をもって判断することで "観察の目"は高まる

一方、看護職同士では、「生活の場の中での健康管理」という最も重要な役割に、特養にいるすべての看護職の間で、ズレが生じないことが大切です。

看護職は「生命を維持することを最優先する」ために、得てして「よかれ」と思ってした行為に対して、介護職などから誤解を招くことがあります。これは特養の看護職なら大部分の人が経験していることだと思います。特に医療の世界から福祉の世界に入ってきたばかりの看護職にとって、戸惑いと悩みの原因となっているでしょう。

例えば、医療の世界では、患者さんが何かを訴え、看護職がバイタルサインを測定し、正常値から見て「異常」と判断した場合は医師に報告し、その指示のもとに処置を行うなど、何らかのアクションを起こしたと思います。これは一般病院（特に急性期の病院）ならば、命を救うことが最優先ですので当然のことです。

ただ大切なことは、このとき看護職は医師の指示を受け、処置を行うことだけで、看護職として"看護の視点"から、その人（患者）を見て、その人に必要な看護が的確に提供できていたか？ということなのです。

なぜ、こんなことを言うのか？　それは特養の看護職は、特に"看護職としての判断"を要求されることが多いからです。看護職として、何事も考える癖をもち、「どうして」「なぜ」と常に問題

意識をもって行動しているか？　問題を早急に解決しようと努力しているか？　この過程があるからこそ"観察の目"がかなり高くなっていると思います。特養において実践できるこの積み重ねは、看護職を大きく成長させます。同時に、いろいろな視点から判断ができ、バランス感覚を身につけた魅力的な看護職となるのです。

●高度な看護技術より"人間性と判断力"

特養の看護職にとって必要なことは、最先端の医療技術の補助や高度な看護技術ではありません。まず、"ナイチンゲールの看護"を実践するための人間性です。これには「笑顔」「優しさ」「思いやり」などが、当たり前のように考えられますが、要は「実際に相手のことを思いながら考え、行動しているか」ということです。

そして、前述しましたが「判断力」「観察の目」が必要です。「人間とは何なのだろう？」という視点から、入居者を1人のヒトとして見て、その上で"看護"を提供しなければなりません。

しかし、この「判断力」や「観察の目」を身につけることは、看護職にとって高度な看護技術を身につけることより、はるかに大変です。特養は「高齢者が対象」ということと、今日では約8割の入居者が認知症で、なかなか看護の教科書どおりにはいかないからです。

例えば、SpO_2が80％台でも平気で日常生活を送っている入居者がいます。そうかと思うと、さっきまで何事もなく過ごしていた入居者が急に倒れたりします。さらに、看護職にとっては少ない人数の中で「医師が常駐していない」ことによる大きなプレッシャーがあります。

●看護職間の「ホウ・レン・ソウ」を基本とした連携がポイント

医療職のマンパワーが少ない特養で、そこをカバーするにはどうすればいいでしょうか？　それには、まず「看護職の間の連携を密に行うこと」です。よく言われる「ホウ・レン・ソウ」、つまり報告・連絡・相談（報・連・相）を基本とした

C　特養看護職としての喜び②

特養の看護職になったわけ

　国立中津病院付属看護学校卒業後、大分赤十字病院に23年間勤務。病棟・外来・手術室などほぼすべての診療科を経験。在職中は救急法・幼児安全法・家庭看護法の指導員資格を取得し、学校・地域の講習会の普及や赤十字のボランティア活動等を行いました。2002年中野友愛ホームに入職。2007年4月施設長に就任。2016年4月ハピネスホーム・ひなぎくの丘施設長（現職）。

　看護のプロをめざすならば、まず知識・技術・経験を積むために「総合病院だ」と決意し、赤十字病院に入職しました。赤十字は看護において常に最先端をめざし、研修も充実しているため、急性期医療の中での看護を十分学びました。

　在職中に、結婚・出産・育児を経験。復帰後、"死"に直面する機会も多くなり、「人間って何だろう？本当の看護って何だろう？」と思い始めました。

　そのころ、看護界では看護論がブームで、赤十字ではいろいろな理論の研修を行いました。これは自分にとって「看護観の振り返り」のチャンスとなり、やはり「ナイチンゲール看護論が"看護の原点"だ」と確信がもてたのです。この思いはずっと消えることなく続き、やがて「老人看護を学びたい」と思うようになりました。

　当時、40代だった私は「まだ大丈夫」という思いと、23年間の赤十字での経験に「なにひとつ無駄なものはない」という自信があったので、「知らない福祉の現場で今までの経験を生かし、ナイチンゲール看護論を実現させたい。そして利用者の方、1人ひとりが人間らしく、その人らしく日々生活していくための手助けをしたい」と思い、特別養護老人ホームに入職しました。

情報の共有をしっかり行うことです。

　看護職の場合、「報・連・相」は看護教育を受けた時点で大半の人が身につけているようですが、ここで気をつけなければならないことがひとつ。それは、自分の主観ではなく客観的に、自分に思い込みはないのかを常に考え、入居者中心に見ながら情報を共有することです。

　そして、処置やケアにおいては、「生活の場である特養では、入居者にとって何をすることが一番よいのか」「今、この入居者は何を求めているのか」などを考え、入居者の思いとズレが生じな

いようにプランを立案します。このときプランの中で介護職に関係することは、必ず介護職にも伝えることが大切です。

医師・家族との連携と身につけておきたい技術

●外してはならない医師・家族との連携

　「医師・家族との連携」についても述べます。当然ですが、医師とはよりよい人間関係を築いておくことが大切です。入居者について「報・連・相」がやりやすくなるからです。このとき大切なのは、看護職は「看護職の立場から自信をもって入居者のことを医師に伝え、入居者と医師とのよいパイプ役となる」ことです。

　一方、家族にとって入居者の"健康"は一番心配となることですから、健康管理における看護職の役割には大きいものがあります。よって入居者の体調について、タイミングを見ながら家族に情報提供することが大切です。

　入居者の体調に変化があったときや急変したとき、看護職の対応は重要なポイントとなります。このときの対応の仕方ひとつで、よかれと思ってしたことが、裏目に出ることもあるので、日々、家族とよりよい人間関係を築いておくことです。

●特養看護職が身につけるべきこと

　特養の日常業務において必要なことは、「自分の目で見て、手で触れて、判断すること」です。まさに「看」の字の通り、"手と目"ですね。

　当然、入居者のバイタルサイン測定もしますが、このとき"値だけ"で判断しないこと。介護職から入居者について何らかの情報をもらったときも、必ず看護職が見て判断することが基本です。

　さらに、医療事故が起こらないように"確認の重要性"を意識化したり、常に考えて行動する習慣をつけたりすることも大切です。「わからないことや疑問に思ったことはすぐに誰かに聞ける環境づくりに取り組む」、これは、よりよい人間関

ハピネスホーム・ひなぎくの丘（東京都中野区）

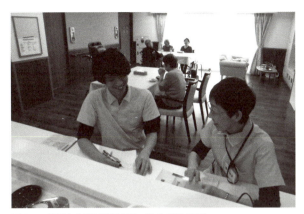

写真1　看護と介護の連携風景（申し送り場面）

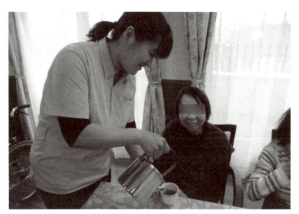

写真2　おやつの時間（紅茶のおかわり風景）

係づくりのために必要な"委縮"行動をとらせないようにするためです。

特養の看護職は入居者・職員の健康管理もしなければなりません。そこで外してはならないのが「感染予防」です。感染者が出たらではなく、「出さないようにはどうするか」という視点で常に考え、策を練っておくことです。これはまさに"ナイチンゲールの看護"を参照にするとよいでしょう。基本だからです。

また、看護職は認知症をよく理解するために学習しなければなりません。これが理解できると身体拘束についても理解が深まり、今まで以上の看護が提供できると思います。

特養看護職のやりがいとは

私たちにとって人生の大先輩である入居者の方は、施設で人生の総決算の時期を過ごされています。そのような方たちのお世話を看護職としてできることに喜びを感じます。

加齢による体力の低下や認知症の方に対して、看護職が"看護の本質"に目を向け、「人間とは何？」と常に問いかけながら、"ナイチンゲールの看護"を実践できるところが"特別養護老人ホーム"なのです。ナイチンゲールの看護を実践することで、入居者が日々、生き生きと過ごすことができ、笑顔がこぼれ、ひいては看護職も心に温かいものを感じることができると思います。

今の施設は、何らかの慢性疾患をもつ人や認知症の人が増えているので、看護職の役割は大きいものがあります。でも、常に基本に返り、現状を素直に受け止め、知恵を使って、熱意をもって、看護職としての誇りを忘れずに日々過ごせばいいのです。必ず結果は出ます。

私たち看護職にとって何よりもうれしいのは、入居者から「ありがとう、あなたに会えてよかった」と言っていただけることではないでしょうか。これは医療の現場では、なかなか経験できないことだと思います。

＊

高齢化が進む現在、医療ニーズの高い高齢者や認知症の高齢者が増加しています。特養においても入居者の重度化からサービスの質向上に向けた主体的努力が求められています。自らの経験を活かし、さらなる人材育成に取り組むとともに看護・介護の連携の下、ナイチンゲール思想を基盤としたサービスが提供できるよう努めていきたいと思っています。

❖ ハピネスホーム・ひなぎくの丘
〒164-0013 東京都中野区弥生町 5-11-15
TEL 03-3381-1711
http://www.hinagikuno-oka.org

C 特養看護職としての喜び③

特別養護老人ホーム博水の郷（東京都世田谷区）

入居者と共に生きていく場所であるために

渡邊 麻衣子
Watanabe Maiko
社会福祉法人大三島育徳会
特別養護老人ホーム博水の郷
認知症看護認定看護師

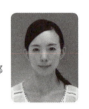

　東京都世田谷区の地域福祉の拠点となるべく設立された社会福祉法人大三島育徳会が運営する「特別養護老人ホーム博水の郷」は、自然環境に恵まれた地にあります。4階建ての1階にはデイサービス事業所と居宅介護支援事業所、2・3階にはユニット型（46床・4ユニット）と従来型（44床・2ユニット）の2つのタイプの特養があります。さらに4階にはユニット型のショートステイフロア（18床・2ユニット）が整備されている、東京都内でも珍しい施設です。

入居者自身の生き方を応援したい

　特養で働き始めて12年がたちます。病状の改善をめざす病院と生活の場所である特養、それぞれの場所で求められる看護職の役割の違いに、転職当初は戸惑いが多かったことを覚えています。

Episode
　そんなとき、入居者のAさんと出会いました。Aさんは、自分の糖尿病を悪友と呼び「嫌なやつだ」と笑いながら食事のたびに血糖測定やインスリン注射を行い、同時に食事療法もしていました。しかし「ひと月の4分の3は真面目、4分の1は勝手をする」と言い、週に1回は好きなおやつを食べ、外食のイベントにも毎回参加していました。疾患のことを考えると決してよいこととはいえませんが、それがAさんと家族が決めた糖尿病との付き合い方であり、日ごろから「細く長く生きてもつまらない、太く短く生きたい」と話すAさんが望む生き方でもありました。
　家族・施設職員・主治医は、病状の予測や他の選択肢などの情報を提供し、丁寧に説明した上で、Aさんが選択したことを尊重していました。これから自分がどう生きていくかは、自分が家族と相談して決めること——当然のことにもかかわらず、ハッとした私がいました。

　Aさんをとおして、入居者と家族の"人生"を応援していくこと、それが特養に求められる看護職の役割なのだと学びました。

＊

　特養における「日常生活上の援助」は、本人・

特別養護老人ホーム博水の郷(東京都世田谷区)

家族を中心に多職種が話し合って立案した施設サービス計画書に基づいて実施されます。

　円滑な多職種連携のためには、1人ひとりがチームの一員であるという意識を持ち、互いの役割や専門性を理解・尊重しながら、信頼関係を形成していくことが基盤になります。個別の教育背景を考慮し、解釈に個人差が生じるような表現や専門用語は避けて、わかりやすい伝え方で共通理解をはかることも必要です。

　特養に医師は常駐しておらず、検査設備もないため、看護職のフィジカルアセスメント能力と観察力はとても重要になります。高齢者では老いの過程にある身体・精神機能の変化に加え、複数の疾患を併せ持つことが多いため、それらが相互に関連して入居者の生活にどう影響を与えているのかアセスメントしていく必要があります。

　厚生労働省の平成28年介護サービス施設・事業所調査では、特養入居者のうち約97％の人が認知症を持ち、そのうち73.4％が認知症高齢者の日常生活自立度ランクⅢ以上であったと報告しています。特に認知症をもつ高齢者は、体調の変化を他者に表現することが難しくなるため、看護職には、食事・排泄・活動と睡眠状況などの日常の様子のほか、表情・声・息遣い・しぐさ・におい・肌に触れたときの感触やそのときの反応・目の動きや体の力の入り方などに表れる微弱なサインをキャッチする感性が求められます。この気づきは、その人の普段の状態を知っているからこそ得られるものであり、普段から意図的に観察することが大切です。

「その人の生活」として捉える

Episode

　80歳代男性のBさんは15年ほど前に認知症の診断を受けて自宅で過ごしていましたが、家族の介護負担の増大に伴い、当施設に入居することになりました。たびたび利用していたデイサービ

特別養護老人ホーム博水の郷の概要

〈開設〉2002年4月
〈定員〉90人／短期入所18人
〈入居者の平均年齢〉88.9歳
〈入居者の平均要介護度〉4.3
〈職員体制〉施設長1人、生活相談員2人、ケアマネジャー1人、看護職8人、事務員6人、管理栄養士2人、介護職43人
〈理念〉あなたらしい生活と生き方を支援します
〈併設施設〉デイサービス博水の郷、居宅介護支援事業所博水の郷、短期入所生活介護博水の郷

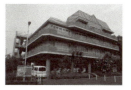

ス・ショートステイの職員からは「徘徊・介護拒否・暴力がある」、家族からは「着替えやお風呂のときに暴れて嫌がるため心配」という情報が入っていました。

　入居後、入浴・更衣などを中心とした清潔ケアの困難さは日ごとに激しさを増し、ケア日誌には「職員を突き飛ばす」「こぶしを振り上げて大声を出す」「殴りかかる」など、Bさんが職員のかかわりを激しく拒む様子が記録されるようになりました。Bさんの清潔ケアの様子を職員に聞くと、入浴については「以前は脱衣所で服を脱ぐときに激しい抵抗があったため、羞恥心を配慮して男性職員の介助に変更したが変わらなかった。最近は脱衣所に行くことも嫌がり、なんとか脱衣所に行っても職員が服に触れるだけで暴れてしまう」、更衣については「説明しても激しく抵抗され実施できないことが多い。汚染した下着を変えるためにやむなく職員2人で介助することもあるが蹴られたり殴られたりしている」と話しました。

　カンファレンスを重ねていくうちに、職員は「暴力があるために清潔ケアが困難」とし、「暴力」という「問題」が落ち着く対応はないかという視点で捉えていることがわかりました。さらに「暴力」に焦点が絞られてしまうことで、本来のBさんの姿が見えづらくなっているように感じました。「暴力」とは、Bさんのどんな思いを表出した行動なのでしょうか。まずは、その時々のBさんをよく

C　特養看護職としての喜び③

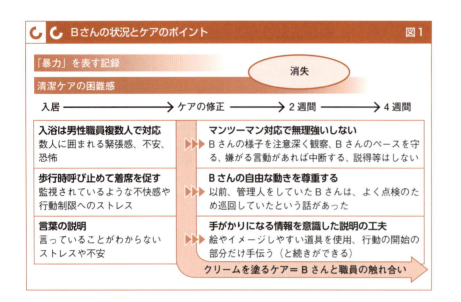

図1　Bさんの状況とケアのポイント

観察することから始めようと提案しました。

〈職員の感情労働にも目を向けて〉

　こういうとき、忘れてはならないのがケアに当たっている職員自身も、苦悩したり傷ついたりしているということです。職員は「Bさんが気持ちよくケアを受けられるように工夫したい」「安全を守らなければならない」「拒絶されて傷つく」「暴力が怖い」などさまざまな思いの間に立ち、感情労働をしています。このときも職員はどうかかわっていくとよいのかわからず、苦手意識や罪悪感からBさんに対して心理的な距離や壁をつくっているように感じました。そのため、職員が自信を取り戻すことも課題に置きながら、ケアを見直していきました（**図1**）。

〈観察から見えてきたBさんの姿〉

　入居時から歩きまわる行動が多かったBさんですが、他入居者と何かトラブルがあったときに対応が難しいなどの理由から、職員はBさんが立ち上がるとすぐに声をかけて近くのいすに座るよう案内していました。しかし実際に廊下を歩くBさんに付き添ってみると、各居室の表札に書かれている名前を読み上げながら指さし確認をして歩くだけでした。Bさんは2・3周回ると「ありがとうございました」と言って、いすに座りました。「暴力」などの行動を恐れていた職員は、Bさんの穏やかな表情に驚きました。

　また、Bさんと職員のコミュニケーションの様子を観察していくと、Bさんは職員の話に対して、「なるほど」「わかりました」「はい」などと相づちを打っていましたが、言葉や文章の意味は理解できていないことがわかりました。そのため、職員が説明したつもりでかかわってもBさんにとっては「突然、何をするんだ！」という驚きや恐怖を感じているようでした。

　これらのことから、Bさんは、歩こうとしたときに呼び止められるストレス、職員の話が理解できない不安、「突然何かされる」という身の危険に対する恐怖心や緊張感を常に抱えた状態で過ごしていたのかもしれないと考えました。

　「暴力」という行動ばかりに注目していましたが、その一方であいさつにうかがうと座る席を空けてくださったり、鏡の前に立ってシャツの襟や髪を整えたりするBさんの姿も見えてきました。

〈Bさんの思いを大切にしてかかわる〉

　体にクリームを塗るケアのときは「気持ちいい」と目を細めて普段は脱がない服を自分からまくる動作がありました。そこでケアの修正の第一歩として、Bさんの好む「クリームを塗るケア」は1日にできるだけ何度も実施していくことにし、そのときに温かいタオルで体を拭き、入浴は無理して行わないことにしました。

　またBさんとのコミュニケーション方法も見直し、例えば入浴のときは風呂のイラストや、風呂桶と石けんを見せて誘いました。これから何をするのか、Bさんが手がかりにできる情報を意図的に組み込みながら伝えるようにし、その上でBさんの意思を尊重していきました（**写真**）。

〈触れ合うケアが互いの心を近づけた〉

　ケアを修正して2週間もたたないうちに、日誌

特別養護老人ホーム博水の郷（東京都世田谷区）

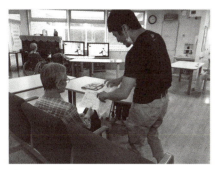

職員が買い物袋を見せて「買い物に行きませんか」と誘っている様子

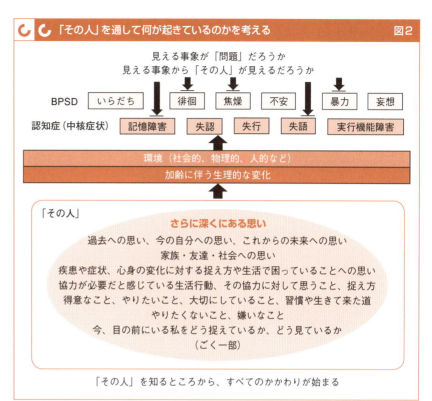

の中に「暴力」を表す記録はなくなりました。眉間にしわを寄せて硬い表情をしていることが多かったBさんでしたが、自分から職員にほほ笑みかけるなどリラックスした表情が増え、同時に職員も生き生きとした表情に戻っていきました。

その後、少しずつ脱衣所で清拭ができるようになり、次に浴槽の横での清拭、最後には自分から入浴する姿が見られるようになりました。

この事例の中でBさんと職員を近づけた要因の1つに、クリームを塗るケアを通して「触れ合う」関係が生まれ、互いの心理的距離が近づいたことが考えられます。職員としても、Bさんの好むケアを実施できたことで、自分の存在を受け入れてもらえたと感じて自信を取り戻すことができました。触れ合うことによって関係性を見つめ直し、再構築するきっかけになったのだと思います。また、クリームを塗ってもらうことで、Bさんの生活の中に気持ちよい快の時間が増え、恐怖心やストレスで硬くなった心が優しくほぐれていくことにつながったと考えられます。Bさんと職員にとって重要なケアとなりました。

その人の「生きていく場所」になるために

そもそも、「暴力」「徘徊」といった言葉は、私たちの解釈に偏った表現に過ぎません（図2）。例えば「徘徊」と一言でいっても、不安や恐怖などによる行動かもしれないし、習慣や生きがいに関連した行動かもしれない、と本人にとっての意味や理由を考えることが重要です。また、暴力が落ち着くにはどうしたらよいかということよりも、まずは、心身の危機や恐怖を感じているBさんの痛みをしっかりと受け止めることが大切ではないでしょうか。

施設入居によって生活環境が変わることはその人にとって大きな変化です。どんなに馴染みの家具や道具をそろえて部屋の中を以前の生活に近づけたとしても、窓から見える景色・空間の大きさ・光の加減・生活音などその人が五感で感じる違和感ははかりしれません。特に認知症を持つ高齢者では中核症状から「自分がなぜここにいるのか」「他人が許可なく侵入してくるこの部屋はいったい誰のものなのか」と大きな不安や混乱を抱いたまま、施設の日常生活が始まってしまいます。そうして、数カ月過ぎても、本当の意味でその人

C　特養看護職としての喜び③

> ### 特養の看護職になったわけ
>
> 　幼少期から、看護師だった祖母を目標にしてきました。病院で勤務をするうちに、「入院患者自身が生活する場に行きたい」という思いが強くなり、有料老人ホームへ転職しました。
>
> 　生活する場所では、「治療のための医療」ではなく「生活を守るための医療」により重点が置かれます。その人の人生に対してどのような形で協働していくか、本人・家族・多職種が一緒に考え続けることの大切さを日々感じています。
>
> 　転職して10年がたったのを機に、自分の看護実践についてあらためて振り返りたいと考え、認知症看護認定看護師の資格を取得して当施設で働いています。
>
> 　入居者の人生の歩みを応援し、ときに支え、最期まで伴走し、死にゆく姿をしっかりと見届ける。こんなに大きな学びと感動を与えてくれる仕事はほかにありません。

にとっての生活はまだ始まっていないということさえあるのです。

「高齢者」「認知症」という言葉でひとくくりにせず、本人・家族をまじえた多職種協働の下、さまざまな視点でその人の暮らしについて話し合っていくことが大切です。

与え合う関係性も大切

外山[1]は著書の中で、高齢者が新しい場所で再び生活を立て直していけるかどうかは、そこに「与え合う関係」が成立するか否かに大きくかかっているとし、私たち人間は、ただ人から「受ける」だけでは生きていけず、また、生きがいを感じることもできない。一方的に人から与えられるだけでは、人は生きている手ごたえを感じることがで

きないと述べています。

その人がたった1人の大切な存在であることを伝え、人生の大先輩として知恵や経験を聞き、差し出されたお菓子を喜んで頂戴し、笑顔や、教えをいただいたときに「ありがとう」と感謝を伝える——そのように日常生活の中で互いに与えたり、与えられたりしながら人対人としての関係性をつくっていくことも重要です。

その人にとっての「生きること」とはどのようなことか、生きる力を支えているものは何か、考え続ける姿勢を大切にしていきたいと思います。

＊

私にとって認知症看護認定看護師教育課程での学習は、認知症に関係することだけではなく、自分の看護観を深く掘り下げ、自己と対峙するような時間でもありました。その中で「認知症や病気の有無や年齢に関係なく、私たちは同じ1人の人であり、それぞれが個であり、さらにその日そのときの感情や気分で千差万別である」という、看護の前にその「人」をどう捉えるのか、すべてのかかわりの基本となる、何よりも大切なことをあらためて考えました。

特養は、最期を迎えるときまで生活する場所です。その人の人生にどうかかわることができるのか、これからも自分の「看護」と向き合いたいと思います。

●引用文献
1) 外山義：自宅でない在宅　高齢者の生活空間論，医学書院，2003.

❖ 特別養護老人ホーム博水の郷
　〒157-0077 東京都世田谷区鎌田3-16-6
　TEL 03-5491-0340
　http://www.oomishima.jp/publics/index/7/

C 特養看護職としての喜び④

特別養護老人ホーム紅林荘（長野県諏訪郡富士見町）

いのちの伴走者として思うこと

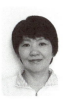

小澤 恵子
Ozawa Keiko
社会福祉法人ジェイエー長野会
特別養護老人ホーム紅林荘
介護看護科長／看護師

　富士山を東に望み、南アルプス・八ヶ岳・入笠山等の山々に囲まれ、四季折々の美しさに心を癒やされる長野県諏訪郡富士見町。2018年2月現在人口1万4,771人、65歳以上の高齢化率は30％を超えており、農業を中心とする地方都市です。

　山梨県との県境のこの町に「紅林荘」があります。社会福祉法人ジェイエー長野会運営の特別養護老人ホームです。紅林荘では「わたしたちは、利用される方々が長年大切にされてきた"思い""もの""生活"を尊重し、その人らしい暮らしの実現をめざします」という理念のもと、介護に取り組んでいます。

　食事は旬のものを取り入れ、施設内で調理、選択メニューはもちろん、セレクトおやつや楽しい行事食なども入居者・家族に好評です。

　入居者の要介護度はさまざまですが、できるだけ多くの方が参加できるよう、さまざまな行事を企画しています。毎月の映画鑑賞会・外食・ドライブ・買い物・詩吟教室・書道教室・読み聞かせなどをとおして、少しでも楽しめたり、趣味を生かせたりするように支援しています。

　また、近隣の小中学校からの訪問や夏期合宿をしている都会の学校との交流等もあります。

　毎週金曜日は、売店や喫茶コーナーを開きます。売店は近くのJAながの西山支所から商品を持ってきて販売し、喫茶コーナーでは無料でコーヒーや紅茶などの飲み物や菓子、施設の畑で収穫して調理した煮豆や農家からのトウモロコシや柿の差し入れを提供するなど、旬を感じられるよう配慮しています。

　日常業務の中では、北欧式トランスファーを早くから取り入れ、スライディングシートやリフト等を活用し、入居者にも職員にも優しい介護に取り組んでいます。

　紅林荘は特養ですが、富士見高原病院から出向してきている理学療法士が常勤しており、積極的に入居者の自立支援に貢献しています。さらに、デイサービスには作業療法士が勤務しており、恵まれた環境であるといえます。

　理学療法士は専門職として積極的に入居者のケアに介入するだけでなく、介護職のさまざまな疑問に答え、移乗やポジショニングなどを一緒に検討してくれ、入居者の自立支援に大いに貢献してくれています。デイサービス勤務の作業療法士も

C　特養看護職としての喜び④

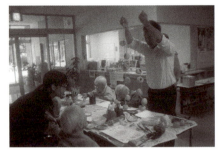
写真1　干し柿づくり

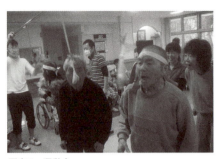
写真2　運動会

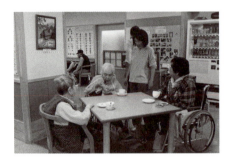
写真3　金曜日の喫茶コーナー

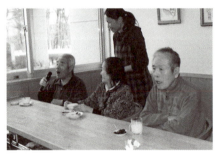
写真4　木遣り歌を歌う入居者

困ったときにはいつでも対応してくれ、職場内の連携は円滑にとれています。

ところで、私は現在、紅林荘に出向中で、在籍しているのは同じ町の総合病院、「長野県厚生農業協同組合連合会　富士見高原医療福祉センター　富士見高原病院」（以下：高原病院）です。

高原病院は、2014年度に増床して161床となり、診療科は20、職員数は900人以上、関連施設としては、診療所4カ所、老健4カ所、特養2カ所、グループホーム1カ所、訪問看護ステーション3カ所、地域包括支援センター（富士見町と原村からの委託）2カ所があります。高原病院は、地域の健診事業も担っており、人間ドック（10床の宿泊ドックあり）等、保健・医療・福祉を担う中核施設となっています。小さな病院ですが、地域のニーズに寄り添うだけでなく、多くの雇用を生んでおり、堅実な企業の1つと言えます。

院外処方に踏み切る病院・診療所が多い中、高原病院では高齢の患者が多いため、院内処方を継続しています。また、特養同様、入院患者の食事も外注せず施設内で調理しており、患者からおいしいと評判です。食事形態についても、施設内厨房ならではの細やかな対応をすることが可能となっています。

ケースワーカーも複数おり、病院内だけでなく各施設や地域連携室等に配置されて活躍しています。看護部には1人の「感染症看護専門看護師」のほか、感染管理2人、訪問看護1人、皮膚・排泄ケア1人、認知症看護1人の「認定看護師」がおり、それぞれ活躍しています。職員優先で利用できる保育所もあり、予約制で病児保育も行っています。

紅林荘での多職種連携

看護職は、管理職である私と、特養の6人、デイサービスの3人のパートスタッフも含めると計10人が在籍しています。

医務室が別にあり、介護職とまったく別に業務を行っている施設も多いと聞きますが、紅林荘は各フロアに医務室・静養室があり、常に協働しています。朝礼での情報共有だけでなく、夕方、ミニカンファレンスを開いてヒヤリハットの振り返りと、入居者の体調変化や回診での情報等に関して話し合い、共有しています。

看護職の日常業務は、入居者の健康管理、状態変化への対応、皮膚トラブル・外傷の処置などです。体調不良者がいれば、受診対応や緊急時の対応、家族への連絡等を行っています。

医療体制は、提携病院の高原病院からの往診が週3回あり、別に月2回、精神科医師の診察もあります。2016年7月より口腔外科医による訪問診療もあり、口腔衛生管理体制加算もとっています。それらの診療補助は看護職の役割です。

特別養護老人ホーム紅林荘（長野県諏訪郡富士見町）

入居者の生活支援の主な担い手は介護職であり、看護職は入居者の療養・生活上の健康面でのサポート役として、必要時、協力やアドバイスを行っています。夜間は、看護職がオンコール体制をとり、入居者の状態変化や急病等への対応を行っています。看取り対応についても同様です。

特養は、年々入居者の要介護度が上がり、介護の手間が増えています。慢性疾患や障がいを持ち、加齢とともに徐々に衰えていく入居者の健康を保持し、その方の"望む生活"を少しでも実現できるよう、多職種が協力して日常生活援助に取り組んでいます。そのためには、常に多職種との連携、家族への配慮が欠かせません。

具体的には、徐々に機能が低下する筋力を少しでも維持できるよう、生活の中にリハビリテーションを取り入れ、歩行訓練や立位訓練、体操等を行っています。その方の持つ能力を少しでも生かし、トイレ介助時になるべく長く立位をとってもらうなどの工夫をしています。食事についても同様です。嚥下機能が低下していく入居者も多く、嚥下状況を確認しながら食事摂取をしている方や誤嚥しやすく、たんの吸引が欠かせない方もいます。食事に関しては、週1回、病院から言語聴覚士の訪問があり、嚥下状況の評価やアドバイスを受け、食事形態や食事摂取の工夫をして少しでも口から食べられるように配慮しています。

看取りケアで思うこと

特養には医師が常時いるわけではありません。そのため、常に入居者の容体の変化に留意し、必要時には医療につなげていくことが重要です。看取り対象の入居者の場合には、タイミングよく家族への連絡やインフォームド・コンセントの設定をすること、介護職のサポート等、その役割は多岐にわたります。看護職の数が限られている中、看護職の意思統一や連携も欠かすことができません。

紅林荘では、入居者が亡くなると霊安室に安置

特別養護老人ホーム紅林荘の概要

〈開設日〉2002年12月16日
〈定員〉80人／短期入所4人／
　デイサービス25人
〈入居者の平均年齢〉85.5歳
〈平均要介護度〉3.96
〈平均入居期間〉1176日
〈職員体制〉看護師・准看護師・理学療法士・介護福祉士・介護員・管理栄養士・栄養士・調理員・事務員他（職員数68人。医師は嘱託で、往診は富士見高原病院より週3回、中新田診療所〈精神科医師〉より月2回）
〈理事長〉油井博一　〈施設長〉名取和夫
〈特徴〉社会福祉法人ジェイエー長野会は、長野県に6つの介護老人福祉施設のほか、障害者福祉施設、多機能型事業所を運営し、居宅介護支援・デイサービス・ショートステイ等さまざまなサービスを展開している。各事業所は、地域の病院や診療所等と提携して医療・福祉に貢献している。

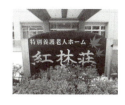

し、翌朝、館内放送（施設内）で他の入居者にもお知らせしています。職員だけでなく、希望する入居者とお見送りを行います。その際、亡くなられた方の入居までの経緯やどのような方であったかを施設長が紹介し、介護担当者は、その方との思い出を述べ、家族からも一言いただき、入居者、職員、皆でお別れの黙とうをささげています。

看取りは、入居者がその命を全うし、旅立つまでの生活支援の一部であるといえます。しかし、命の火が消えていくことに悲しみだけでなく、敗北感や罪悪感さえ抱く職員が多くいることも事実です。そのため、看取り後にはデスカンファレンスを行っていますが、まだまだ充実したものにはなっていません。

人間とは何か？ 病気とは何か？

人間とは、厳密な意味でなんらかの異常や病気を持って生きるものであり、人間だけが病気や死の不安を抱え込んだ存在です。

健康とは心身一如の状態であり、身体を意のままに動かすことができ、生命の躍動力が働き、新しい価値の創造も可能な状態といえます。

C 特養看護職としての喜び④

一方、病気とは心身分裂の状態であり、最大の苦難といえ、死をももたらすことがあります。しかし病気は健康を意識させ、心身一如であることを知らしめてくれる存在、すなわち善用すべき存在で、柔軟な対立関係でもあり、共存の関係と言えます。

人間は、存在そのものが矛盾に満ち、生きていくことは病気や死と無縁ではなく、常に死の不安に怯える存在といえます。病気は、健康からみての異変ではなく、生命の1つの新しい次元といえます。常になんらかの不健康や異常を抱え込んでいるのが人間という存在であるがゆえに、治療もまた単に元の状態に戻るというわけではありません。人間は治療の過程で、病気と健康が対立関係だけでなく共存関係も維持しているという人間独自の機能を受け入れていくのです。

しかし、近代医学は心身分離の状態で成立し、人間を置き去りにしてデータや症状を見て人間をみなくなったといわれています。すなわち近代医学はますます専門分化し、人間不在の修理術となり、病気は「機械の故障」「身体の異常」の問題とされ、正常そのものが不動の基準として固定化され扱われているかのようです。

また、現代医療では病気は治療によって治すと思われていますが、そうではなく、患者は自ら治るのです。治療は「修理・生命維持の医学」になり得ても「生命充実の医学」にはなり得ません。

治療とは、生命の躍動力を維持・回復させることといえます。人間は単なる生物的存在ではなく心身合成体といえ、自覚的存在で、社会的存在です。「身体的健康」は基礎ですが、健康と病気は表裏一体であり、大事なのは新たなことを創造し、道徳的に正しい行為ができる「精神的健康」と、自己のみでなく他者とのかかわりや他者のために献身的に生きる「社会的健康」だといえます。

病とともに生き、死を宿命として受け止め、運命にすべてを委ねていくことが人間的生き方といえるでしょう。命を全うする最期まで、持てる力を尽くし尊厳を持って生きられるよう、その持てる力に光を当て、そっと手を差し伸べることが、終末期の介護・看護ではないかと思います。

「生き抜く悲しみ、悔しさ、そして怒り、絶望に寄り添い続けること。相手をだまらせるのではなく、徹底的に付き合うこと。これは気力と体力のいる仕事ではあります。(中略)看る人が想像する"楽な静かな状態"と本人の気持ちには大きな差もあるようにも思えます」[1]と内藤いづみは述べています。特養だからこそ、自然な看取りが可能といえます。特養に勤務するようになり、近代医療の光と影、矛盾を感じ、命の尊厳とは何か、命を全うすることとはどのようなことか……、さらにその思いが強くなりました。

高齢化が進み、認知症高齢者の増加も必須であり、多死社会を迎えています。多くの介護職は献身的に働いていますが、給与は低いままです。少子化の影響は介護をめざす学生の減少を招き、介護の担い手の減少を止められません。

2018年の診療報酬・介護報酬の同時改定では、多職種協働でケアを進めていくことが求められ、医療との連携等、さまざまな改定が行われました。看取りでは、配置医師が緊急時24時間対応できる体制の確保等をすることで新たな加算がされるようになりました。これは、特養での看取りに医療がより介入するということです。「高齢者の最期を支える際に医療を介入させる意義は何か」と考えさせられました。

「"いのち"の営みは自然なことなのに、医療化社会となって、誕生と死に医師が介入することで"自然な死"がなかなか望めなくなってきている」と私は感じています。死亡診断書は医師・歯科医師のみが記載できますが、本来、"医療"は「必要なときに介入するものだ」と思うのです。これは「特養だから何もせず、ただ死を待つ」ということではありません。加齢に伴う変化があり、いのちが枯れるように自然に亡くなることが難しい時代になっていて、"自然な死"がいかに難しいことかと感じています。

特別養護老人ホーム紅林荘（長野県諏訪郡富士見町）

特別養護老人ホーム「芦花ホーム」の医師・石飛幸三先生の著書（『平穏死』のすすめ」）をご存知でしょうか？　石飛先生は私が済生会の学生時代に外科疾患を教えていただきました。先生は多くの公演をされていて、その中で「『自然』とはそもそも『自（おの）ずから然（しか）り』」「しっかり生き、そして最期に自然にしたがって、これでよかったと思いたい」と話されていました。「自然」は、医療の中にあるのではなく、生活の中にこそあると私も思います。

また、厚労省は地域包括ケアシステムの構築を推進していますが、高齢化率が高い地方では「高齢者自身が高齢者を支えること」も考えていかなくてはならない時代が来ていると思います。

岡村昭彦がその重要性を説いていた、「どのような時代を生きているのかを常に問いかけること」[2] の意味が、今よくわかります。時代背景や社会、経済動向などを総合的にみていく視座が介護の現場にも必要だといえます。

介護職・看護職の究極の役割

ある身寄りのない入居者の方を思い起こすことがあります。視力障がい・難聴があり、徐々に全身状態が悪化していましたが、ぎりぎりまでサークル歩行器を使用して歩いていました。亡くなる3日前から食事がとれなくなり、一晩せん妄が出現しましたが、職員に見守られながら、苦しむことなく、本当に静かに永眠されました。

この方に、私たちは何ができたでしょうか。静かに亡くなられたといっても、その方が本当に苦しまなかったかは本人のみが知ることであり、私たちは客観的な様子でしか知るすべはありません。

ある聖職者が「死ぬことは、人類にとっては普遍で、不可避の出来事である。我々の仕事は、死の床にある人間が自分の死を、どうしても耐え忍ばねばならぬものにすることではなく、できるかぎり、死がその人の生涯の中で、クリエイティブで、

特養の看護職になったわけ

1980年東京都済生会中央病院高等看護学院卒。東京都済生会中央病院に入職。その後、山梨県に転居し、1996年富士見高原病院入職。病棟での経験を長く積み、老健での6年間の勤務を経て2014年に特養に出向しました。特養での経験も今年で4年目を迎えています。介護保険施設での経験を生かし、日々奮闘しています。まさに介護現場は看護職が入居者に寄り添い、その資質や能力が問われる現場といえます。

ポジティブで、威厳があり、価値ある一部となるように手助けすることである。そこではじめて、死の床にある人々と、人間らしい関係を持つことになる。そして、人類が互いに分かちあっている死という運命を最高のものにするために、現在持っている技術、関心、誠実さ、そして愛情を捧げなければならない」[3] と述べています。まさに看取り看護・介護に求められている理念そのものです。

死を迎えようとしている入居者に寄り添い、例え家族がそばにいなくとも米沢慧のいう「3人目の存在」[4] として職員が見守り、手を握り、安心して命を全うできるようにそばにいることが大切です。高齢者介護は「還りのいのち」を支えることと米沢は著書の中で述べています。命の伴走者として今、このときを共にある、その場に居合わせ共に過ごすことが、介護職そして看護職の究極の役割であると思います。

●引用・参考文献
1) 内藤いづみ，米沢慧：往復書簡　いのちのレッスン，雲母書房，2009.
2) 岡村昭彦：岡村昭彦集 6 ホスピスへの遠い道，筑摩書房，1987.
3) シシリー・ソンダース編集，岡村明彦監訳：ホスピス―その理念と運動，雲母書房，2006.
4) 米沢慧：「還りのいのち」を支える―老親を介護、看取り、見送るということ，主婦の友社，2002.

❖ 特別養護老人ホーム紅林荘
〒399-0211 長野県諏訪郡富士見町富士見 3107-2
TEL 0266-61-2080
http://www.ja-naganokai.or.jp/facilities/kourin/

C　特養看護職としての喜び⑤

特別養護老人ホーム唐国園（大阪府和泉市）

穏やかに安心して暮らせる"家"づくりをめざして

福島 規子
Fukushima Noriko
前・社会福祉法人葛城会
特別養護老人ホーム唐国園
主任看護師

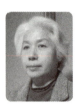

唐国園の歴史と援助方針・看護方針

　特別養護老人ホーム「唐国園」は、1977年に創設されました。創立者が「地域のお年寄りの身体が弱ったり、認知症になったりしたときに、居場所がないのはよくない」と心を痛め、つくられました。現在も創立以来の古い建物ですが、職員一同、心のこもった温かい場所づくりを心がけています。

　唐国園では、以下の3つの援助方針と2つの看護方針で入居者・利用者を支えています。
〈援助方針〉
❶入居者がその有する能力に応じ、自立した日常生活を営むことができるように援助を行う
❷入居者の人格を尊重し、常に入居者の立場に立ったサービスの提供に努める
❸明るく家庭的な雰囲気を保ち、地域や家庭との結びつきや他の関係機関との連携に努める
〈看護方針〉
❶入居者が身体的精神的な苦痛を伴うことなく、穏やかな日常生活を送ることができるよう、日々の生活に寄り添った援助を行う
❷ターミナル期に際しては、入居者自身ならびに家族の希望や意向を最大限尊重し、慣れ親しんだ環境で、できるだけ自然に安心していただけるような看取りの援助を行う

唐国園の日常と行われるケア

●大切な申し送りの時間

　唐国園の1日は、朝礼、夜勤者からの申し送りで始まります。107歳、100歳、90歳代、80歳代と高齢で要介護度の高い入居者が多いのが現状*ですので、申し送りの時間は大切です。

　看護職は「入居者が今どのような体調でいるのか」について夜勤をした介護職の観察からの情報を聞くときには、以前からのそれぞれの入居者の様子を考慮しながら聞くようにしています。50人の入居者に対して看護職は4人で、日勤業務は平均2〜4人で行います。

　唐国園には医師が常駐していないため、必要に応じて嘱託の医師に電話報告をして指示を受けたり、協力病院への受診に付き添ったり、その都度

＊　2017年12月現在

特別養護老人ホーム唐国園（大阪府和泉市）

看護職が判断して行動します。特に夜間帯や休日には看護職による対応が困難なため、早期に入居者の状態を把握しておき、適宜、医師の指示を得ることが必要になります。

現在、医療的ケアの必要な入居者は、経管栄養1人（胃ろう1人）、在宅酸素療法2人、常時の吸引器使用7人です。そのほかにも、治療の必要な疾病をもつさまざまな入居者がいます。

●生活援助に積極的にかかわる看護職

毎日の生活援助の大半に看護職も参加しています。そうすることで、入居者の変化に看護職自身が早期に気づくことができます。また、介護職の観察力による報告をもらって、早期に対応することも可能です。

例えば、入浴時の介助では、全身の皮膚や四肢などの観察ができます。特に背部や臀部などの発赤や皮膚剥離を早期に発見し、手当てをすれば褥瘡の予防につながるため、看護職の"目"が必要なケアの場面です。

また、オムツ交換では、排泄物の状態から異常を見つけることができます。最近、水分の摂取量が少ない入居者の尿パッドに出血が続いたことを看護職が見つけて受診したところ、「膀胱炎」と診断されました。この方は、早めに内服治療を始めたことで、今は回復に向かっています。

さらに、食事のときは嚥下の具合や摂取量などから、そのときの入居者の状態を知ることができます。

このような入居者1人ひとりの様子を「処置表」として、毎日、朝・夕の申し送り時にその日の係が記録をします。そして、医師の往診時に、この「処置表」を最大限に活用しています。嚥下状態の悪い入居者には脱水予防や肺炎予防の対策が検討されます。

医療的に緊急を要する事態が入居者に発生した場合は、看護職または生活相談員が家族に電話連絡をします。必要なときは、医師による説明が行われます。そのため、日ごろから家族とよりよいコミュニケーションをとっておくことが、特養の看護職には必要です。

特別養護老人ホーム唐国園の概要

〈定員〉50人
〈入居者の平均年齢〉84.6歳
〈平均要介護度〉4.2
〈ショートステイ〉空床利用
〈職員体制〉施設長・事務長・生活相談員・栄養士（各1人）／介護支援専門員・機能訓練指導員（兼務各2人）／看護職（専従4人・兼務1人）／介護職（専従10人・兼務1人・非常勤9人）
〈併設施設〉
　唐国園居宅介護支援事業所／介護支援専門員（1人）
〈契約医師〉
　非常勤嘱託医3人が隔週ずつ月7回往診／精神科医は月1回の往診／歯科往診は毎週2回

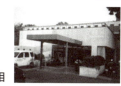

介護職との連携のための工夫と看護職としてのやりがい

●介護職との連携で活躍する「申し送りノート」

唐国園では、日常業務のかかわりの中で介護職と看護職が互いの気づきを交換するために、毎週木曜日に「ケア会議」を行っています。緊急性があるときは、臨時に介護職と看護職の主任が話し合い、緊急協議をすることもあります。

この会議や緊急協議の場で決定したことは、各申し送りや、「申し送りノート」を活用して、情報の伝達をはかっています。入居者の内服薬の変更や体調に関すること、観察するポイントなども「申し送りノート」を用います。そのときに注意していることは、介護職もノートを見るために、難しい看護用語を使用しないようにすることです。

特に夜勤帯は看護職がいないため、介護職が「申し送りノート」を活用して対応します。緊急時には「緊急マニュアル」に従い、オンコールで看護職にも連絡が来て対応します。そのときも介護職の経験と観察力を生かした対応が大変役立っていると思っています。

C　特養看護職としての喜び⑤

●入居者の一言で "迷い" がなくなった

特養の看護職は、入居者の生活に直接かかわります。年間を通じて行われる行事を一緒に楽しんだり、地域のボランティアの参加を得て、地域住民と近所付き合いをしたりと、看護職も「大きな家族」の一員として入居者の健康管理をしながら日々を支えていくことこそ、特養看護職の役割といえましょう。

毎月1回、地元の唐国町の婦人会の方々がリネン交換をしてくれたり、入居者のショッピング時に付き添ってくれたりします。その中には、毎月2回、入浴介助に23年間も続けて来てくれる方、ハーモニカ演奏のグループもいらっしゃいます。

夏の盆踊りには、唐国町の婦人会だけでなく、青年会をはじめたくさんの方々が一緒に踊り、楽しいひとときを過ごします。9月の敬老祝賀会には、入居者の家族だけでなく、ボランティアの方々も参加し、歌ったり踊ったりの輪ができます。このように、多くの方々の支えがあり、唐国園の職員も、入居者も、唐国町の地域社会の一員として暮らしています。

看護職自身、入居者50人の1人ひとりの個性に接して、「お世話する人—される人」の関係だけでなく、多くの慰めをもらっています。

昔の話ですが、私が特養で働き始めて1週間経とうとしていたころ、施設での看護職の役割に病院勤務時の達成感のようなものが感じられず、少し行き詰まりを感じていました。そのとき、1人の女性入居者が車いすで近づいてきて、声をかけてくれたのです。

「あんた、好いとうよ。仕事ば見とるよ……」

そのとき、私はなにか居場所を見つけた気がして、迷いが吹き飛んだのです。

唐国園での "看取り" について

●すべての入居者を唐国園で看取るわけではない

唐国園では「施設での看取り」に取り組み始め

ています。入居者の高齢化、そして高い要介護度にともなって、本来なら「老衰」と言われる状態のときには、入居者本人、または家族が希望するなら「住み慣れた場所で、最期まで穏やかに暮らしてもらいたい」との思いからです。

しかし、医師が常駐していない唐国園では、施設で看取ることに多くの問題を抱えています。協力病院である「新仁会病院」は地域医療に長年尽力されてこられた病院です。現在3人の医師が診察に来られますが、夜間、日曜・祝祭日に入居者の体調に異常が生じた場合は外来診察がないため、直接医師に電話連絡をして指示を得なければなりません。緊急時には仕方なく救急車を依頼することがあります。しかし、これでは施設で最期まで看取ることができなくなってしまいます。

そこで、施設での「看取り」については、今後起き得る、命にかかわる事態に際し、どのような対応を希望されるのか、入居時に本人や家族と話し合います。その際に、特養での対応には限りがあることを説明し、最期まで手厚い医療を望まれる場合や定期診察時などに医師の指示で「入院治療が必要」と診断されたときは、医療機関への速やかな対応を行うことにしています。

●笑いの絶えない "看取り" の場

一方、入院治療がつらいものになると思われ、本人や家族から「唐国園でできる限りの介護・看護を続けてほしい」との依頼があるときは、医師の指示の下、日常生活を継続していきます。

毎年10〜15人の看取りを行っています。職員1人ひとりが直接的・間接的に、入居者が少しでも苦痛のないように、寂しくないようにと、さまざまなかかわりをしています。様態が思わしくない入居者のベッドのまわりには、朝・夕の職員の勤務交代の時間だけでなく、通りかかったら声をかけたり、手足を擦ったり、温かな対応をしています。今までにあったその方の出来事を思い出して、ベッドのまわりでは笑い声が絶えない——そんな光景を目にします。

特別養護老人ホーム唐国園（大阪府和泉市）

職員勉強会で「看取り」についてアンケートを行いました。「看取りとは？」「唐国園でできる看取りは？」などの項目を聞きました。

その結果を一言でまとめると、「安心して過ごせる場所で、信頼できる人々と、死に直面する恐怖と身体的・精神的苦痛を緩和して、その人らしく生きることができるよう援助していく」というものでした。

職員1人ひとりの思いが、日々の援助から看取りのときまで、「穏やかに、安心して暮らせる"家"づくり」の実現につながるように、これからもサービスの提供に努めたいと思っています。

モンゴルの看護職との触れ合いで自信のついた唐国園のスタッフ

唐国園では2007年8月14日から11月12日の3カ月間、「大阪府NPO協働海外技術者研修員受け入れ事業」を受託し、モンゴルからオイドブさんという看護職が研修に来られました。

実は、モンゴルは私個人のかかわりが20年以上ある国で、そのことから私は「NPO法人モンゴルパートナーシップ研究所」の会員になっています。

社会主義が崩壊し、資本主義の国となったモンゴルは、大きく人々の暮らしが変わってきています。大家族で放牧をして暮らしていたのに、自然環境や生活環境の変化で、若い世代の人々は都市部へ移住しています。残された高齢者や子どもたちが田舎で厳しい環境の中で暮らしています。たとえ一緒に都市部へ来ても、生活に困ったら子どもは捨てられたり、虐待を受けたりして家を出ます。高齢者も同じです。

オイドブさんには将来、暮らしに困り、行くあてのない高齢者の"家"をモンゴルでつくりたいとの思いがあります。彼女の考えに触れて、私は

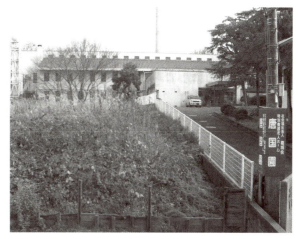

まわりにまだ自然の残る環境にある唐国園

特養での看護の根底につながるものがあるなと思いました。

3カ月の研修で、高齢者の医療と看護、介護について唐国園と新仁会病院で多くのことを学んで、オイドブさんは帰国しました。今は病院勤務をしながら孤児のための施設で健康診断のボランティアをして活躍しています。

オイドブさんが唐国園の広報誌『いごこち』に寄稿してくれた文に、唐国園の職員のことが書かれています。

「唐国園の皆さんはとても親切に指導してくれました。職員の方は幅広い知識と高い専門性を身につけていて、大変な介護作業を速やかにこなしていきます。限られた時間内に効率的に働く皆さんの勤務ぶりに深い印象を受けました。私は心から尊敬するようになりました（略）」

オイドブさんの感想を読んだ唐国園のスタッフたちは、自分たちの介護・看護に自信をもち、さらに入居者のよりよい生活を支えようと頑張っています。

❖ 特別養護老人ホーム唐国園
　〒594-1151 大阪府和泉市唐国町 4-15-56
　TEL 0725-53-1126
　http://www.karakunien.jp/

C 特養看護職としての喜び ⑥

地域密着型小規模特別養護老人ホームくすのき・めぐみ苑（広島県三原市）

特養がもつ資源や ノウハウを生かした 地域貢献をめざす

奥村 志寿
Okumura Shizu
社会福祉法人松友福祉会
松友トータルケアセンター
地域密着型小規模特別養護老人ホームくすのき・めぐみ苑
看護係長／看護師

　松友トータルケアセンターは「高齢者の皆様の多様なニーズにお応えしたい」という強い使命に基づいてつくられた、生活と在宅支援の複合施設です。地域社会への福祉貢献のため、「地域密着型小規模特別養護老人ホームくすのき・めぐみ苑」は短期入所・通所介護を併設し、福祉事業基盤の強化を含め、高い公益性を維持した「サービス付き高齢者向け住宅うきしろ」も展開しています。

　当施設は広島県三原市の市街地にあります。三原市は瀬戸内海に面し、東は2015年に文化庁が日本遺産に認定した尾道市、西はNHKの朝のTVドラマ「マッサン」の主要舞台となった竹原市の間に位置しています。

　このような恵まれた自然環境の中、1人ひとりの高齢者が自分らしさを保ちつつ心安らぐ暮らしを送れるように、職員が力を合わせてサポートしています。

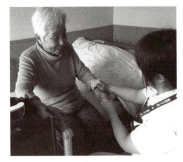

写真1　毎日の観察

特養の看護職に必要なのは 医療と生活の両面からのアセスメント

　特養での看護職の日常業務は、主に入居者と職員の健康管理が中心になります。入居者は基礎疾患を持ちながら生活を送っているので、毎日のバイタルサインのチェックや服薬管理などによって健康状態の把握と疾病予防を行っています（**写真1**）。しかし、容態が急変することもあり、その際には嘱託医師に報告・相談して回診の介助などを行い、また、協力病院との連携もしながら対処しています。

　特養の看護職に求められるのは「入居者の日々の変化を捉えること」だと思います。言動・顔色・食事摂取の状況などのサインに気づき、バイタルサインと合わせてアセスメントを行うことが大切になります。入居者の中には、自分の思いを訴えられない方もいるため、介護職からの「いつもと何か違う」という一言が重要な鍵となり、異常の早期発見につながっています。

　胃ろう栄養の管理や褥瘡・創傷の処置も看護職が行います。処置実施後には、皮膚トラブルを予

地域密着型小規模特別養護老人ホームくすのき・めぐみ苑（広島県三原市）

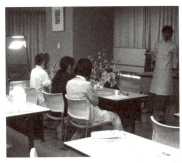

写真2　協力歯科医院による口腔ケア研修

防できるように評価することにしています。

口腔ケアにも力を入れ、予防的ケアの支援に取り組んでいます。協力歯科医院と連携をはかり、歯科衛生士・介護職・看護職で入居者の口腔アセスメントを行い、個々に合った口腔ケアを実施することで、誤嚥性肺炎の予防や口腔内の疾患予防、さらには入院のリスクを減らすことをめざしています（写真2）。

特養の看護職は医療と生活の両面からアセスメントし、多職種で協働してケアを追求しながら、日々の健康管理に取り組むことが必要だと思います。また、それは特養の看護職としての"やりがい"にもつながります。

病院勤務をしていたころは、予定以外の入院や検査などで多忙になってベッドサイドに行くことが少なくなり、患者さんと向き合う時間のないまま1日の業務が終了していたことを思い出します。そんな日々に、「これでいいのだろうか」と思っていました。

もちろん、特養でも多忙なときはありますが、医療と生活の両面から入居者1人ひとりと向き合える時間と心の余裕をもち、入居者とのかかわりにやりがいを感じられるようになりました。

特養では、生活介護を必要とする入居者に対して、介護職の出番が多くなります。しかし、看護職の出番も少なくありません。

例えば、「できるだけ安全に口から食事がとれるように」との思いから、食事の摂取状況の確認を行い、普通食・流動食・ゼリー食のうちでどれが適当か判断するために協力医療機関と連携をはかっています。必要時にはアドバイスをもらい、職員と検討した後に、家族に理解してもらえるよ

地域密着型小規模特別養護老人ホームくすのき・めぐみ苑の概要

〈定員〉29人（3ユニット）／
　短期入所20人
〈平均要介護度〉4.3
〈入居者の平均年齢〉85歳4カ月
〈平均入居期間〉2年8カ月
〈職員体制〉施設長1人、副施設長
　1人、生活相談員1人、看護職3人、管理栄養士5人、栄養士1人、調理員7人、介護職15人、事務員1人、医師1人（非常勤）、ケアマネジャー1人、機能訓練指導員1人
〈併設事業〉
　通所介護（定員30人）／サービス付き高齢者向け住宅（33室）
〈社会福祉法人松友福祉会の基本方針〉
　・誠実な福祉
　・確実な知識と技術
　・堅実な経営
〈沿革〉
　1976年　法人設立
　1977年　特別養護老人ホームすなみ荘開設
　2012年　サテライトとして、地域密着型小規模特別養護老人ホームくすのき・めぐみ苑開設

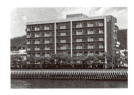

うに説明を行い、適切な食事を提供しています。

説明の難しさはありますが、このようなことは家族とのよりよい関係を築く1つの手段にもなっています。これもまた、やりがいにつながることだと思います。

さらに特養では、人生の最期を迎える方もいます。入居者に最期までかかわれることも、やりがいの1つです。

そのように考えると、1人ひとりの看護職の役割は大きく、看護職は特養の職員にとっても入居者にとっても、なくてはならない存在といえるのではないでしょうか。そして、だからこそ、特養の看護職としてのやりがいを感じることができているのだと思います。

介護職と共に取り組む施設での看取りケア

入居者に最期までかかわることができるように、

C　特養看護職としての喜び⑥

写真3　施設での看取りに関する手引き

当施設では開設時から看取りケアを導入。看護職が中心となって委員会を発足し、検討を継続しています。

当施設に看取りマニュアルはありましたが、実際には介護職から「看取りにかかわったことがないから怖い。どうしたらいいの？」「看取りにはかかわりたくない」などの意見が多々ありました。そのため、介護職のユニットリーダーと一緒に外部の看取り介護の研修に参加しました。

その後、施設内で「入居者・家族の思いをどのように受け止めればよいのか」「安らかな最期を迎えるためにどのようなかかわりをするか」などを考えながら、勉強会を繰り返し行いました。それでも「実際のイメージがわかないからよくわからない」「このようなときはどうするの？」などの意見があり、2015年度に「施設での看取りに関する手引き」を作成しました（**写真3**）。手引きには、職種ごとに看取り開始時期から看取り後までかかわる方法を詳しく記載しました。

手引きの完成と同じころに、開所して一番に入居された99歳のAさんの容態が悪くなりました。それまでは、容態が悪くなると病院での治療を希望する家族が多かったのですが、Aさんの家族は施設での看取りを希望されたため、施設において初めての看取りケアに取り組むことができました。

Episode

Aさんは会話はできませんが、元気なときから毎日の食事をうれしそうに食べていました。そこでスタッフは家族との話し合いの結果、「最期まで食事がとれるように、苦痛がないように過ごすことができる」を目標に看取りケアを行うことになりました。

家族は毎日面会に来られました。そのたびに家族に「食事を全部食べられました」などと伝えると、「おばあちゃんはすごいよ。全部食べるんだから……」と言われたことを思い出します。そんなAさんもやがて食事がとれなくなり、経鼻栄養チューブでの栄養管理に。最期は、家族と職員に見守られながら、息を引きとられました。

私たち職員一同、施設での看取りケアは初めてだったため、デスカンファレンスを行いました。家族からは「職員さんによくしてもらっておばあちゃんは幸せでした」と感謝されましたが、私たちのほうがAさんと家族に感謝しています。

Aさんの看取りケアのおかげで、職員一同はさらにやりがいを感じるとともに、看取りケアに対する意欲が出たことは確かです。

当施設の入居者の年齢・疾病・生活状況を考えると、今後、死を迎える入居者が増えることが予想されます。まだ、施設での看取りを希望する家族は少ない状況ではありますが、その人らしい人生を全うでき、苦痛のない安らかな死を迎えられるように、施設での看取りケアの実践に取り組んでいきたいと思います。

信頼と専門性の尊重が多職種連携の鍵となる

私が病院で勤務をしていたころは、ケアと同時に患者とその家族に指導や教育を行い、在宅療養ができるように支援していました。

暮らしの場である特養では、24時間365日の入居者の生活をみる介護職が頼りで、その介護職の目の確かさに、私たち看護職は信頼を寄せています。特養における看護職の人数は介護職に比べると断然少なく、当施設の看護職は介護職との連携が大事であることを誰もが感じている状況です。

そのため、介護職とのコミュニケーションは密

地域密着型小規模特別養護老人ホームくすのき・めぐみ苑(広島県三原市)

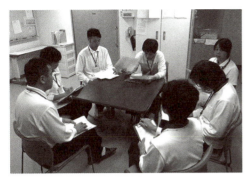

写真4　カンファレンスの様子

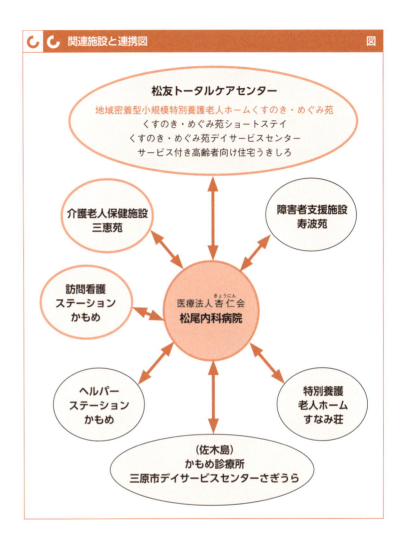

に行っています（**写真4**）。仕事のことだけでなく、プライベートの話まですることもあり、互いのモチベーションを保持できるよう信頼関係を築き、協力し合える体制があります。

私は、看護職は「人々の生活と医療を支えることができるキーパーソン」であると思っています。「特養における生活を支えるキーパーソン」である介護職からの生活の情報に耳を傾け、問題があれば原因を探り、解決できるようアプローチしています。その際には看護職が主で行うのではなく、「介護職の思いを大事にしたい」という考えから、介護職が主となって検討できるよう助言と指導を行っています。介護職だけでなく、必要に応じて栄養士や機能訓練指導員や生活相談員など多職種で連携をとることもあります。互いの専門性を尊重することが上手な連携のコツだと思います。

当施設には多くの関連施設があります。その中でも、松尾内科病院、訪問看護ステーションかもめ、介護老人保健施設三恵苑の3施設は徒歩圏内に位置し、施設と病院での多職種連携をはかれる状況にあります（図）。また、勉強会や講習会に参加し、地域とのつながりも大事にしています。

地域の拠点施設となるために

今後、特養に求められているのは、地域の拠点施設としての機能ではないでしょうか。高齢者の増加に伴い、高齢者のみの世帯や独居の方が増え、介護の需要が高くなっています。2015年度の介護報酬改定により特養の入所の要件が要介護3以上とされ、高齢者のみならず老後に不安を感じた人もいると思います。

地域の拠点施設となるためには、医療と福祉の連携を促し、地域包括ケアシステムを推進することが望まれます。特養が持っている資源やノウハウを生かして地域貢献として在宅生活者への支援のほか、緊急時の入所生活支援、低所得者への生活支援、重度者への生活支援を行うなど、医療・施設・在宅の地域連携に取り組み、貢献することをめざすべきだと思います。

医療施設における在院日数の短縮化や特養の入

C 特養看護職としての喜び⑥

特養の看護職になったわけ

　私は、中学生のときに「将来は看護師になる」と夢を抱きました。ただ、その理由には周囲の大人の言葉に左右されていた部分が大きかったと思います。高校の衛生看護科に進むと、看護師になるための勉強と実習が楽しくてたまりませんでした。しかし、楽しい生活から一転、病魔に襲われて入院生活を送ることになったのです。

　「なんで私が」「もう嫌だ」と泣いて過ごしていた私に気がついてくれたのは、担当看護師、そして同室に入院していたおばあちゃんでした。毎日毎日、私の悩みを聞いては励ましてくれました。その後、治療のおかげで体調もよくなり、自宅療養の許可が出て退院できました。

　私は、この入院をきっかけに「看護師は病気で不安な患者を元気にすることができる職業なんだ。私も、不安と悩みを持っている患者さんに笑顔と元気を運び、元気になって帰れるようなお手伝いができる看護師になりたい」と思うようになり、高等看護専門学校に進みました。

　卒業後は当施設の隣に位置する医療法人杏仁会松尾内科病院に入職しました。2013年、看護師として勤務し、約20年たったころに看護部長から「新しくできる特養で管理の仕事をしてみないか?」と言われました。

　当初は「福祉の現場のことはわからない。まだ医療の現場で働きたい」という気持ちがありましたが、看護部長に「これからの時代に医療と介護は不可欠」と言われ、「高齢者や認知症・慢性疾患など健康問題を持った方の医療と生活の両方に携われる福祉の現場で、看護師としてたくさんの経験ができる」と思い、2014年4月に異動。特養看護職としてスタートを切りました。

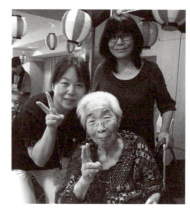

写真5　入居者・家族と一緒に

所優先基準により、認知症や医療依存度の高い入居者が増加するとともに入居者の高齢化も進み、要介護度が重度化している傾向があります。

　十分な医療設備をもたない特養において、看護職は入居者の健康管理、感染症の予防や疾病の悪化防止、医療処置、急変時における医療的な判断と対応、さらに地域医療機関・家族などとの連携など、多様な活動を行うことが求められるのではないでしょうか。

　看護職は特養内で唯一の常勤の医療職です。入居者の療養生活を支援する専門職として入居者のニーズに対応するため、多職種と連携・協働する必要があります。連携による支援が入居者の満足につながり、また職員のやりがいとモチベーションの保持につながると思います。

　ストレスのかかる仕事だと思います。しかし、看護職1人ひとりが強くなり、専門職として介護職と連携して社会の変化に対応し、医療と生活の両方を視野に入れ、入居者への質の高いケアの提供につなげていきたいと思っています。

　最後に、私自身が「特養の看護職でよかった」と思えるよう、そして、入居者・家族が「くすのき・めぐみ苑を選んでよかった」と思っていただけるような施設づくりをめざしたいと思います**(写真5)**。

❖ 地域密着型小規模特別養護老人ホーム
　くすのき・めぐみ苑
　〒723-0014 広島県三原市城町 3-6-1
　TEL 0848-63-1230
　http://matsutomo.or.jp/kusunokimegumien/

C 特養看護職としての喜び⑦

特別養護老人ホーム梅本の里（愛媛県松山市）

笑顔あふれる"終の住処"をつくるために

片山 幸男
Katayama Yukio
社会福祉法人松山紅梅会
特別養護老人ホーム梅本の里
看護師

入居者・家族・医師などをつなぐ"架け橋"として

　私が、日常業務において、入居者とかかわる際に気をつけているのは、なにげない会話や行動から「なんかおかしい」「あれっ」と、入居者の心身の異変に早く気づくことです。そして、疾患や今後の容態の変化を予測しつつ、バイタルサインや観察の結果などをしっかりとアセスメントし、その情報を基に主治医に報告するように日々心がけています。

　当然ではありますが、急変時や受診前には、家族に入居者の現在の状況と今後予測できる状態などを丁寧に説明するようにも努めています。

　また、入居者や家族は「特養は"終の住処"である」と思っていますので、その方が入居した背景を知り、今後の思いや理想などを少しずつ聞き出して、よりよい最期を迎えるための援助をするよう努力しています。

　そのためには入居者だけでなく家族とのコミュニケーションも大切です。特に家族が面会に来たときには、入居者の生活状況（食事や最近の出来事など）や、場合によっては、今後の方針なども話すようにしています。

　そして、家族の今後の意向などに変化があれば主治医や他職種にも報告し、情報を共有できるようにしています。看護職は、入居者や家族・医師などとの架け橋的な役割を担っているのです。

私生活の中から看護・介護のヒントを探す

　病院では、疾患を中心にケアの内容を検討していくため、検査結果に従って医師が治療方針を決定し、その方針に沿って看護計画を立案します。

　一方、特養は生活の場ですから、治療方針ではなく、
「どのようにすればよりよい生活を送ることができるか」
「どのような援助・楽しみが必要か」
といったことを軸に、他職種と一緒になって計画を立てます。その作業はとても楽しいものの1つです。そして、可能な限り施設で生活が送れるよ

C　特養看護職としての喜び⑦

特別養護老人ホーム 梅本の里の概要
〈開設日〉1993年9月13日 〈定員〉59人／短期入所11人 〈入居者の平均年齢〉86.7歳 　（男性：83.4歳、女性：87.2歳） 〈平均要介護度〉4.0 　（男性：3.6、女性：4.1） 〈職員体制〉管理者1人、事務員5人、管理栄養士1人、介護支援専門員1人、生活相談員1人、看護職4人、介護職32人 〈併設サービス〉デイサービス、グループホーム、ケアハウス、居宅介護支援事業所、事業所内託児所、ユニット型特別養護老人ホーム　　　　　　　　　　（2017年8月30日現在）

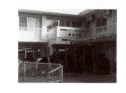

ユニット型特養の概要
〈開設日〉2014年8月23日 〈定員〉30人／短期入所10人 〈入居者の平均年齢〉86.4歳 　（男性：96歳、女性：88.3歳） 〈平均要介護度〉4.3 　（男性：4.4、女性：4.3） 〈職員体制〉管理者1人、生活相談員1人、介護支援専門員1人、看護職2人、介護職23人　　（2017年8月30日現在）

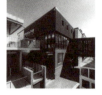

うに看取りも視野に入れながら、今後の過程を入居者や家族に丁寧にわかりやすく説明し、ケアの方向性について納得してもらうことも援助の1つかと思います。

その際に必要なのは
「日ごろからアンテナを高くし、入居者の状態や家族の意向など、さまざまな情報をキャッチできるようにする」
「限られた環境の中で、個々の入居者にとって何が一番よいのかを検討する」
などといった日々の努力だと思います。

例えば、私生活の中で、入居者のことを思い出し、想像することです。家族で出かけたときなどに
「この場所なら入居者と来ても楽しめそうだ」
「こんなことをしたら施設内でも楽しめるのではないか」
「いつもと違う環境で面白そうだな」
などと想像することもあります。

そして施設内で援助をする際に、それらを思い出し、少しずつ実践すると、入居者から笑い声や「ありがとう」の言葉を聞けるようになります。それはとてもうれしいもので、私はいつも「もっと入居者に喜ばれるものを探してみよう」という思いが湧いてくるのを感じます。

補助としての役割を
いつでも果たせるように

特養で入居者のお世話をする"主役"は介護職です。そして、看護職は何か問題が起こった場合に、いつでも介護職の補助（補佐）としての役割を果たせるようにかかわっていくことが大切だと考えています。

また、介護職に入居者にかかわる者として、どうすればよりよい生活が送れるかを考えてもらい、合間をみて「なぜそう考えるのか」と問いかけることもあります。その中では、普段の援助で実際に行っていることや施設内の決まりごとなどを踏まえて「今、行っている取り組みは、今後も継続してできるか」などと第三者的な立場で聞くこともあります。

看護職から介護職へアドバイスを行うときには、根拠を基にしっかりと伝えなくてはいけないと思っています。そして介護職と看護職が互いによい関係でいられるよう配慮しつつ、職員会議やケアカンファレンスなどで意見を出し合うことも必要だと感じています。

看護職より介護職のほうが多くかかわる援助については、入居者の状態を知るために介護職に話を聞くこともあります。特に夜間の状態は、オンコール体制の看護職にはわからないことが多いため、よく教えてもらいます。

例えば、夜間の不眠・徘徊・迷惑行為（大声）などの課題をもつ入居者に対しては、まずは、介護職から得た情報を分析し、一時的なものか、継続しているものか、現状ではどう対応しているのかといったことなどを把握します。そして施設内

でどうしても対応しきれなくなった場合には、主治医と相談することもあります。

家族が死を受け入れるために特養の職員としてできること

私は、特養で働き始めるまで、看取りについて考えたことはありませんでしたが、「特別養護老人ホーム梅本の里」（以下：当施設）で看護を始めてから看取りについての勉強を始め、今も続けています。

2014年8月にユニット型特養に移動後、初めての看取り（2015年9月永眠）となったAさん（87歳女性／両膝関節リウマチ・糖尿病・認知症／要介護5）のケースは、他職種、家族とのコミュニケーションがうまくとれ、印象に残った看取りでした。

Episode

Aさんは81歳頃から両膝に関節リウマチを発症し、内服治療を受けていました。しだいに活動量の低下が出現しはじめ、デイサービスやショートステイを利用して自宅で生活を送っていました。しかし、83歳頃から認知症の進行とともに周辺症状が悪化し、自宅での生活が困難になってきたため、従来型特養に入居となりました。

入居後も周辺症状は著しい状態が続いていました。主治医、家族と相談し、内服薬の調整を重ね、徐々に周辺症状の出現も少なくなって落ち着いてきました。家族の面会は頻回にあり、状態の報告や相談をする機会を多くもつことができました。

2014年8月にユニット型特養が完成し、その後、Aさんの家族からユニット型に移動したいと申し出があり、2015年3月にユニット型特養に移動となりました。移動後も穏やかに過ごすことができていましたが、同年7月頃から食事量が減少し、意欲も低下していきました。家族と今後のことについて相談をしたところ「よく知っている職員さんに、ここで最期まで看てもらいたい。痛

いことなんかはかわいそう」と、特養での看取りを希望されました。

その後は、本人の好きそうな食べ物を食べたり、居室では好きな音楽をかけて過ごしたりしていました。ユニット職員が居室に本人の笑っている写真を貼ったり、さまざまな飾りを飾ったりして和やかな雰囲気を演出したり、面会に来る家族に「今日はこれができたよ。こんな表情を見せてくれたよ」などと話すことができました。徐々に弱っていく様子についても、その都度説明を行っていきました。

そして、最期を迎えるときには家族が見守る中、安らかな表情で永眠されました。永眠後もそのユニット職員が「湯灌をしたい」と話し、湯灌を実施し、家族に喜んでもらいました。

特養では、看護職と介護職やその他の職員、医師、家族との意思疎通がしっかり行われていないと、入居者を看取ることはできないと感じています。看取りを実際に行ってきて、初めは看取ることの難しさに苦労していましたが、日々学習を重ね、少しずつ看取りについて理解できるようになってきました。

特養の職員である私たちが、入居者や家族と一緒になって"最期を迎えるまでのプロセス"を考えていくことで、その人らしい最期を迎えることができます。そのためには、入居時から日々の生活援助を通して、少しずつ話を聞かせてもらえるよう声かけに気をつけ、状態の変化があればその都度、家族と相談をするといった、小さな積み重ねが大切なのではないかと思います。

そして、食事量の減少などから、最期に向かっていくと感じたときには、家族と医師との面談を設定し、家族に納得のいくように説明した上で、今後について十分に話し合える場をもつようにします。私たちが家族に、死へのプロセスを丁寧に説明することは、家族が死を受け入れる準備につながると考えています。

C 特養看護職としての喜び⑦

入居者の笑顔は "いつも通りの生活"から

　当施設では2013年4月から竹内理論による自立支援*を開始しました。自立支援を取り入れる前は、入居者の表情や行動には元気がなかったように思います。しかし、自立支援を取り入れてみたところ、徐々に入居者の表情や行動、排泄などに変化が表れ、以前との違いを感じられるようになりました。そして、家族が面会に来たときには、入居者の変化を伝え、一緒に喜びを分かち合っています。

　また、看護職はこれまで外出にあまりかかわっていませんでしたが、これからはほとんど施設内にこもりきりの入居者を外出させられるよう、少人数からでも援助を行いたいと思っています。

　天気がよい日に外出し、スーパーやショッピングセンターなどでウインドーショッピングをしたり、ドライブをして季節を感じたり、普段と違う場所で違う食事をしたりすると、身体全体への刺激や情報が増えます。特に外食では、特養の食事メニューにはないお子様ランチやうどん定食、ハンバーガーなどを食べることができ、その喜びは入居者の表情にすぐに表れます。

　毎日を平凡に施設内で過ごすより、少しでも動けるようであれば、私たちと同じような普通の生活をしたほうが、入居者の表情や言葉などに変化が起こるはずです。

　特養に入ると外出できなくなると思っている家族が多いのですが、入居者が外に出て、普段通りの生活をしていることを知ると、面会に来る回数が増えるようです。

　当然、家族の都合があるので一様に面会回数が

---

*　科学的介護の提唱者であり、指導者である竹内孝仁氏（国際医療福祉大学大学院）による高齢者ケア。水をしっかり飲むこと、普通の食事をとること、運動・自然な排泄を促すことを基本にしながら、自立を支援すること。

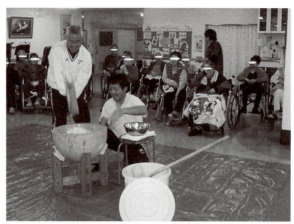

写真1　毎年恒例の餅つき大会。石臼での餅つきは、懐かしさのためか、入居者の皆さんに好評です

増えるとはいえませんが、特養の生活を知ることで、少なくとも面会の際の会話が今までと違ってくることを私は望んでいます。

　ただ、職員の人数が少ないことや、入居者の体調の変化に不安があるといった施設側の理由のために、外出の頻度を増やすことは難しいものです。しかし、少しずつ外出できるようにすることも"終の住処"には必要であると感じています。そのためには、職員の気持ちや人員配置等のソフト面の問題を乗り越えなければいけません。

　恥ずかしながら、私自身、自立支援の考え方を知ってから、施設での看護の考え方が多少なりとも変化してきたように感じます。今までは、施設内でできる活動を中心に考えていて、看護職が少人数であることからレクリエーション（**写真1**）などにもほとんど参加していませんでした。しかし、介護職と日程調整を行い、参加するようにしたところ、入居者の様子をよく見ることができるようになりました。すると、私たちから家族に伝えるお話の内容も格段に充実しますし、家族も喜んでくださると感じました。

　外出についても、自分が思う理想に近づけるように、まずは施設周辺の散策から始めようと思います。当施設は郊外にありますので、周囲に自然が多く、ミカン畑などもたくさんあります。四季折々の風情を感じることができるので、入居者に

特別養護老人ホーム梅本の里（愛媛県松山市）

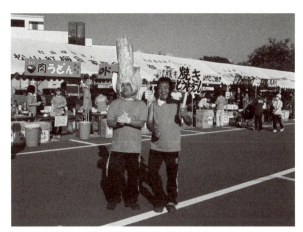

写真2　夏祭り。職員が屋台に入り、さまざまなメニューを出店しています。私は入社以来、焼とうもろこし担当

もきっとよい刺激になると思います。

今後も、自立支援を継続し、入居者のQOLが向上するようにさまざまな援助を考え、楽しみ、苦しみ、悲しみながら援助を実践していきたいと思っています。

学び続けることも
特養看護職の仕事の1つ

高齢者は基礎疾患が複雑に絡み合っていることが多く、常にさまざまなケースを考えて観察を行うことが、特養の看護職には求められます。そこで、基礎疾患についての知識やフィジカルアセスメント能力を向上させるために日々、新しい情報を手に入れるよう継続的に努力しなければなりません。そして入居者や家族から信頼されるケアを提供し続けられるよう、1つひとつのかかわりを大切にしていきたいと考えています。

そのために、家族や入居者の言葉をしっかりと聞いたり、表情や態度から思いを汲み取ったりしながら、入居者に寄り添う援助を行っていきたいと思っています。

看取りについても、今後も継続して自己学習や研修を重ね、さまざまな知識を基に個々に合った最期が迎えられるように援助を行うようにします。

また、看取りだけでなく、入居者のADLを高め

特養の看護職になったわけ

私は高校の福祉科で学んだ後、福祉専門学校に進学。介護福祉士の資格を取得し、20歳でその資格を生かして介護職として病院（精神科）に就職しました。その後、看護師の資格取得の誘いを受け、働きながら看護専門学校に進学して准看護師、そして看護師の資格を取得し、32歳で特別養護老人ホームに転職しました。

転職をするに当たって、初めは病院勤務を考えていたのですが、私の夢である"へき地医療に携わる"ためのステップによいと思い、特養の看護師になろうと考えました。

でも、特養を選択した理由はそれだけではなかったかもしれません。

私の祖父は私が幼いころに脳梗塞で倒れました。リハビリテーションのかいあって、杖歩行ができ、自分で手を動かして食事をとることもできました。ところが、年を重ねるごとに足腰が弱り、肺炎等で入退院を繰り返すようになりました。

あるとき、入院中の祖父に面会に行ったら、祖父は「家（島）に帰りたい」とつぶやいたのです。そして家に帰ってからしばらくの後、祖父は祖母の隣で一緒に寝ている間に、安らかに息を引き取りました。

祖父にとって、長年住み慣れた自宅・島で最期を迎えられたことはとてもよかったと思います。このような経験から、高齢者看護への興味が湧き、そして転職の際にも、それが頭の片隅にあったのではないかと思います。

られるような援助方法を考え、実践していきたいと思います。

地域に根差した
"介護の里"となるために

「梅本の里」は高齢者総合福祉施設であり、特養の他、ケアハウス・グループホーム・デイサービス・居宅介護支援事業所など、さまざまなサービスを用意し、地域に根差した"介護の里"となることをめざしています。たくさんの地域の方々の期待に応えていこうと、職員が一丸となって頑張っているところです。

C 特養看護職としての喜び⑦

その取り組みの1つとして、地域のイベントへの参加や幼稚園・中学校の生徒などとの交流をしています。また、当施設主催の夏祭りには、地域の方々も参加・協力してくださり、毎年、大盛況です（**前ページ写真2**）。2017年は来場者数が2500人に上り、大変な賑わいでした。

その他にも、不定期で特養内に居酒屋を開き、特養の入居者以外にも、「梅本の里」の他施設の利用者にも来ていただいて、おもてなしをしています。

今、当施設の中では、あちこちでたくさんの笑顔が見られるようになりました。でも、まだ改善できるところはあるはずです。さまざまな工夫を凝らし、これからもよりよい環境をつくっていきたいと思います。

❖ **特別養護老人ホーム梅本の里**
〒791-0242 愛媛県松山市北梅本町1624-1
TEL 089-975-6985
http://www.umemoto.ecweb.jp/tokuyo.html

第 3 章

D

尊厳ある
看取りのために

D　尊厳ある看取りのために①

特別養護老人ホーム吉祥寺ナーシングホーム（東京都武蔵野市）

多職種・ボランティアと連携しながら最期を看取る

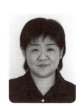

大久保 実
Okubo Minori
社会福祉法人至誠学舎東京
高齢者総合福祉施設
吉祥寺ホーム ホーム長
吉祥寺ナーシングホーム
施設長／看護師

共通点は「お年寄りが大好き」多職種で連携できないはずがない

　特別養護老人ホームでは多様な職種が連携して高齢者のお世話をさせていただいていますが、その大半は介護職です。そして、業務の中心は介護であり、収入源は介護報酬です。その中で、看護職はどのような役割を果たし、どのようにモチベーションを保つのかが課題であり、他の職種との連携に苦慮する場面もあるかと思います。

　しかし、特養で働く看護職の多くは、理屈抜きで"お年寄りが大好き"です。もちろん、介護職や他の職種の皆さんもそうでしょう。これは大きな共通点ですから、「連携して業務に当たれないわけはない」と私は思っています。

　特養は"終の住処"として期待される施設といえます。退居されるのは、亡くなるときである方がほとんどです。

　入居から退居まで、快適な生活ができるように支援し、入居者本人や家族の希望に沿った最期を迎えるためのお手伝いを、あらゆる職種でさせていただく場所が特養です。だからこそ、看護職は介護職だけではなく、他の職種やボランティアとも連携して業務に当たらなければならないと思います。

　ここではボランティアなどと協働してお見送りをさせていただいたエピソードや当施設のお見送りの現状を紹介させていただきます。

介護職と看護職の温度差が縮んでいく

　多くの場合、看護職は医療機関での経験を経て特養に入職します。そして「お年寄りが大好き」で高齢者の看護に携わりたくて特養に入職した看護職でも、医療機関との違いに直面し、「え？」「なんで？」と感じたことのある方は多いのではないかと思います。

　私が特養に異動してきたときに不思議に思ったことは、ターミナル期の入居者に対して、「自分の勤務中に最期を迎えてほしい」と願う介護職が多いことでした。私自身は、看護師として病院に勤務していたときに「自分の勤務中にはどなたにも亡くなってほしくない」と思っていました。

特別養護老人ホーム吉祥寺ナーシングホーム（東京都武蔵野市）

施設と病院との違い、生活の場と治療の場との違い、介護と看護との違い、それぞれの役割の違いといってしまえばそれまでです。しかし、介護職と入居者の関係は、家族と同じか、それを上回るものだと感じました。

入居者の最期には勤務時間外でも施設に来て立ち会う、私服の介護職が何人もフロアにいる……こうした状況を見て、当初は介護職に対して尊敬の念を抱くと同時に「理解しがたい」とも感じ、複雑な心境になりました。

でも、数日から長くても数カ月で入れ替わる入院患者と違って、特養の入居者とは年単位でのお付き合いになります。そのため、職員たちは入居者からたくさんのことを学び、支えられている現状があるため、特に入居者に近い位置にいる介護職がこのような感情を抱くのは当然のことなのだと気づきました。

これは、入居者との関係の中で自然に育まれていく感情なのです。看護職も長く同じ施設で働くことで同様の感情をもつようになり、介護職との温度差が徐々に縮まっていくのだと思います。

入居者・家族の望む最期を実現するために

私は施設長という管理職でもありますので、職員自身が入居者に対する感情を大切にできる仕組みづくりをしなければなりません。

特養では、入居者が長い長い人生を終える大切な瞬間に、家族・ボランティア・職員で立ち会います。これは、皆で迎える大変厳かな時間です。

勤務時間以外でもなんらかの形で、心を込めたお見送りの機会を検討していかなければならないと感じていますが、当施設では残念ながら、まだ実現できていません。

その代わりに、年1回の「ボランティア感謝の集い」のときに、ボランティアの方のピアノ演奏による「千の風になって」に乗せて、この1年に永眠された入居者のお名前を1人ひとり読み上げさせていただいています（**写真1**）。今のところ、ご供養の場はここしかありませんが、いつか他の施設で行われている供養祭のようなものを開催したいと思っています。

「ここで最期を迎えたい」「ここで最期を迎えさせてあげたい」との言葉を入居者や家族からよくいただきます。この言葉は施設職員にとって非常にありがたく、感動をいただける言葉だと思いますが、"ここで"ということ以外に、最期のときに対して何を望まれているのかを把握するのは少し難しいように思います。

特別養護老人ホーム吉祥寺ナーシングホームの概要

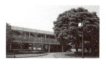

〈定員〉50人／短期入所3人
〈職員体制〉医師0.2人、看護職3.2人、介護職26.1人、管理栄養士1人、生活相談員0.5人、機能訓練指導員1人、介護支援専門員0.5人、調理員1.4人、事務員3.9人

〈沿革〉
- 1994年　高齢者総合福祉施設吉祥寺ホーム開設（東京都立吉祥寺老人ホーム［養護老人ホーム］と武蔵野市立吉祥寺ナーシングホーム［特別養護老人ホーム］の合築施設として開設）
- 2004年　吉祥寺老人ホームの運営母体を社会福祉法人至誠学舎東京に変更
- 2005年　吉祥寺ナーシングホームの運営母体を社会福祉法人至誠学舎東京に変更

〈特徴〉
吉祥寺ナーシングホームは、JR吉祥寺駅から徒歩約15分の閑静な住宅街にあります。1994年に武蔵野市初の特別養護老人ホームとして開設され、20数年間、地域の方々の熱意に支えられてきました。総勢180人ほどのボランティアが当施設に登録しており、毎年、延べ約5000人以上の方が活動してくださっています。

2008年度からは、東京都の包括補助事業である「施設介護サポーター養成研修事業」「施設介護サポーター受入れ事業」を行っています。現在、施設介護サポーター養成研修を受講された方は100人を超え、うち約60人以上の方が当施設でご活動くださっています。この中には「武蔵野市シニア支え合いポイント制度」を利用されている方も6人いらっしゃいます（詳細は本文を参照）。

また、火災等、万が一の災害時には元・民生委員等の有志の方々で構成される「吉祥寺ホームを支えるグループ」のご支援をいただけることになっており、毎年、合同防災訓練を行っています。

（2017年8月1日現在）

D　尊厳ある看取りのために①

年を重ねると人の死に立ち会う機会が増え、自ずと自分の最期について考える機会も増します。それに従い、最期に対する希望は徐々に具体化されていくのではないでしょうか。

こうした入居者の思いは、家族の思いと必ずしも一致しているとは限りません。そのため、普段の様子から、入居者本人の思いをつかむためのヒントとなるようなものを見つけ、それを家族に伝えていくことも私たち職員の重要な役目だと思っています。

反対に、職員が入居者から聞き出せていない希望を家族がお聞きになっていることもあるかと思います。いずれの場合も、入居者・家族が最期をどのように迎えたいかを自然に言える環境づくりが必要で、そのためには職員間の連携が大切だと考えています。

昼夜を問わず入居者の介護に当たり、密接にかかわっている介護職から情報を得て、さらに家族の思いを聞いた上で、医療的判断を交えて医師に報告（**写真2**）。指示を出す際は、家族やボランティア・介護職などに理解・協力が得られるような表現で伝えます。さまざまな職種をつなげていく使命が看護職にはあるのだと思います。

特にターミナル期には、医療的な情報や観点が必要とされますので、看護職はさまざまな職種と連携をとりながら準備を整えていきます。

たくさんの職員・ボランティアとお見送りできた幸せ

『《系統看護学講座　専門分野Ⅱ》老年看護学第7版』[1]には、
「高齢者にとってどのように死を迎えるのかということは、人生をしめくくる大切なテーマである」
「年齢が高くなるほど、死に対して恐怖を感じる人の割合が減っていくという報告がいくつかみられる。高齢者に恐怖をいだかせるのは、死そのものよりもそれに伴う苦痛であるとされる」

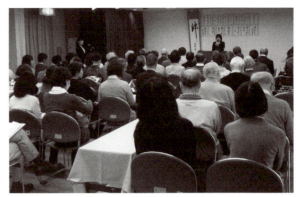

写真1　「ボランティア感謝の集い」の様子。講演会や軽食パーティー、表彰等を行うほか、この1年間に亡くなられた方のご冥福もお祈りさせていただきます

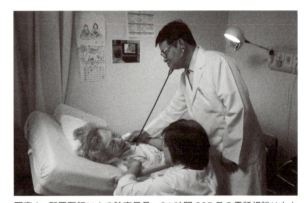

写真2　配置医師による診察風景。24時間365日の電話相談はもちろん、必要に応じて夜間でも駆けつけてくださいます。診察を受けている入居者さんは元・看護師。いつもありがたいアドバイスをくださいます

と記されています。

高齢者の多くは、長い人生の中で、多くの肉親や大切な人を亡くし、その都度、立ち直り、強く生きてこられたのだと思います。苦しまれる姿を見ながら、一緒に苦しんでお見送りをされた経験もあるでしょう。

安らかな最期を迎えることは万人の願いです。当施設の入居者の多くは認知症で、自身の思いをうまく伝えられないかもしれませんが、きっとそう願っていると思います。

特別養護老人ホーム芦花ホームの医師である石飛幸三先生の講演をお聞きする機会に恵まれ、『「平穏死」という選択』[2]という著書も読ませていただきました。その中では、
「老衰は生き物として本当に自然な幕引き」

特別養護老人ホーム吉祥寺ナーシングホーム（東京都武蔵野市）

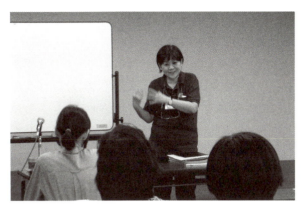

写真3 「施設介護サポーター養成研修事業」の様子。何人かの職員で分担して実施しています。外部の講師を招くことも

「終末期はむしろ呼吸が楽になり、徐々に浅くなり、眠り込むように安らかに亡くなる。これが"平穏死"の姿」
と述べられています。

　当施設でも、この平穏死と思われるような最期を迎えられた方が何人もいらっしゃいます。先日は午前中に102歳の方が、午後に107歳の方が旅立たれました。100歳を超えられたお2人の最期はまさに安らかでした。

　夜間の場合は、なかなかボランティアがお見送りに立ち会うことはできませんが、このときは日中だったこともあり、多くの職員やボランティアでお見送りをすることができました。

　このお見送りの時間は、100歳を超えて旅立たれたお2人からのプレゼントだったと思います。「ありがとう」とおっしゃっていたボランティアの姿が印象的でした。

地域の高齢者を地域の人が看取る

　当施設では、2008年度から、国や東京都の包括補助事業として「施設介護サポーター養成研修事業」「施設介護サポーター受入れ事業」を行っています（写真3）。当初はモデル事業として委託されて実施していましたが、その期間が過ぎても、独自でこの事業を続けています。現在では市内の特養や介護老人保健施設のほとんどがこの事業を行っており、施設介護サポーターは、この地域の介護保険施設にとって、頼りになる大きな力となっています。

　施設介護サポーターとは、一定の研修を受けたボランティアで、食事介助や車いすでの介助など、入居者の介護に直接、携わっていただける方々のことです。入居者と深くかかわれるためにモチベーションが高く、また、施設介護サポーター同士のアイコンタクトによる連係プレーで認知症の方の見守り等を熱心に行ってくださっています。

　施設介護サポーターによる忘れられない看取りのエピソードがあります。ある入居者がターミナル期に入ったときに、体を動かすのがつらいのではないかと、上下に分かれて楽に着替えられる浴衣のような寝巻をつくってくださったのです。この施設介護サポーターは、この入居者に若いころからとてもお世話になっていたので、恩返しがしたいとおっしゃっていました。

　旅立つときのお召し物もこの施設介護サポーターが手づくりし、入居者は、文字どおり、長いお付き合いの方の情（お召し物）に包まれて安らかに90数年の生涯を終えました。施設介護サポーターの「恩返ししたい」という思いは、きっと成就したと思います。

市内最高齢者として
最期の大役を果たして

　当施設では、これまでに当時の市内最高齢者の方、2人をお見送りさせていただきました。そのうちの1人、Aさんはある年の敬老の日に、当施設で市長との写真撮影を予定していました。

Episode

　Aさんは眠っている時間が長くなり、敬老の日を迎えられない可能性が高まるなか、知人やボランティア、さらには介護職や看護職、他の職種までが、チームを組んでいるかのように一丸となっ

第3章　報告　私たちの特別養護老人ホームにおける"看護"　151

D　尊厳ある看取りのために①

特養の看護職になったわけ

　私は、看護短期大学卒業後、大学病院に就職し、神経内科病棟に配属されました。そこで神経難病や脳血管障害等の疾患を抱える高齢者や認知症の患者さんの看護に携わることができました。

　学生時代から高齢者の看護に関心があり、漠然と「将来は老人ホームで働きたい」と考えていました。さまざまな苦しいこともありましたが、新人看護師時代は、その第一歩だったと今は思っています。

　大学病院を退職した後は、子育てとの両立のため、行政の健康診断・予防接種・訪問看護等の業務に非常勤で携わっていました。まだ介護保険制度導入前で、訪問看護は行政からの派遣という形でしたが、神経難病患者や高齢の方を中心とした在宅での看護に従事することができました。そしてまた一歩、若いころからの目標に近づけた実感がありました。

　末の子が小学校高学年になった22年前に、当法人に入職しました。当初は特別養護老人ホームではなく、在宅介護支援センターの看護師としての勤務を命じられ、少々戸惑いました。しかし、地域の高齢者とかかわるうちに、大きなやりがいを感じるようになりました。

　介護保険制度導入前の準備の時期には、新たな公的保険の導入という歴史的瞬間を、在宅介護支援センターの看護師という立場で、身近で見ることができ、さらに一歩、高齢者看護に深くかかわれるようになったと感じました。

　介護保険制度導入後は介護支援専門員を兼務し、地域の事業所の方々とチームを組んで高齢者支援を行い、さらなる充実感を味わうことができました。

　そして14年前に、特養に異動しました。在宅介護支援センターでかかわらせていただいた地域の高齢者やその家族、ボランティア活動をしてくださる方々や民生委員の方々との関係が礎となり、現在に至っています。

　2018年には、当法人に入職して23年目を迎えました。長く同じ施設で勤務できるということは、地域の方々と深くかかわることができるということだと思い、日々、やりがいを感じながら勤務しています。

　在宅介護支援センターで担当させていただいた方の配偶者やお子さんに、当施設の職員として再びかかわらせていただけることは、施設が地域の方々に支えられ、地域に根づいてきたからだと思っています。

て、お召しになる洋服や髪形を検討し、着々と準備を進めていきました。

　当日、市長来訪の時間を無事に迎えることができ、写真撮影も何事もなく終了しました。1人の看護師が終始傍らで付き添っていました。

　翌日、Ａさんは106歳と10カ月で旅立たれました。最後の力を振り絞って大役を果たしてから旅立たれたことに私は大きな感動を覚えました。

　ところが、看取り後のカンファレンスでは「ご本人はどうだったのだろう」といった声も上がりました。Ａさんには子どもがいなかったため、ご本人の思いを代弁できる方がおらず、本当のところはわかりません。

　しかし、Ａさんの思いを想像する小さな手がかりがありました。亡くなる数日前に、Ａさんの知人が当施設にお持ちになった20年前の地方紙の切り抜き。Ａさんが、敬老の日に「自分たちを救ってくれた福祉に恩返しがしたい」と地元の社会福祉協議会に100万円を寄附したという記事でした。「若いころに福祉の世話になったことがあり、夫婦で恩返しをしたいと思っていた」「夫が先に逝去したが、その遺志を継ぎたい」「福祉に役立ててほしい」といったＡさんのコメントも掲載されていました。

　職員によって考え方は違うかもしれませんが、20年前から福祉の役に立ちたいと思っていたＡさんであればこそ、市内最高齢者として市長と写真撮影をすることは自分の使命だと考えてくださっていたのではないかと、私は思っています。

「ここで最後まで働きたい」
その思いが大きな力

　特養に異動して10数年がたちました。冒頭で申し上げたように、看護職の立ち位置や介護職との思い入れの微妙なズレなど、まだ戸惑うことも

特別養護老人ホーム吉祥寺ナーシングホーム（東京都武蔵野市）

多い状況ではありますが、介護や看護の枠を超えて連携し、さらにボランティアや施設介護サポーターと一緒になって、お世話をさせていただいていること、最期の瞬間に立ち会わせていただいていることを光栄に思う毎日です。

「ここで最期を迎えたい」と思ってくださる入居者の言葉が私たちの励みとなり、多くの職員は「ここで最後まで働きたい」と思ってくれています。その思いは当施設を支える大変大きな力になっていると感じています。

思いに寄り添った高齢者看護を続けたい

私は2017年に父を看取りました。たくさんの方々に在宅生活を支えていただき、最後の半年は救急病院でお世話になり、その瞬間には母と私たち姉弟で手を握って見送ることができる環境を整えていただきました。

在宅でも病院でもどのスタッフの方も丁寧で熱心な医療やケアを提供してくださり、感謝しています。しかし、家族の立場となって感じたことは、どんなに詳しい説明を受けても「もっと詳しく聞きたい」、どんなに心のこもったケアを受けても「もっとお願いしたいことがある」「自分がそばにいられなかったときの様子をもっと細かく知りた

い」と思ってしまうものなのだということでした。

また、お1人の方にお願いしたことが、他の方にも周知されていることが家族にとっての大きな安心感につながることもわかりました。あらためて、肉親の介護や看護を自分以外の人に委ねること、肉親を亡くすということがどのようなことなのかに気づきました。

入居者のご家族から「この施設に入居させていただいてから元気になった」「最高の最期でした」「（最期に共に過ごせた時間は）とっても楽しい幸せな時間でした」などのお言葉をいただくことがあります。

このようなご家族からの感謝の言葉は、モチベーションが高まり、自信にもつながりますが、満足することなく、職員1人の力を何倍にもできる「多職種連携」を十分活用し、ご本人やご家族の思いに寄り添った高齢者看護を続けていきたいと思っています。

●引用・参考文献
1）北川公子ほか：《系統看護学講座 専門分野Ⅱ》老年看護学 第7版，医学書院，2010.
2）石飛幸三：「平穏死」という選択，幻冬舎ルネッサンス，2012.

❖ 特別養護老人ホーム吉祥寺ナーシングホーム
〒180-0001 東京都武蔵野市吉祥寺北町2-9-2
TEL 0422-20-0800
http://www.kichijoji-home.com/

D 尊厳ある看取りのために②

特別養護老人ホームみやま大樹の苑（東京都八王子市）

「自分らしく」自然に入居者と向き合い看取り介護へ

稲垣 瑞恵
Inagaki Mizue
元・特別養護老人ホーム
みやま大樹の苑
医務統括主任
看護師・介護支援専門員・
衛生管理者

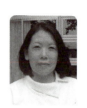

創立30周年を迎えた「みやま大樹の苑」

　1962年に東京都江東区に創立された社会福祉法人アゼリヤ会は、創立当初より「社会的に弱い立場の人の側に立った支援」を経営理念に据えている法人です。法人名「アゼリヤ」は"洋つつじ"に由来し、「踏まれても根を張り続ける、しぶとさをもった植物のように」という想いが込められています。

　アゼリヤ会八王子キャンパスには、養護老人ホーム「美山苑」、救護施設「優仁ホーム」、特別養護老人ホーム「みやま大樹の苑」、デイサービス「美山デイホーム」の4施設があります。

　「みやま大樹の苑」は、1988年4月1日に開設され、開設30周年を迎えました。当施設は東京都八王子市の西北に位置し、都会では体験できない四季折々の情景を楽しむことができる自然環境に恵まれた施設です。

　鉄筋コンクリート2階建ての施設の1階には45人、2階には65人の入居者が生活されています。新宿区・日野市・狛江市・府中市との「ベッド確保契約」があり、地元の八王子市と合わせると主に5自治体からの入居者となっています。

　当苑の事業方針は「できるかぎり家庭に近い生活の場を提供し、安らかにこころ楽しく過ごしていただく。ご家族との信頼関係を大切にし、可能な限りその方の好みに合った生活が送れるよう配慮する」ことです。人と人との温かなこころの通うケアをめざしています。

　開設当初より他施設では入居困難とされている重度者の受け入れを積極的に行い、在宅での経鼻経管栄養者やストーマ、在宅酸素療養者のショートステイを受け入れてきました。開設当時は積極的に受け入れる施設は少なく、家族から大変喜ばれました。

特養の看護のポイント

●生活看護が"チーム力"につながる

　当苑の医務室には、平均勤続年数22年を超えるベテラン看護職5人が勤務しています。過去には看護職の定員が満たない時期もあって苦労した

特別養護老人ホームみやま大樹の苑（東京都八王子市）

こともありましたが、現在では安定したスタッフ数で"生活看護"を展開していることが"チーム力"につながっています。

結果にこだわることなく、入居者本位の視点を大切にしながら、日々、看護に取り組む看護職の頑張りは医務を統括している私の喜びとなっています。何より「入居者・家族に安心していただけるように、微力ながらもレベルアップをはかっていかなければ」と奮起することが、やりがいでもあります。

●日々の人間関係の積み重ねが何より大切

先ほど述べました"入居者本位の視点を大切にする"とは、具体的には入居者の生活のペースを大切に考えて、入居者本人が望まれるケアを探りながら、一方的なケアの「押し売り」や「ご用聞き」にならないように看護のアセスメントに取り組むことであるととらえています。

入居者の気持ちを考え、バリデーションを取り入れて、非言語的コミュニケーションでも「喜怒哀楽」の表出を見逃さずに、何よりも入居者とのコミュニケーションを大切にしています。

特養の医務室には看護処置だけではなく、「入居者とのコミュニケーションの場」という大きな役割があります。入居者とのふれあいの中で、その社会的・歴史的背景に思いをはせて、1人ひとりの人生が垣間見えたとき、「病院では到底味わえなかった喜び」を感じています。

特養の看護は単に入居者と看護職の関係というものではなく、「日々の人間関係の積み重ねが何より大切だ」と素直に考えられるようになりました。力を抜いて「自分らしく」、自然に向き合うことの大切さを入居者から学ばせていただいています。

●職員との情報の共有化の徹底をはかる

日常業務で看護職として気をつけているポイントは「職員間の情報の共有化」です。介護職とのミーティング、夜勤者への申し送りなどの際に留意点などを具体的に口頭で伝えて、周知徹底をはかっています。

情報については、2006年よりグループウエア（サイボウズ）の導入で職員間の情報交換がスムーズになり、効率よく利用しています。

介護職との上手な連携のために力を入れていること

●介護職の専門性を評価する

特養においては、看護職と介護職の連携が欠かせません。当苑では、介護職の専門性である「入居者の生活を一番身近に感じながら、寄り添い、見守り、優しく接すること」を高く評価しています。入居者のQOL向上のため、「笑顔が見たい」「散歩を一緒にしたい」「買い物にお連れしたい」「外食に行ってほしい」「旅行に一緒に行きたい」「ゆっくり話を聞いてあげたい」「きれいな花を飾ってあげたい」など、介護職の視点には"優しさ"があふれています。

「看取り介護の環境整備」などは、看護の視点では気づかないようなことを、介護職はさりげなく上手に介護に取り入れて、家族が感動されることが多々あります。

●感謝の気持ちを伝え、専門性を高め合う

介護職からの情報は貴重だと感じています。
「何となく変だ。バイタルサインは異常がないですけど……」
「いつもならば、この時間に寝ることはないのですが……」
など、科学的根拠はないけれども実際には状態変化がある場合に、介護職からの報告で入居者の急性の変化に気づかされます。

このようなときは、看護職は介護職の報告を素直に評価することが大切です。ときには、「あなたが早く気づいてくれてよかった。ありがとう」と、介護職に感謝の気持ちを伝えるようにしています。お互いの専門性を認め合って高めていくことが、介護職と協働していく際のポイントである

D　尊厳ある看取りのために②

ととらえています。

経腸栄養の入居者の増加とケア

当苑で医療的ケアの入居者が急増したのは2007年度でした。このとき当苑開設以来最大の17人の経腸栄養ケアを実施しました（胃ろう7人、経鼻栄養10人）。17人のうち11人が2007年度に新たに経腸栄養に移行になりました。

11人のうち10人が、入院先の医療機関で経腸栄養へ移行になり、残り1人が、家族の強い希望もあって最終的には主治医の指示により、当苑にて移行になりました。

経腸栄養への移行の理由としては、繰り返される誤嚥性肺炎、小脳出血や脳梗塞などによる嚥下機能低下が主に挙げられます。

経腸栄養に移行する前段階では、食事形態の工夫・器具の検討・食事介助の方法など、主治医の指示を受けて、管理栄養士・介護職と情報交換に留意し、栄養ケアマネジメントに反映させました。

●特養ならではの経腸栄養のケア
——入居者の思いをケアに反映させる

当苑での経腸栄養のケアを行う上で看護職が大切にしていることは、入居者と家族の人生観や思いを受け入れ、その意向がケアに反映されるよう心がけることです。

入居者の状態に応じて、クラブやリハビリテーションへの参加を促し、テレビや好きな音楽などが楽しめるようコミュニケーションをはかっています。また、家族の面会時には車いすでの散歩や楽しい時間が過ごせるよう配慮します。

●経腸栄養の備品を
全面ディスポーザブルへ変更

経腸栄養の入居者増加に伴い、2007年7月5日から経腸栄養の備品を全面ディスポーザブルへ変更することができました。変更の大きな目的は、①衛生面の改善、②業務量の軽減の2点です。

①では、ノロウイルス感染症や食中毒事故などの二次感染の回避のためにも、日ごろの衛生管理を徹底すれば、危険度が低くなることを学びました。

②では、看護職・調理師・栄養士の業務量の軽減がはかられました。

看護職の業務量の軽減内容については、

・栄養を食堂へ取りにいく（5分）
・栄養をイルリガートルに入れる（7～8分）
・栄養容器を下洗いし、厨房へ返す（10分）
・終了時にイルリガートルを回収し、洗浄する（15分）
・イルリガートルを消毒する（15分）
・イルリガートルをすすぐ（15分）

以上の業務が1日3回の経鼻経管栄養ごとに軽減されたため、その分、介護職は体位変換や口腔ケアに時間をかけ、丁寧に行うことができるようになりました。

また、2007年12月10日から胃ろうの栄養方法も「プッシュケア」に変更しました。プッシュケアとは、半固形流動食（150g、300kcal）である「メディエフ（味の素）」を胃ろうチューブと接続し、看護職が手で絞り出す方法です。下痢に傾きやすい胃ろうには一定の効果を上げることができました。

「看取り介護」に取り組んで

当苑で指針を作成して積極的に取り組んでいることに「看取り介護」があります。「看取り介護」を取り入れることで、介護職・看護職を中心に全職員のチームワークで、入居者の状態の低下や変化を段階的にアセスメントし、ケアプランを見直し実践できるようになっています。医療的整備の問題はありますが、入居者・家族の意向を確認しながら、「看取り介護」が行えるようになっていることは、私の中では特養の看護の取り組みの中でも大きな一歩と位置づけています。

ここでは、当苑で経験した「看取り介護」の事

特別養護老人ホームみやま大樹の苑（東京都八王子市）

例を2つ紹介します。

Episode

●スキンシップをはかりながら
コミュニケーションを心がける

Aさんは96歳の女性。入居1年後に膵臓がんの症状が出現し、病院へ入院されました。しかし手術の適応ではなく、家族の希望もあり、退院して当苑に戻ってこられました。主治医から家族へ病状説明が行われ、家族は急変の可能性も了承された上で、最期まで自然なかたちで当苑にて過ごすことを望まれました。

「ホスピスの役割も含め、最期まで対応する」と主治医が判断し、看取り介護に取り組みました。介護職・看護職を中心に各部署で連携をとりながら、施設全体でのケアを行いました。

経口からの食事・水分摂取は決して無理をせず、Aさんのふるさとの料理やお菓子・果実を準備し、家族も面会時には好物を持参されてAさんは味わうことができました。

やがて、全身の浮腫も出現したため、体位変換や寝衣・寝具の調整に注意し、安楽な体位が保てるように工夫しました。

職員はAさんの馴染み深いふるさとの情景について話しかけたり、手を握ったり身体を擦るなど、スキンシップをはかりながらコミュニケーションをとることを心がけました。

呼吸の変化や吸引の必要もなく、「看取り介護同意書」をいただいてから9日目の早朝、下顎呼吸が出現、意識レベルの低下があり、介護主任と看護職が見守る中でAさんは静かに息をひきとられました。

Episode

●きめ細かな介護職・看護職のケアにより
2度の重篤な状態を乗り越える

Bさんは94歳の女性。入居4年後、脳梗塞発症後に経腸栄養になり、生活は安定されていましたが、1年半後、急性気管支炎で病院に入院されました。

家族は入院時に病院から「今回状態が回復しても症状は繰り返されることが考えられ、施設への退院は困難だろう。施設側も困るのではないか」と、説明を受けて大変困惑されていました。施設でのケアを希望されていましたが、「施設では看てもらえないのだろうか？」と、すぐに当苑へ相談がありました。そこで重度者ケアでも、主治医との連携があれば可能であることを説明しました。家族は安心され、住み慣れた当苑への退院が可能になりました。

退院半年後、呼吸状態の変化が見られたため、主治医からの病状説明の場を設定し、家族の意向を確認しました。主治医からは「医療機関で治療を受けられる状態ではなく、施設での介護が望ましい」と説明がありました。家族は病院ではなく施設での最期を望まれ、急変があり得ることも了承された上で、「看取り介護同意書」をいただき、ケアに取り組みました。

その後、短期間で発熱や呼吸状態の変化が見られました。心肺機能への負担を最小限にするため、主治医からの指示で経腸栄養量を減らし、介護用品での安楽な体位を工夫、発汗も多いため身体の清潔にも留意しました。

重篤な状態が2週間ほど続いた後、シャワー浴ができるまでに安定しました。家族はベッドを囲んで座り、一緒に穏やかな時間を過ごされ、Bさんが得意だった木登りの話や、好きだった格闘技のテレビ番組の思い出話をされていました。

看取り介護に取り組んでBさんは2度、重篤な状態に陥りましたが、きめ細かな介護職・看護職のケアにより、無事4カ月間が経過しました。それは、まるで職員へのエールのように感じられました。そして、クリスマスソングが流れるクリスマス・イブの日、Bさんは眠るように呼吸が停止しました。

D　尊厳ある看取りのために②

●看取り段階での家族への情報提供の大切さ

この2つの事例から、家族への連絡についての難しさと重要性を痛感することができました。それは、看護職の状態報告に一喜一憂される家族の胸中を察することができるようになったからだと思います。

看取りの段階での情報提供については、バイタルサインや状態変化の報告だけではなく、清拭や洗髪、爪切りやマッサージ、好きな音楽、庭の花を飾る、花の香りを嗅いでいただくなど、普段職員がさり気なく行っていることも伝えるようにしました。

そして、最期まで声かけやスキンシップを大切にしたケアに取り組み、本人のわずかな反応も伝えるようにしました。

特養の今後の方向性

●課題は地域の看護職との連携体制

在宅のケアマネジャーや地域の看護職との連携は、ショートステイ利用者の主治医に情報提供が必要なとき、非常に稀ですが在宅へ戻られる入居者の看護サマリーの提供などに限られているのが現状です。

今後、特養などの施設には地域福祉の拠点として活動の幅を広げていくことが求められており、「地域全体の看護体制の構築」は1つの課題といえます。

●ホスピスの役割も担う特養へ

今後ますます特養は専門職の集団になっていくと思われます。そのような中、高齢者生活支援のスペシャリストが介護職と看護職の連携の中から誕生していくことを望んでいます。

職域を越えて「入居者の生活を支援する」専門職として、多職種で取り組むケアは、これまで臨床では実践できなかったと思います。これからの特養は、医療的な課題を解決しながら「ホスピス」としての役割も担っていけると考えています。

❖ 特別養護老人ホームみやま大樹の苑
　〒192-0152 東京都八王子市美山町1463
　TEL 042-651-0161
　http://www.azeriya.or.jp/taijyu/

D　尊厳ある看取りのために③

特別養護老人ホーム琴清苑（東京都西多摩郡奥多摩町）

「心の福祉」の理念の下、自宅のような看取りの実現をめざす

浜中 勉
Hamanaka Tsutomu
社会福祉法人双葉会
特別養護老人ホーム 琴清苑
看護師

　特別養護老人ホーム「琴清苑」は、東京都の奥座敷・西多摩郡奥多摩町にあります。都心の喧騒が信じられないくらい自然豊かで静かなところで、眼下には多摩川が流れ、四囲緑一色に包まれた風光明媚な景勝地に当苑はあります。

　大半の職員は地元在住で、施設の設備も自由に開放されている"地域ぐるみの特養"として、地域福祉センター的な役割も果たしています。

　母体法人の社会福祉法人双葉会は1963年に設立され、67年には当苑と同地域に特養「寿楽荘」を定員50人で創設しました。寿楽荘は増設を重ね、現在は入居190人の大規模特養となっています。また、定員70人の氷川保育園、10床を持つ双葉会診療所も経営しています。

　当苑は1977年7月に、当法人の2番目の特養として創設されました。「心の福祉」を理念に、入居者1人ひとりの人格・個性を尊重し、処遇の向上に努めています。原則4人居室ですが、定員85人に対して、常勤看護職が4人おり、看護体制加算Ⅰ・Ⅱも取得しています。4月の花まつり、8月の花火鑑賞会、10月の運動会、1月のカルタ大会など季節の行事にも多く取り組んでいます。

介護職との上手な連携のために

●入居者の変化にいち早く気づく介護職

　特養の看護職として、特に気をつけているポイントは"介護職との連携"です。特養は介護職を中心に入居者の生活援助を行っています。入居者と接する時間は介護職が圧倒的に多く、入居者の状態や変化などにいち早く気づくのは介護職です。入居者の行動や言動から変化を感じとり、「いつもと違う」ことに気づきます。入居者の生活パターンや行動のパターンから昨日と比較し、夜間帯の行動などを相対的に観察しているので、異常の徴候や違いに気づくのです。

　例えば、休憩時間などの介護職との会話で「○○室のHさん、今日ポータブルトイレに座っている姿勢が変だよねー」と、いつもとは違う姿勢をしていることを聞いた看護職は、その情報から、Hさんの既往歴や現在の疾患状況、バイタルサインや本人が訴える症状からアセスメントを行います。入居者の体調の変化に迅速に対応し、症状の悪化防止にもつなげることができます。

D　尊厳ある看取りのために③

高齢者は加齢とともに、感染症などに対する抵抗力が落ちてきます。その結果、臓器の萎縮や細胞機能の低下などを背景とした"身体機能の低下"がみられます。そのため、少しの変化を見逃すことで重度化してしまうことも考えられます。重度化を未然に防ぐためにも、介護職の観察力からくる"気づき"は重要であり、それをキャッチする介護職との連携が看護職には非常に重要であると感じています。

●お互いの尊重と細かな情報共有がポイント

では、連携をとるためにどこを工夫しているかというと、「お互いに尊重し、小さな変化でも情報を共有化すること」を大切にしていることです。看護職は朝の申し送り前に各フロアの夜勤の介護職に昨夜の入居者の状態を聞いて把握するようにしてコミュニケーションをよくとり、信頼関係を向上しています。介護職同士の間でも「ホウ・レン・ソウ」を活用し、報告・連絡・相談を基本にして情報の共有化をはかっています。

介護職から入居者の状態や変化の情報を受け取り、医療的行為が必要かどうかを判断するのが看護職の役割ですが、介護職に前もって状態の観察をお願いするときもあります。このときは、介護職に観察する項目についてわかりやすく説明するので、一緒に観察することで"チームプレイ"となり、最善のケアを提供できるのではないかと思います。本当に「お互いを尊重しないと、よりよいケアはできない」と感じています。

夜間帯は介護職だけなので、特に状態不良の入居者がいる場合は不安が増大していると思います。当苑では急変時の医師への連絡体制を整えてあり、看護職は24時間オンコール体制をとって支援しています。夜勤時の申し送りで状態不良の入居者がいるときには、少しの変化時や不安なことがあれば、いつでも看護職にオンコールするように伝え、介護職の不安が軽減できるように努めています。このような支援体制が、お互いを尊重することにつながっていると思います。

特養看護職としての"やりがい"を感じるとき

●緊密な医師との連携

特養では"生活ニーズを中心とした看護"が重要です。それを実践するために、入居者その人が"その人らしい生活"を送れるよう、看護職には「健康管理」を行うことが求められます。同時に、入居以前の生活の延長として特養での生活があり、残りの人生が最良であるように援助するとともに、やがて最善の看取り看護ができることも特養の看護職の重要な役割だと思います。

当苑には同じ法人内に双葉会診療所があって医師との連絡が24時間で対応でき、急変時などにおいて迅速な対処ができています。当苑内にも診療所があり、週2回は嘱託医が当直しているので、医療面の対応は充実しています。

●医療の知識を介護職に伝える大切さ

そのような中で、医師に連絡するほどの症状ではないときなどは、看護職の知識と経験が生かされると感じています。介護職は"介護の専門家"、看護職は人体の仕組みや疾病の成り立ちなど病気や疾患の知識を持った"医療の専門家"です。医療の知識を介護職に伝えることにより、入居者のニーズに合ったケアが行えると思います。

介護職と看護職の考え方に違いはあると思いますが、目標は「入居者のニーズに合わせてケアを行うこと」です。介護職と看護職が協力して支援することで安心・安楽な生活が提供できると思います。介護職に医療の知識をより多く伝えることで、体調変化時の迅速な対応やケアがさらにレベルの高いものになると思います。

看護学校時代、感染症の授業で「なぜ人間が風邪をひくのか」を学んだとき、私は感動しました。職員も風邪をなぜひくのか完全に理解している人は少ないと思います。施設内研修で、感染の成り立ちを感染経路や病原体の種類などを医療的知識

特別養護老人ホーム琴清苑（東京都西多摩郡奥多摩町）

として、わかりやすく説明して知識を共有します。そうすることで、施設内の感染拡大防止につながります。こうした研修は介護の現場で生かされ、感染を最小限にとどめることや、早期発見・早期予防に向けての協力体制の強化につながると考えています。実際に「研修の成果や個々の入居者が健康で快適な生活を行える援助が提供できているな」と思えたとき、看護職としての"やりがい"を感じています。

特別養護老人ホーム琴清苑の概要

〈定員〉85人／ショートステイ併設型1人・空床型4人
〈利用者の平均年齢〉80.0歳
〈平均要介護度〉4.0
〈職員体制〉苑長1人、事務長1人、事務主任1人、生活相談員1人、ケアマネジャー1人、管理栄養士1人、機能訓練指導員1人、介護主任3人、介護職常勤22人・非常勤6人、看護職常勤4人、非常勤医師1人、非常勤精神科医1人、非常勤OT・PT各1人
〈併設施設〉双葉会診療所、氷川保育園、特養寿楽荘

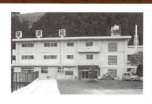

"看取り"の事例から特養看護を考える

特養で最近多くなってきたのが"施設での看取り"です。看取りケアには、特養看護職が行うべきケアがすべて含まれると思うので、当苑で看取ることのできた2つの事例を振り返りながら、「琴清苑での看護」を考えてみます。

Episode

入居して24年になる90歳代の女性Aさんは、琴清苑での生活歴最長の方でした。脳梗塞後遺症にて左片麻痺が残りましたが、リハビリ訓練を頑張り、ポータブルトイレでの排泄や車いす操作まで可能となりました。そのおかげで、当苑での活動範囲も広がり、各種の行事やクラブに参加されて、笑顔も多く、充実した生活を送っていました。

食事もセッティングにて自己摂取も可能で、大きな病気もすることなく風邪や下痢など軽い症状のみで回復していました。しかし、加齢とともにADLの低下があり、「老化現象も進んできたな」と職員は感じていました。離床や行事の参加を促しても拒否することが多くなり、テレビ鑑賞が生活の中心となっていきました。

やがて、Aさんは発熱を繰り返すようになり、活気がなくなり、食事の摂取量も徐々に減ってきました。そして、当苑はAさんの家族に、今後のケア方針についての希望をうかがいました。家族からは「1日でも長生きをしてほしい」との希望があり、経管栄養も希望されましたが、再度、医師と相談した上で、

「年齢と身体状況を考えると、なるべく口から食べていただきながら終末を迎えることも、Aさんにとって安らかな最期であること」

「本人の希望がない中で、家族や医療側の判断で高度な延命治療することは自然の流れに反した行動であること」

「当苑としては、Aさんにとってらしく生きられて、達成感や満足感を得られる援助を行っていくこと」

などを伝えると、家族に「母が安らかな死期を迎えられるよう最低限度の医療的行為や援助をお願いします」と共感していただきました。

介護職と協力して口当たりのよいプリンや高カロリー食をその日のAさんの状態に合わせて選択し、口からの摂取を促していきました。このとき、「人は口から物が食べられなくなると、身体機能の低下が著しくなって会話がなくなり、表情も乏しくなっていくのだな」と実感しました。

摂取量が少ないときは点滴により補液を行い、状態のよいときはゼリー状の水分を摂取していただくことで、Aさんは亡くなられる2週間前まで経口摂取をすることができました。

1週間前からは身体状況に合わせて補液を行いました。そして徐々に意識状態が低下し、呼吸も浅くなり、職員の見守る中、永眠されました。

D　尊厳ある看取りのために③

　Aさんにとって最良の最期が迎えられたかは不明ですが、24年間も生活していただき、当苑で"看取りケア"ができたことを光栄に思います。

Episode ▮▮▮▮▮▮▮▮▮▮▮▮▮▮▮▮▮▮▮▮▮▮▮▮▮▮▮▮▮▮▮▮▮▮

　90歳代の女性Bさんは視覚障害と知的障害があり、単身での生活が困難となり、救護施設で38年間生活され、その後、当苑への入居となりました。入居時に「重度の障害があり、認知症も進行している」との情報があったので援助方法を検討しました。最も気になったのが「食事の拒否傾向があり、摂取量にも変動がある」でした。

　入居後、コミュニケーションがうまくとれず、会話も「食べるよ」や「いらない」などの返答だけ。食事も2～3日に1回のときもあれば、状態のよいときには1日3食べることもありました。「食べるよ」と発言があるときがチャンスで、俵型にしたおにぎりを手に持っていただくと、自分で摂取することができました。

　やがて、Bさんの食事に"サイクル"があることに気づき、また栄養ドリンクやバナナを好むことがわかったため、不食時の対応として援助しました。さらに、氷を要求することがあったので、Bさんの担当職員から「栄養ドリンクを氷にして摂取していただくのはどうか」と提案があり、氷状にした栄養ドリンクを渡すとスムーズに摂取していただきました。しかし、やはり少量の摂取のために食事量の確保は難しく、医師と相談して摂取量の少ないときや脱水症状の徴候があるときは補液にて対応していくことになりました。

　半年間、このような対応をしてきましたが、だんだん食事を拒否することが多くなり、経口からの摂取が三口から二口と減っていき、亡くなる前日まで続きました。しかし、亡くなる日には、これまで拒否されていた食事を、栄養ドリンクでしたが摂取することができ、その日の夕方眠るように息を引き取られました。

　私は「Bさんは最期を自己決定されていた」と

強く感じました。本人の食べたい量に任せていれば食事量は自然と減っていきます。身体が衰退していくので、無理やり食べさせれば誤嚥や嘔吐してしまう。Bさんは自分の身体状況に合わせて食事をとられていたのでしょう。

　人間らしく生きることは「口から食べること」とよくいわれます。Bさんも最期の日に口から食べることができ、人間らしい生き方を自分なりに貫いて、90年の生涯を静かに終えられたのではないかと思います。

今後、重要になる"特養での看取り"

●最期を迎えるのに理想的な"在宅での看取り"

　現代は、ほとんどの人が病院で人生の最期を迎えるのが主体になっていると思います。しかし、私が子どものころより前は、在宅での"看取り"が、どこの家庭でも自然に行われていた気がします。その時代は、核家族ではなく、二世代同居や三世代同居がどこの家庭でも普通でした。

　老人夫婦が老いていく姿や、死期が迫っている過程を一緒に生活する中で自然に学んでいたのではないかと思います。人間が生まれてから死に至るまでの過程を、暮らしの中で体験していたといえるでしょう。しかし、現代では核家族化が進み、ごく自然に暮らしの中から学んでいた"死"が学べなくなっています。

　現代の生活状況や経済状況から在宅で看取りを行うことは、家族にとって大変な負担になると思われているのではないでしょうか。しかし、"看取り"を通して、亡くなってゆく人と心が通じ合えることや、できるだけのことをしてあげられたなどの達成感や満足感が生まれることは重要なことだと思います。家族がみんなで、共に喜び、悲しみ、生死の問題を考えながらケアを行うことでいろいろなことを学ぶことができるのです。

　人間は終末期に入ると、最初はとまどいが強く

無気力状態となることが多いのですが、次第に気持ちが落ち着いて、"心"が開かれてきます。死期が迫るとさらに磨かれた感じとなり、周囲の者と心が通い合い、「素晴らしい時間を持つことができる」と言われています。

自分が慣れ親しんだ環境の中で終末期を迎えることは、誰もが望むことだと思います。私自身、自分の終末期は在宅での生活を望みたいと考えています。馴染んだ家で家族と共に喜び、悲しみ、睡眠や食事など、一緒に多くの時間を過ごしながら、生死の問題を考え、受け止めていきたいと思います。

このように、その人がその人らしく生きられ、達成感や満足感を得ることが多くできるのが"在宅での看取り"ではないかと感じます。

●在宅と同様の"特養での看取り"をめざして

介護保険が導入される前の特養では、車いすで自走される方や歩行器で歩行が可能な方が多く入居されていました。介護保険下になり、重度の方の入居が多くなり、それに伴い、特養在籍年数も短くなっています。つまり、医療的行為が必要な方の入居が多くなり、"看取りのケア"が中心となってきているのです。今後もその傾向は多くなることでしょう。

私は特養でも、在宅で生活しているように支援するターミナルケアは可能と思っています。実際、当苑では開設より看取りケアを行っています。

入院中は比較的多くの方が治療中心となってしまい、医療側は"医療的考え"を押し付けているような気がします。患者も入院中という心理的状況や周囲の状況から「医療行為がされていないと不安だ」と考えることもあるでしょう。

一方、在宅ではある一定の医療行為しか行えませんが、"生活の質"という面ではとても充実し、その人らしい生活を送っていると思います。しかし、例えば、特養などの施設に入居されている方が、最期のときを迎えて、在宅でのターミナルケアを希望したとしても、家庭の事情や本人の生活

特養の看護職になったわけ

私は高校卒業後、陸上自衛隊に入隊しました。除隊後に消防官となりましたが、病気のため入院し、退職しました。一般企業に10年間勤めた後、転職して琴清苑に入職しました。当初は介護職として勤務しましたが、数年、介護職として"介護"を行う中で、「介護職では業務に限界がある」ことを強く感じるようになりました。

同時に「特養での看護業務には大きな役割があるのに、看護職の確保が難しい現状ではケアにも限界がある。看護や医療を学ぼう」と思いました。看護を学ぶことで入居者の身体的側面や心理的側面、疾患などを総合的に考えたアセスメントができて、その人に合ったケアを考えることができるのではないか、と思ったのです。

琴清苑に勤めながら、34歳のときに准看護学校、39歳のときに高等看護科に入学し、今、看護師として、個々の入居者に合わせたアセスメントをして疾患への処置を含めた総合的なケアを考え、全人的な看護を行うように努めています。

特養の看護職は、介護職を支えて協力し合って、入居者個々のニーズに合わせた援助を見いだすことにやりがいを感じる一方、看護職自身で医療的判断や総合的に判断をしなければならないことも多く、私も常に責任の重さを感じながら、当苑で勤務しています。施設の理念である「心の福祉」を目標に、入居者が充実した毎日が送れるように、看護職としてできることを日々考え、看護の向上に努めています。

状況から特養でのターミナルケアを受ける人は多くいます。

私は前述した2つの事例のように、延命だけを重視するのではなく、"生活の質"の向上がはかれる看護を目標にしていきたいと考えています。そして、その人がその人らしい終末を迎えられ、「この施設でよかった」と思ってもらえる看護を行いたいと思っています。

❖**特別養護老人ホーム琴清苑**
〒198-0212 東京都西多摩郡奥多摩町氷川1099
TEL 0428-83-3932
http://www.futabakai.or.jp/

D 尊厳ある看取りのために④

特別養護老人ホームこもれび（静岡県静岡市）

入居したその日から始まる"看取りケア"に多職種で取り組む

依田 史枝
Yoda Fumie
社会福祉法人吉原福祉会
特別養護老人ホームこもれび
看護師

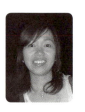

特養看護リーダー研修をきっかけに業務改善に取り組む

「特別養護老人ホームこもれび」は、緑に囲まれたユニット型特別養護老人ホームとして2006年4月にオープンしました。基本理念として、「温慈恵和＝温かい慈しみの心が集まれば、そこには和が恵まれる」を掲げています。

●"入居者に寄り添う看護"を話し合えた研修

私は開設間もないころに入職し、ユニットケアを行うことへの期待と、新しい施設でのスタートにスタッフ一同の熱気を感じました。

しかし、仕事が始まるにしたがって、介護職の離職率の高さ、特養での看護の理想と現実の違い、看護職の責任の重さを感じ、施設のさまざまな職種の中で孤立してしまっているような疎外感を感じました。「めざしているものは同じなのに、どうしてこうなってしまうのだろう」と、やりきれない思いでした。

そのようなとき、日本看護協会で実施された「これからの特別養護老人ホームにおける看護リーダー養成研修」を受講し、同じ悩みを持つ看護職たちに出会って、"もっと利用者に寄り添う看護をしていくにはどうしたらよいのか"を話し合うことができました。このおかげでモチベーションも上がりました。

しかし、現実は厳しいものです。施設に帰って、いざ実践を始めようとしても、うまくいかず、看護スタッフで何回も話し合いました。

●理解ある嘱託医の協力を得て

当施設には看護部はありません。看護職は全ての職種と同じく「特養事業部」として位置づけられ、常勤は5人です。ショートステイも担当しなくてはならず、薬の管理や処置、排便コントロール、急変時の対応、家族との連絡などに追われ、入居者とかかわることの少なさを感じていました。

そこで、看護リーダー養成研修に参加して受けたアドバイスを参考にしながら、業務の改善に取り組みました。

まず、薬局と相談し、すべての内服を一包化してもらい、落薬・誤薬事故を防ぐとともに、配薬を簡潔にしました。そして、嘱託医とも連携をとり、服薬内容を検討しました。

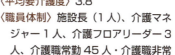
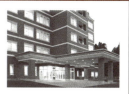

経管流動食の入居者には、必要量を考え、朝・夕の経管流動食にし、負担がないようにしました。その結果、空いた時間には入居者の食事介助に行けるようになりました。

また、介護職とのコミュニケーションも以前よりとれるようになったことで、入居者の食事の状況や食事介助の仕方など、アドバイスできるようになりました。

入浴時のバイタルサインの測定も中止しました。介護職は最初のころ不安を感じていましたが、バイタルサイン以外の"観察の目"が信頼できるものであることを説明し、介護職の「何となく、いつもと違う」という感覚が大切であることを伝えています。

協力してくださる嘱託医は、個人病院の医師ですが、24時間の電話対応と定期以外の往診もしてくれます。施設看護職にも理解があり、業務の改善にも協力的です。

3つの事例から考える
特養の看護職の役割とは

私は以前から、「果たして特養に看護職は必要だろうか」という疑問を持っていました。しかし、入居者への取り組みを通して、特養看護職の役割がだんだんわかってきたように思います。

以下に、特養の看護職として考えさせられた事例を紹介します。

Episode

Aさんは老人病院から入居されました。バルーンを挿入しており、不穏があるとのことで精神安定剤や睡眠薬を服用していました。しかし、入居時に嘱託医と相談し、「安定剤も睡眠薬も全部中止して様子を見てみよう」ということになり、スタッフにも伝えました。ただし、夜間に不穏になっては対応に困るので、頓服薬は処方しておいていただきました。

Aさんは入居して薬の影響がなくなると、とてもシャキッとした様子になりました。ジョークまで話されるのです。

バルーンも病院で何回か抜去を試みたとのことでしたが、もう一度試してみることにしました。すると、スタッフも自尿があることは期待していなかったのですが、抜去から12時間おいて自尿がありました。

Aさんはその後、熱もなく、順調に排尿があります。しかも尿意・便意がしっかりしていて、トイレでの排泄ができています。それまではバルーンに違和感があって、不穏だったのかもしれません。Aさんは今では、すっかりユニットの"癒し系アイドル"になっています。

もちろん器質的な問題だったら、このようなことはできませんが、Aさんのケースでは、看護スタッフ間での話し合いで服薬の中止を試すことができ、それがよい結果につながりました。また、それをバックアップしてくれる嘱託医がいてくれることが大切だと思います。

Episode

Bさんは夫に先立たれ、お子さんがいらっしゃいません。しかし、姪ごさんがよく面倒をみています。まだ元気な方ですが、1年ごとに老いていくことを考え、「最期のときをどう過ごしたいか」

D 尊厳ある看取りのために④

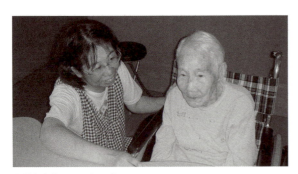
入居者主体のケアをめざして

の確認をとりました。Bさんは施設での最期を希望し、「不必要な医療は受けたくない」との意思でした。姪ごさんは、「本人の意思を聞けてよかった。私からは言い出せることではないので」と、同意しました。

人生の最期をどう過ごしたいかは、本人に聞くのが一番です。はっきりと意見の言える方だったら、事前に本人に確認しておくことが大切だと思います。

Episode
Cさんの最期のときが徐々に近づいていました。夫や長男が週2回は面会に来ていましたが、状態が落ちていくことの理解がなかなかできず、何回も嘱託医から説明をしていました。

もういよいよというところで再度説明をしましたが、キーパーソンではない次男の納得を得られず、病院へ搬送され、Cさんは1週間後に亡くなられました。

Cさんのケースでは、死を前にした家族の心の揺れを受け止め、家族に説明することの難しさを感じました。私が病院にいたときは、ただ医師の指示に従い、最期のときをどう過ごすかを疑問に思うこともありませんでした。

しかし、「入居者にとって一番よいこととは何か?」を考えたとき、年老いた身体に点滴を入れること、酸素を流すこと、尿カテーテルを入れること、家族と一緒にいられないことなどがあったら、それは最期を迎えるときに幸せなことなのかと、考えさせられました。

今まで特養の看護職として「病院は治療をするところであって、老衰は治療で治るものではない」ということを何回も他職種・家族に説明し、老年期への理解を深めてもらえるようにしてきました。しかし、家族は事象だけを捉えて、「おしっこが出ないのは腎臓が悪い」「脱水は点滴をしてもらえば治る」と望みを訴えてきます。「それらがすべて老衰による症状なのだ」と理解してもらうには、家族と何回も話し合いを重ねて、信頼関係を持つしかありません。

そして、家族との信頼関係を持つには、施設の方針がひとつにまとまっていなくてはなりません。職種によって意見が違うことはよくありますが、窓口をひとつにして、「施設でできること、できないこと」を明確にして対応していかなくてはならないと思います。

そのために、当施設ではカンファレンスを開いて情報を共有したり、看護職から他職種に情報を流すようにしています。今も、職種間で実際に意見の食い違いはありますが、そこを乗り越えるためには、何回も話し合いをもつしかないのかなと思っています。

特養看護職が取り組むべき3つの課題

特養の看護職が、今、取り組まなくてはならない課題はいくつかあります。そのうち主な3つのポイントについて述べます。

①他職種との協働
他職種と理解を深めることはなかなか難しく、それぞれの立場でもっと歩み寄りをしていかなくてはならないと感じます。それには、コミュニケーションが欠かせません。

他職種との申し送りでは、今、問題となっていることを紹介したり、ケアへのアドバイスなどをしています。また、議題を挙げて、会議でお互いに意見交換をしています。

②家族への働きかけ

当施設は面会者が多く、家族と会話できる機会が多いため、入居者のちょっとした変化をその都度話すことができます。そのときを含めて、"老いる"とはどのようなことなのかを説明したり、看取りについての文献などで紹介したいものなどをコピーし、面会者が通るところに置いたり、家族会の開催時に話をしています。

③スタッフへの教育

スタッフへは1つひとつのことに対して考えるようにアドバイスしています。以前、おしりのオムツかぶれに亜鉛化軟膏を塗り、汚染したら油でふきとるという処置をしていた方がいました。しかし、いつの間にか軟膏を塗るのを忘れていて油だけを塗っていたという、笑ってしまう事件がありました。誰もおしりに油を塗っていることを疑問に思わなかったのです。

私たち看護職が言うことは"指示"と受け取られがちですが、介護職と一緒に考え、もっと質問してもらえるような関係をつくっていきたいと思います。

よりよい"看取り"のためには
多職種での取り組みが必要

●ナチュラルケアで安らかな最期を

そして、特養の看護でこれから大きな位置づけとなってくるのが"看取り"です。

当施設では看取りに関しては、入居時に看取りの説明をして同意書をいただいています。そのときに、特養の医療体制を説明し、ここは医療施設ではないこと、できることは限られていることなどをお話ししています。

当施設ではナチュラルケアとして、点滴は一切

特養の看護職になったわけ

看護学校卒業後、総合病院に15年間勤めました。子どもの育児休暇以外は休むことなくずっと三交代勤務をしてきました。大変な勤務でもそんなにつらいと感じることなく、楽しく仕事をしてきました。"看護"はとてもやりがいのある仕事で、毎日が勉強でした。

しかし、中堅になることで、"看護"以外の仕事量がだんだん増えてきました。新人への教育や責任の重い仕事にくたびれてきたとき、「もっとのんびりと人を看る仕事がしたい」と思い、特養に就職しました。

当初、特養看護職の役割は「高齢者を看取ることだ」と思っていました。しかし、そこには救急搬送を美徳と考え、死をタブー視している現状がありました。今もそこにとまどいながら、「特養での看護職の役割とは?」「介護職への教育方法とは?」など、方向性を探りながら、特養での看護に取り組んでいます。

行っていません。そして、食べられるだけ、飲めるだけとし、余分な水分が入ることで本人が苦しまないようにしています。モニターをつけたり、酸素等もしません。吸引も必要最低限とし、介護職たちの口腔ケアでまかなっています。そのため、亡くなるときのお顔はとても安らかで、枯れるように最期を迎えることができています。

●入居した日から始まる"看取り"ケア

今後、超高齢化社会に突入していくことが予想されます。そのような状況下では、特養の看護職として医療依存度の高い入居者を受け入れなければならなくなってきます。しかし、特養は"生活の場"です。そこで暮らす"生活の延長線上にターミナルケアがある方たち"に対してできることは、安心して生活できる場を提供することだと思います。介護職が介護しやすいようにバックアップしていくことは看護職の役目です。

看取りケアは入居したその日から始まっています。医療の手を借りずに逝く人は、自然でとてもきれいです。「何もしない、何もできない」ので

D 尊厳ある看取りのために④

はなく、毎日行っているケアに自信を持っていきたいと思います。看取りに関しては、今後も課題が多く、多職種で取り組んでいかなくてはならないテーマだと思っています。

*

特養の看護職は責任が重く、また孤立してしまいがちですが、スタッフの信頼も厚くやりがいのある仕事だと感じています。

私自身、病院勤務時は特養など施設のことを何も知らなかったけれど、もっと病院勤務の看護職にも施設看護職のことを知ってもらいたいと思っています。

なお、当施設では、ショートステイでの看取りも行っています。事前に主治医が往診してくれるか確認し、家族と多職種でカンファレンスを開き、施設での看取りの同意を得ています。このような取り組みで、看取りケアについて介護職のレベルの差がなくなり、検死が入ることが少なくなりました。

❖ **特別養護老人ホームこもれび**
　〒424-0111　静岡県静岡市清水区吉原1731
　TEL 054-343-0155

D 尊厳ある看取りのために⑤

特別養護老人ホーム ベルライブ（大阪府堺市）

地域に溶け込み"看取り"までできる看護を

白川 美保子
Shirakawa Mihoko
特別養護老人ホーム
ベルファミリア 施設長
（特別養護老人ホームベルライブ 前施設長）
看護師

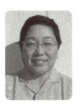

「おばあちゃん、おはよう！」

小さな子どもたちの明るく元気な声で複合型福祉施設「ベルタウン」の1日が始まります。エントランスには、いつものように登園するひ孫を待っている高齢者の姿が……。

2004年4月、大阪府堺市の住宅街の中心に「ベルタウン」がオープンしました。7階建ての建物は、光・風・水をふんだんに取り入れ、「高齢者と子どもたちが温かくふれあう街」がコンセプトです。

1階には、「ベルライブ」デイサービス、「ベルアルト」デイケア、「ベルタウン」訪問看護ステーション、「ベルタウン」ヘルパーステーション、「ベルタウン」ケアサポートセンターがあります。

2階には、定員120人の保育園「ベルキンダー」があります。「子どもは土と水と太陽で大きく育つのです」と、園長先生の思いを込めた広い園庭はとても2階にあるとは思えません。

3〜4階は、介護老人保健施設「ベルアルト」です。定員100人で一部がユニットケアになっています。

そして、5〜7階に位置するのが特別養護老人ホーム「ベルライブ」です。入居者85人、ショートステイ15人定員で、全室個室・ユニットケア対応の新型特養となっています。快適な設備環境のもと、看護職と介護職が協働し、質の高い支援をめざしています。

自宅に近い環境が可能な
特別養護老人ホーム ベルライブ

●生活に潤いを与えるさまざまな"空間"

「ベルライブ」は、1ユニット8人の生活単位に分け、それぞれに食堂・談話スペース・洗濯室などを設置しています。入居者である高齢者と介護する職員が共に暮らす場で"なじみの関係"をつくり、その中でゆとり、落ち着き、安心感のある生活を送っていただくこと、そして、入居者の判断能力や身体状況、ニーズを見極めながら、1人ひとりに応じた楽しみや、役割も提供できるように配慮しています。

入居者の居室は、できる限り自宅で慣れ親しんできた家具を利用し、自分の家に近い環境を家族と共に創造していただいています（**写真1**）。そして、入居者はそれぞれに心地よい自分の空間づ

D　尊厳ある看取りのために⑤

```
特別養護老人ホーム ベルライブの概要
ユニット型介護老人福祉施設
〈定員〉85人
〈ショートステイ〉15人
〈入居者の平均年齢〉87.7歳
〈職員体制〉介護職53人／看護職10人／機能訓練指導員2人
　／生活相談員2人／介護支援専門員3人／管理栄養士1人
〈加算体制〉個別機能訓練／栄養ケア・マネジメント／重度化対
　応／身体拘束廃止／看取り介護
```

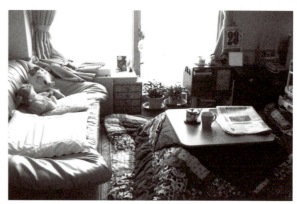

写真1　自宅のままの雰囲気の居室

くりをしています。

　また、花づくりや野菜づくりをして、その成長も楽しめる30畳程度の広さの花壇や、外気に触れながらお茶を楽しむことができるウッドデッキスペースもあります。ここは、「ベルキンダー」の保育園児たちと集い、語らうことができる安らぎとぬくもりのある空間になっています。

　このように「ベルライブ」には、入居者の"生活の場"としての潤いのある生活空間が用意されています。

●高齢者介護で大切な3つのこと

　良質な介護サービスの提供に加え、「住み慣れた地域で暮らすこと」「入居者1人ひとりがその人らしい生活ができる、家庭に近い環境をつくること」、そして子どもたちを含む地域の人たちとの「交流やコミュニケーションをはかること」は高齢者介護においてとても大切なことです。

　家族はもちろん、地域の人々も気軽に出入りできる、そんな施設になることをめざし、私たちは「ベルタウン」という新しい"街づくり"に努めています。「ベルライブ」もその街の中のひとつです。

　そのような中、高齢者の"生活の質"を高めることにも取り組んでいます。例えば、入居者の生活に欠かせないベッド・トイレ・ダイニングチェアなどについて、さまざまな工夫と提案を行ってきました。

　ベッドでは高さなどのきめ細かな調節が可能なものを導入して、ハンディのある方も使いやすい

よう配慮しています。また、ダイニングチェアは3種類用意しています。

　各フロアにはリハビリスペースと図書コーナーがあります。そして、高齢者の楽しみの1つであるお風呂は、銭湯を思わせる大浴場が1カ所、家庭にあるようなお風呂が2カ所、身体の不自由な方のための特殊浴槽が1カ所、それぞれ各階に設置されています。

保育園「ベルキンダー」との交流

　「ベルライブ」では日常的に保育園「ベルキンダー」との交流を行っています。1週間に2〜3回、各ユニットに子どもたちが遊びにやってきます。高齢者がとても楽しみにしている"子どもたちとのふれあい"のひとときです。

　絵本を読んだり、歌を歌ったり、ゲームをしたり、一緒にお花づくりをしたり、ときには抱っこをしてもらったり……。高齢者の手とふっくらとした子どもの手がしっかりとつながれている光景は、ほのぼのとした温かさが伝わってきます。

　毎年、クリスマスには必ず子どもたちの手づくりのプレゼントがあり、高齢者をとても幸せな気持ちにさせてくれています。高齢者からのお返しは『大きなカブ』の物語の指人形を作成して行った人形劇の発表でした。みんな多少緊張気味でしたが、子どもたちから大きな拍手をいただいて

特別養護老人ホーム ベルライブ（大阪府堺市）

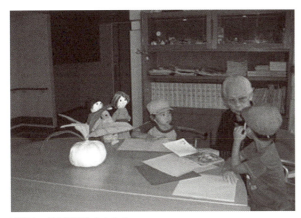

写真2　保育園児とふれあう

ニッコリです。

　このように、園児と高齢者の心の交流が「ベルライブ」にはあります。子どもたちの明るい笑顔、笑い声からたくさんの"元気の素"をいただいています（写真2）。

介護職と看護職、そして訪問看護ステーションとの連携

　複合型福祉施設として開設して14年が経過しました。法人として初めて取り組んだユニットケアで、当初は手さぐりの状態でしたが、今、施設全体がずいぶん落ち着き、入居者1人ひとりを尊重したケアができるようになっています。

●介護職と看護職の連携

　入居者へのケアに際しては、介護職と看護職の連携を強め、できるだけ看護と介護の仕事の枠を外し、看護職もさまざまな介護の場面に携わるようにしています。

　例えば、入浴介助、食事介助、居室・ユニットの清掃などです。特に、入浴時においては、皮膚疾患がないかなど、看護職が全身をさりげなく観察することで入居者の身体の変化を見つけやすくなります。また、疾病予防のために、間食の種類や摂取状況、入居者個人の冷蔵庫等を専門的立場でチェックすることで気づくこともあります。

　身体状況の把握を中心とした看護職の観察と、楽しい生活をサポートする介護職の大らかさや豊かな感性をうまく調和させて、安心かつ柔軟性に富んだレベルの高いケアを提供することをめざしています。

●訪問看護ステーションとの連携

　「ベルライブ」と同じ建物の1階に「ベルタウン訪問看護ステーション」があります。利用者の約50％の方が「がん」の方です。利用者の中には、ポートを造設した方やペインコントロールをされている方もいます。

　「ベルライブ」では、このような利用者の家族の介護軽減をはかるために、訪問看護ステーションの看護師と綿密な情報交換を行い、技術指導を受け、積極的に特養でのショートステイの受け入れをしています。

「介護講座」を通して"地域"と交流

　「ベルタウン」には"質の向上委員会"があります。ベルキンダー・ベルアルト・ベルライブの代表者が中心となって「地域の方々に何ができるのか」を考え、施設を地域に開放して、「ベルタウン」の高齢者と共に活動をする企画を立て、催し物を開催しています。

　ときには、地域に出かけて「健康講座」を開きます。Aカリキュラムは第1～4回を「ベルタウン地域交流ホール」で、第5回とBカリキュラムは地域の公民館「友楽荘」で開催しています。表1、表2は過去に開催した講座の例です。

　毎回、各講座の最後には、「ベルタウン」1階にある喫茶室「フェニックス」を地域の皆さまに開放します。コーヒーを楽しみながら、簡単な手芸をする時間を設けて、参加者にはサロン風に活用していただいています。

　このように、地域の人々と入居者がふれあうことで、「ベルタウン」の街づくりが充実し、地域との「輪（和）」が広がっています。そして、「ベルタウン」のすぐ隣には小学校があり、小学生と

D　尊厳ある看取りのために⑤

「健康講座」Aカリキュラム　表1

	開催日	講座名	講座内容	担当部署	場所
第1回	5月24日	栄養学	体に良い食事Ⅰ　春メニュー	栄養課	ホール
第2回	7月26日	リハビリ	元気でいよう介護予防体操	リハ科	ホール
第3回	9月27日	余暇学	作って楽しい手芸講座	施設長	ホール
第4回	10月25日	栄養学	体に良い食事Ⅱ　秋メニュー	栄養課	ホール
第5回	2月28日	介護保険	知って得する介護保険講座	介護相談	友楽荘

「健康講座」Bカリキュラム　表2

	開催日	講座名	講座内容	講師	場所
前期	6月28日	健康講座	高血圧について	施設長	友楽荘
中期	11月22日	健康講座	脳梗塞について	施設長	友楽荘
後期	1月24日	健康講座	感染症について	施設長	友楽荘

の交流も始まりました。今後、さらに、にぎわいのある街になりそうです。

開設当初より取り組んだ施設での「看取り」

　内閣府が行った「平成22（2010）年度 高齢者の住宅と生活環境に関する意識調査」によると、「虚弱化したときに望む居住形態は何ですか」という質問に高齢者は、

・現在の住宅にそのまま住み続けたい 37.1%
・現在の住宅を改善し住みやすくする 26.7%
・介護を受けられる特別養護老人ホームなどの施設に入居する 19.0%
・介護を受けられる有料老人ホームなどの施設に入居する 9.7%
・子ども等の家で世話をしてもらう 5.7%
などと答えていました。

　しかし、核家族化が進み、高齢者夫婦だけ、あるいは独居の高齢者が増加している状況の中、介護が必要となった高齢者は病院や施設を転々としなければならない生活を強いられています。

　「ベルライブ」では開設当初より看護職が中心となり、「施設での看取り」に取り組んできました。私も看護職ですから、医師が不在に近い特養においては判断能力・予知能力が重要になることはよくわかっています。そして、看護職として究極の勤務場所が「特養」であると感じています。

　「ベルライブ」では、関連施設から終末期看護を専門とする認定看護師を講師に迎え、看護師・介護福祉士を対象に全体研修会を実施し、施設で看取るための知識と心の準備をしてきました。

　同時に、少しでも入居者や家族、そして介護福祉士の不安を取り除きたいと考えて、夜勤業務を7人の看護職で対応する体制を整え、介護福祉士と共に「施設での看取り」に取り組みました。

　その一方で、年2回の家族会において「施設での看取り」について説明をし、看護職が特養で実施できる医療行為の限界を理解してもらい、家族の協力を得るようにしています。

　このような取り組みの結果、入居者も家族も「特養におけるユニットケア」を理解し、「ベルライブで最期を迎えたい」という希望が増えています。

　入居者が落ち着いた安住の地・終の住処と思える施設が「ベルライブ」であるとしたら、8人のユニットのお世話をする介護職は一家の「母であり主婦であり、ときに妻や夫的役割」を担っているといえるでしょう。

　また、看護職は高齢者の健康管理を、理学療法士と作業療法士は体力の機能向上と維持のためのかかわりを、そして、栄養士も参加して最後まで口から食べることにこだわり、その人らしい生活を支援しています。

心に残る看取り

　当施設では看取りをさせていただいた方が多く

特別養護老人ホーム ベルライブ（大阪府堺市）

いらっしゃいます。すべての方が思い出に残っていますが、そのうち5人の方を振り返らせていただきます。

Episode
●眠るような最期を迎えられたAさん

他施設から入居された80歳のAさんは、肺炎で入院していました。しかし、「最期は"ベルライブ"の自分の部屋で」と本人と家族の強い希望で戻ってこられました。そして、翌朝に眠るように最期を迎えられました。まるで観音様を思わせる柔和なお顔が印象的でした。

Episode
●家族の温もりの中で逝かれたBさん

認知症があり、消化器系疾患で入退院を繰り返していた92歳のBさん。「もう病院はいいです」とおっしゃる家族の意思を尊重させていただき、最期を看取りました。居室には付き添いのためのベッドを用意し、Bさんにとって家族と一緒に過ごすことができ、わが家のような温もりを感じとっていただけたのではと思っています。

このとき、お世話させていただいた介護福祉士が自分の家族を失ったかのように大きく肩を震わせて泣いている姿が印象的でした。

Episode
●転倒がきっかけで亡くなられたCさん

90歳のCさんが1日に何回ともなく繰り返される、娘さんの自慢話を聞くのが私たちの日課でした。白血病で、主治医が「生存しているのが不思議だ」と言うくらい検査データは悪化していましたが、日常生活はすべて自立されていました。しかし、トイレ後の自己転倒で大腿骨頸部を骨折し、ベッド上での生活を1週間された後に永眠されました。

娘さんは医療従事者で、Cさんが手術には耐えられないことを十分理解されていました。「転倒

特養の看護職になったわけ

看護師として、リハビリ病院、一般病院内科・手術室・産婦人科・整形外科などの婦長、看護部副部長を経験後、1995年12月に老健開設準備室に異動。しかし、開設後9カ月で再び急性期病院に戻り、高齢者看護の学びは中途半端な状態で終わっていました。その後、看護部長として約7年間必死に走り続け、自分に課せた目標はほぼ達成したため、"新たに何かを学びたい"という思いで、2003年のベルタウン開設準備室の話を何の迷いもなくお受けしました。

さえなければ、まだまだ元気でおられたのに」と深くお詫びの気持ちをお伝えしたところ、「母はとても幸せでしたよ。私以上に家族のように、皆さんが大切に接してくださいましたもの」との言葉をいただきました。この言葉で、私たちの暗く重かった心がどれだけ救われたかしれません。感謝の気持ちを伝えなければならないのは介護させていただいた私たちのほうなのに……。

Episode
●一時は再び歩けるようになったDさん

Dさんは88歳。いつも左手をポケットに入れて楽しそうに鼻歌を、ときには口笛を吹きながら廊下を歩かれていた姿が心に残っています。長期の入院生活をされていて、当施設に入居された当初はほとんど寝たきり状態でしたが、介護職の日々のケアで少しずつADLが上がり、約2カ月で歩行が可能となりました。Dさんが亡くなったとき、「歩けるようになるとは思わなかった。奇跡です」と奥さまは満面の笑み。しかし、その目には涙があふれていたのが印象的でした。

Episode
●子どもたちが大好きだったEさん

Eさんは子どもが大好きで、保育園児がユニットに遊びに来てくれるのを誰よりも楽しみにしていました。少しずつ体力が衰え、ほとんどベッド

D 尊厳ある看取りのために⑤

で過ごすようになっても、子どもたちが訪問した
ときには「おじいちゃん大丈夫？　元気になって
ね」の声かけに精いっぱいの笑顔で大きくうなず
いておられました。

　そして、自らの十八番でもあった「荒城の月」
の曲が流れる中、長男夫婦に見守られながら安ら
かに永眠されました。

―――――――――――――――――――――――

　私たち「ベルライブ」の職員は、施設で看取ら
せていただいたかかわりの中で、たくさんの学び
や示唆をいただいています。感謝の気持ちでいっ
ぱいです。

　告別式のとき、祭壇の写真に向かって「私たち
のケアはよかったですか？」「ベルライブでの生
活は楽しかったですか？」と、いつも問いかけて
いる自分がいます。

　単に"介護者でなく家族でありたい"という思
いは、年を追うごとにますます強くなっています。
高齢者1人ひとりの尊厳ある生活を支え、「"ベル
ライブ"にいられて、みんなのケアを受けられて
よかった、楽しかったよ」と、より多くの方に感
じていただけるように、これからも温かなケアを
めざしていきたいと思います。

❖ **特別養護老人ホーム ベルライブ**
　〒590-0064 大阪府堺市堺区南安井町 3-1-1
　TEL 072-221-7002
　http://www.yujinkai.com/belllive

第 **4** 章

資料

特別養護老人ホームに係る介護報酬

資料

特別養護老人ホームに係る介護報酬

　ここでは、特別養護老人ホームにかかわる介護報酬（2018年度介護報酬改定反映）を紹介します。介護報酬の紹介をする前に、介護保険法における特別養護老人ホームの位置づけについて理解しておきましょう。

　なお、単位数の後に☆がついているものは、2018年度介護報酬改定で新設されたものです。

　介護保険法では、特別養護老人ホームは「介護老人福祉施設」と称されています。この施設で行われるサービスとしては、以下のものがあります。
- 介護福祉施設サービス
- 地域密着型介護老人福祉施設入所者生活介護

■介護福祉施設サービス

【基本単位】

A. 介護福祉施設サービス費（1日につき）

（1）介護福祉施設サービス費

（一）介護福祉施設サービス費（Ⅰ）〈従来型個室〉		（二）介護福祉施設サービス費（Ⅱ）〈多床室〉	
要介護1	557単位	要介護1	557単位
要介護2	625単位	要介護2	625単位
要介護3	695単位	要介護3	695単位
要介護4	763単位	要介護4	763単位
要介護5	829単位	要介護5	829単位

（2）経過的小規模介護福祉施設サービス費

（一）経過的小規模介護福祉施設サービス費（Ⅰ）〈従来型個室〉		（二）経過的小規模介護福祉施設サービス費（Ⅱ）〈多床室〉	
要介護1	659単位	要介護1	659単位
要介護2	724単位	要介護2	724単位
要介護3	794単位	要介護3	794単位
要介護4	859単位	要介護4	859単位
要介護5	923単位	要介護5	923単位

B. ユニット型介護福祉施設サービス費（1日につき）

(1) ユニット型介護福祉施設サービス費

（一）ユニット型介護福祉施設サービス費（Ⅰ） 〈ユニット型個室〉		（二）ユニット型介護福祉施設サービス費（Ⅱ） 〈ユニット型個室的多床室〉	
要介護1	636単位	要介護1	636単位
要介護2	703単位	要介護2	703単位
要介護3	776単位	要介護3	776単位
要介護4	843単位	要介護4	843単位
要介護5	910単位	要介護5	910単位

(2) ユニット型経過的小規模介護福祉施設サービス費

（一）ユニット型経過的小規模介護福祉施設サービス費（Ⅰ） 〈ユニット型個室〉		（二）ユニット型経過的小規模介護福祉施設サービス費（Ⅱ） 〈ユニット型個室的多床室〉	
要介護1	730単位	要介護1	730単位
要介護2	795単位	要介護2	795単位
要介護3	866単位	要介護3	866単位
要介護4	931単位	要介護4	931単位
要介護5	995単位	要介護5	995単位

【減算】

●夜勤を行う職員の勤務条件基準を満たさない場合

基本単位× 97／100

●入所者の数が入所定員を超える場合／介護・看護職員または介護支援専門員の員数が基準に満たない場合

基本単位× 70／100

●常勤のユニットリーダーをユニット毎に配置していないなど、ユニットケアにおける体制が未整備である場合（ユニット型サービスのみで算定）

基本単位× 97／100

●身体拘束廃止未実施減算

A. 介護福祉施設サービス費

(1) 介護福祉施設サービス費

（一）介護福祉施設サービス費（Ⅰ）〈従来型個室〉		（二）介護福祉施設サービス費（Ⅱ）〈多床室〉	
要介護1	－ 56単位	要介護1	－ 56単位
要介護2	－ 63単位	要介護2	－ 63単位
要介護3	－ 70単位	要介護3	－ 70単位
要介護4	－ 76単位	要介護4	－ 76単位
要介護5	－ 83単位	要介護5	－ 83単位

(2) 経過的小規模介護福祉施設サービス費

（一）経過的小規模介護福祉施設サービス費（Ⅰ）〈従来型個室〉		（二）経過的小規模介護福祉施設サービス費（Ⅱ）〈多床室〉	
要介護1	－66単位	要介護1	－66単位
要介護2	－72単位	要介護2	－72単位
要介護3	－79単位	要介護3	－79単位
要介護4	－86単位	要介護4	－86単位
要介護5	－92単位	要介護5	－92単位

B. ユニット型介護福祉施設サービス費

(1) ユニット型介護福祉施設サービス費

（一）ユニット型介護福祉施設サービス費（Ⅰ）〈ユニット型個室〉		（二）ユニット型介護福祉施設サービス費（Ⅱ）〈ユニット型個室的多床室〉	
要介護1	－64単位	要介護1	－64単位
要介護2	－70単位	要介護2	－70単位
要介護3	－78単位	要介護3	－78単位
要介護4	－84単位	要介護4	－84単位
要介護5	－91単位	要介護5	－91単位

(2) ユニット型経過的小規模介護福祉施設サービス費

（一）ユニット型経過的小規模介護福祉施設サービス費（Ⅰ）〈ユニット型個室〉		（二）ユニット型経過的小規模介護福祉施設サービス費（Ⅱ）〈ユニット型個室的多床室〉	
要介護1	－73単位	要介護1	－73単位
要介護2	－80単位	要介護2	－80単位
要介護3	－87単位	要介護3	－87単位
要介護4	－93単位	要介護4	－93単位
要介護5	－100単位	要介護5	－100単位

【加算】

●日常生活継続支援加算

介護福祉施設サービス費	36単位
ユニット型介護福祉施設サービス費	46単位

●看護体制加算

看護体制加算（Ⅰ）	入所定員30人以上50人以下	6単位
	入所定員51人以上または経過的小規模	4単位
看護体制加算（Ⅱ）	入所定員30人以上50人以下	13単位
	入所定員51人以上または経過的小規模	8単位

●夜勤職員配置加算

A. 介護福祉施設サービス費

夜勤職員配置加算（Ⅰ）	入所定員30人以上50人以下	22単位
	入所定員51人以上または経過的小規模	13単位
夜勤職員配置加算（Ⅲ）☆	入所定員30人以上50人以下	28単位☆
	入所定員51人以上または経過的小規模	16単位☆

B. ユニット型介護福祉施設サービス費

夜勤職員配置加算（Ⅱ）	入所定員30人以上50人以下	27単位
	入所定員51人以上または経過的小規模	18単位
夜勤職員配置加算（Ⅳ）☆	入所定員30人以上50人以下	33単位☆
	入所定員51人以上または経過的小規模	21単位☆

●準ユニットケア加算

介護福祉施設サービス	5単位

●生活機能向上連携加算☆

1月につき　200単位☆
※ただし、個別機能訓練加算を算定している場合は、1月につき　100単位☆

●個別機能訓練加算

12単位

●若年性認知症入所者受入加算

120単位

●専従の常勤医師を配置している場合

25単位

●精神科医師による療養指導が月2回以上行われている場合

5単位

●障害者生活支援体制加算

障害者生活支援体制加算（Ⅰ）	26単位
障害者生活支援体制加算（Ⅱ）☆	41単位☆

●外泊時費用

入所者が病院または診療所への入院を要した場合および入所者に対して居宅における外泊を認めた場合、1月に6日を限度として所定単位数に代えて1日につき246単位

●外泊時在宅サービス利用費用☆

入所者に対して居宅における外泊を認め、指定介護老人福祉施設が居宅サービスを提供する場合には、1月に6日を限度として所定単位数に代えて1日につき560単位。ただし、外泊の初日及び最終日は算定しない☆

●初期加算

1日につき　30単位

●再入所時栄養連携加算 ☆

入所者1人につき1回を限度として400単位 ☆	栄養マネジメント加算を算定していない場合は算定しない

●退所時等相談援助加算

(1) 退所前訪問相談援助加算	入所中1回（または2回）を限度に、460単位	――――――
(2) 退所後訪問相談援助加算	退所後1回を限度に、460単位	――――――
(3) 退所時相談援助加算	400単位	入所者およびその家族等に対して退所後の相談援助を行い、かつ市町村および老人介護支援センターに対して必要な情報を提供した場合
(4) 退所前連携加算	500単位	居宅介護支援事業者と退所前から連携し、情報提供とサービス調整を行った場合

●栄養マネジメント加算

1日につき　14単位

●低栄養リスク改善加算 ☆

1月につき　300単位 ☆	栄養マネジメント加算を算定していない場合および経口移行加算・経口維持加算を算定している場合は算定しない（入所者・家族の同意を得られた月から6月以内を限度）

●経口移行加算

1日につき　28単位を加算	栄養マネジメント加算を算定していない場合は算定しない

●経口維持加算（1月につき）

(1) 経口維持加算（Ⅰ）	400単位	栄養マネジメント加算を算定していない場合は算定しない
(2) 経口維持加算（Ⅱ）	100単位	経口維持加算（Ⅰ）を算定していない場合には算定しない

●口腔衛生管理体制加算

1月につき　30単位	歯科医師または歯科医師の指示を受けた歯科衛生士が、介護職員に対する口腔ケアに係る技術的助言および指導を月1回以上行っている場合

●口腔衛生管理加算

1月につき　90単位	歯科医師の指示を受けた歯科衛生士が、入所者に対し、口腔ケアを月2回以上行い、当該入所者に係る口腔ケアについて、介護職員に対し、具体的な技術的助言及び指導を行うとともに、介護職員からの相談等に対応した場合。ただし、口腔衛生管理体制加算を算定していない場合は算定しない

●療養食加算

1回につき　6単位（1日に3回を限度）

●配置医師緊急時対応加算 ☆ [看護体制加算（Ⅱ）を算定していない場合は算定しない]

早朝・夜間の場合	1回につき　650単位 ☆
深夜の場合	1回につき　1300単位 ☆

●看取り介護加算

看取り介護加算（Ⅰ）	(1) 死亡日以前4日以上30日以下	1日につき144単位
	(2) 死亡日の前日及び前々日	1日につき680単位
	(3) 死亡日	1日につき1280単位
看取り介護加算（Ⅱ）☆ （入所者が施設内で 死亡した場合）	(1) 死亡日以前4日以上30日以下	1日につき144単位 ☆
	(2) 死亡日の前日及び前々日	1日につき780単位 ☆
	(3) 死亡日	1日につき1580単位 ☆

●在宅復帰支援機能加算

1日につき　10単位

●在宅・入所相互利用加算

1日につき　40単位

●認知症専門ケア加算

(1) 認知症専門ケア加算（Ⅰ）	1日につき　3単位
(2) 認知症専門ケア加算（Ⅱ）	1日につき　4単位

●認知症行動・心理症状緊急対応加算

入所後7日に限り　1日につき200単位

●褥瘡マネジメント加算 ☆

1月につき　10単位（3月に1回を限度）☆

●排せつ支援加算 ☆

1月につき　100単位（支援開始の月から6月以内を限度）☆

●サービス提供体制強化加算

(1) サービス提供体制強化加算（Ⅰ）イ	1日につき　18単位
(2) サービス提供体制強化加算（Ⅰ）ロ	1日につき　12単位
(3) サービス提供体制強化加算（Ⅱ）	1日につき　6単位
(4) サービス提供体制強化加算（Ⅲ）	1日につき　6単位

●介護職員処遇改善加算

(1) 介護職員処遇改善加算（Ⅰ）	1月につき　所定単位※× 83／1000
(2) 介護職員処遇改善加算（Ⅱ）	1月につき　所定単位※× 60／1000
(3) 介護職員処遇改善加算（Ⅲ）	1月につき　所定単位※× 33／1000
(4) 介護職員処遇改善加算（Ⅳ）	1月につき　(3) の90／100
(5) 介護職員処遇改善加算（Ⅴ）	1月につき　(3) の80／100

※所定単位は、上記の基本単位及び減算・加算までにより算定した単位数の合計

■地域密着型介護老人福祉施設入所者生活介護

【基本単位】

A. 地域密着型介護老人福祉施設入所者生活介護費（1日につき）

(1) 地域密着型介護老人福祉施設入所者生活介護費

（一）地域密着型介護老人福祉施設入所者生活介護費（Ⅰ）〈従来型個室〉		（二）地域密着型介護老人福祉施設入所者生活介護費（Ⅱ）〈多床室〉	
要介護1	565単位	要介護1	565単位
要介護2	634単位	要介護2	634単位
要介護3	704単位	要介護3	704単位
要介護4	774単位	要介護4	774単位
要介護5	841単位	要介護5	841単位

(2) 経過的地域密着型介護老人福祉施設入所者生活介護費

（一）経過的地域密着型介護老人福祉施設入所者生活介護費（Ⅰ）〈従来型個室〉		（二）経過的地域密着型介護老人福祉施設入所者生活介護費（Ⅱ）〈多床室〉	
要介護1	659単位	要介護1	659単位
要介護2	724単位	要介護2	724単位
要介護3	794単位	要介護3	794単位
要介護4	859単位	要介護4	859単位
要介護5	923単位	要介護5	923単位

B. ユニット型地域密着型介護老人福祉施設入所者生活介護費（1日につき）

(1) ユニット型地域密着型介護老人福祉施設入所者生活介護費

（一）ユニット型地域密着型介護老人福祉施設入所者生活介護費（Ⅰ）〈ユニット型個室〉		（二）ユニット型地域密着型介護老人福祉施設入所者生活介護費（Ⅱ）〈ユニット型個室的多床室〉	
要介護1	644単位	要介護1	644単位
要介護2	712単位	要介護2	712単位
要介護3	785単位	要介護3	785単位
要介護4	854単位	要介護4	854単位
要介護5	922単位	要介護5	922単位

(2) ユニット型経過的地域密着型介護老人福祉施設入所者生活介護費

（一）ユニット型経過的地域密着型介護老人福祉施設入所者生活介護費（Ⅰ）〈ユニット型個室〉		（二）ユニット型経過的地域密着型介護老人福祉施設入所者生活介護費（Ⅱ）〈ユニット型個室的多床室〉	
要介護1	730単位	要介護1	730単位
要介護2	795単位	要介護2	795単位
要介護3	866単位	要介護3	866単位
要介護4	931単位	要介護4	931単位
要介護5	995単位	要介護5	995単位

【減算】

●夜勤を行う職員の勤務条件基準を満たさない場合

基本単位×97／100

●入所者の数が入所定員を超える場合／介護・看護職員または介護支援専門員の員数が基準に満たない場合

基本単位×70／100

●常勤のユニットリーダーをユニット毎に配置していないなど、ユニットケアにおける体制が未整備である場合（ユニット型サービスのみで算定）

基本単位×97／100

●身体拘束廃止未実施減算

A. 地域密着型介護老人福祉施設入所者生活介護費

（1）地域密着型介護老人福祉施設入所者生活介護費

（一）地域密着型介護老人福祉施設入所者生活介護費（Ⅰ）〈従来型個室〉		（二）地域密着型介護老人福祉施設入所者生活介護費（Ⅱ）（多床室）	
要介護1	－57単位	要介護1	－57単位
要介護2	－63単位	要介護2	－63単位
要介護3	－70単位	要介護3	－70単位
要介護4	－77単位	要介護4	－77単位
要介護5	－84単位	要介護5	－84単位

（2）経過的地域密着型介護老人福祉施設入所者生活介護費

（一）経過的地域密着型介護老人福祉施設入所者生活介護費（Ⅰ）〈従来型個室〉		（二）経過的地域密着型介護老人福祉施設入所者生活介護費（Ⅱ）〈多床室〉	
要介護1	－66単位	要介護1	－66単位
要介護2	－72単位	要介護2	－72単位
要介護3	－79単位	要介護3	－79単位
要介護4	－86単位	要介護4	－86単位
要介護5	－92単位	要介護5	－92単位

B. ユニット型地域密着型介護老人福祉施設入所者生活介護費

（1）ユニット型地域密着型介護老人福祉施設入所者生活介護費

（一）ユニット型地域密着型介護老人福祉施設入所者生活介護費（Ⅰ）〈ユニット型個室〉		（二）ユニット型地域密着型介護老人福祉施設入所者生活介護費（Ⅱ）〈ユニット型個室的多床室〉	
要介護1	－64単位	要介護1	－64単位
要介護2	－72単位	要介護2	－71単位
要介護3	－79単位	要介護3	－79単位
要介護4	－85単位	要介護4	－85単位
要介護5	－92単位	要介護5	－92単位

(2) ユニット型経過的地域密着型介護老人福祉施設入所者生活介護費

（一） ユニット型経過的地域密着型介護老人福祉施設入所者生活介護費 （Ⅰ）〈ユニット型個室〉		（二） ユニット型経過的地域密着型介護老人福祉施設入所者生活介護費 （Ⅱ）〈ユニット型個室的多床室〉	
要介護1	－73単位	要介護1	－73単位
要介護2	－80単位	要介護2	－80単位
要介護3	－87単位	要介護3	－87単位
要介護4	－93単位	要介護4	－93単位
要介護5	－100単位	要介護5	－100単位

【加算】

●日常生活継続支援加算

地域密着型介護老人福祉施設入所者生活介護費／経過的地域密着型介護老人福祉施設入所者生活介護費	36単位
ユニット型地域密着型介護老人福祉施設入所者生活介護費／ ユニット型経過的地域密着型介護老人福祉施設入所者生活介護費	46単位

●看護体制加算

看護体制加算 （Ⅰ）	地域密着型介護老人福祉施設入所者生活介護費／ ユニット型地域密着型介護老人福祉施設入所者生活介護費	12単位
	経過的地域密着型介護老人福祉施設入所者生活介護費／ ユニット型経過的地域密着型介護老人福祉施設入所者生活介護費	4単位
看護体制加算 （Ⅱ）	地域密着型介護老人福祉施設入所者生活介護費／ ユニット型地域密着型介護老人福祉施設入所者生活介護費	23単位
	経過的地域密着型介護老人福祉施設入所者生活介護費／ ユニット型経過的地域密着型介護老人福祉施設入所者生活介護費	8単位

●夜勤職員配置加算

夜勤職員配置加算 （Ⅰ）	地域密着型介護老人福祉施設入所者生活介護費	41単位
	経過的地域密着型介護老人福祉施設入所者生活介護費	13単位
夜勤職員配置加算 （Ⅱ）	ユニット型地域密着型介護老人福祉施設入所者生活介護費	46単位
	ユニット型経過的地域密着型介護老人福祉施設入所者生活介護費	18単位
夜勤職員配置加算 （Ⅲ）☆	地域密着型介護老人福祉施設入所者生活介護費	56単位 ☆
	経過的地域密着型介護老人福祉施設入所者生活介護費	16単位 ☆
夜勤職員配置加算 （Ⅳ）☆	ユニット型地域密着型介護老人福祉施設入所者生活介護費	61単位 ☆
	ユニット型経過的地域密着型介護老人福祉施設入所者生活介護費	21単位 ☆

●準ユニットケア加算

地域密着型介護老人福祉施設入所者生活介護費／経過的地域密着型介護老人福祉施設入所者生活介護費	5単位

●生活機能向上連携加算

1月につき　200単位 ※ただし、個別機能訓練加算を算定している場合は、1月につき　100単位

●個別機能訓練加算

12単位

●若年性認知症入所者受入加算

120単位

●専従の常勤医師を配置している場合

25単位

●精神科医師による療養指導が月2回以上行われている場合

5単位

●障害者生活支援体制加算

障害者生活支援体制加算（Ⅰ）	26単位
障害者生活支援体制加算（Ⅱ）☆	41単位☆

●外泊時費用

入所者が病院または診療所への入院を要した場合および入所者に対して居宅における外泊を認めた場合、1月に6日を限度として所定単位数に代えて1日につき246単位

●外泊時在宅サービス利用費用☆

入所者に対して居宅における外泊を認め、指定介護老人福祉施設が居宅サービスを提供する場合には、1月に6日を限度として所定単位数に代えて1日につき560単位。ただし、外泊の初日及び最終日は算定しない☆

●初期加算

1日につき　30単位

●再入所時栄養連携加算☆

入所者1人につき1回を限度として400単位☆	栄養マネジメント加算を算定していない場合は算定しない

●退所時等相談援助加算

(1) 退所前訪問相談援助加算	入所中1回（または2回）を限度に、460単位	＿＿＿＿＿
(2) 退所後訪問相談援助加算	退所後1回を限度に、460単位	＿＿＿＿＿
(3) 退所時相談援助加算	400単位	入所者およびその家族等に対して退所後の相談援助を行い、かつ市町村および老人介護支援センターに対して必要な情報を提供した場合
(4) 退所前連携加算	500単位	居宅介護支援事業者と退所前から連携し、情報提供とサービス調整を行った場合

●栄養マネジメント加算

1日につき　14単位

●低栄養リスク改善加算 ☆

1月につき　300単位☆	栄養マネジメント加算を算定していない場合および経口移行加算・経口維持加算を算定している場合は算定しない（入所者・家族の同意を得られた月から6月以内を限度）

●経口移行加算

1日につき　28単位	栄養マネジメント加算を算定していない場合は算定しない

●経口維持加算（1月につき）

(1) 経口維持加算（Ⅰ）	400単位	栄養マネジメント加算を算定していない場合は算定しない
(2) 経口維持加算（Ⅱ）	100単位	経口維持加算（Ⅰ）を算定していない場合には算定しない

●口腔衛生管理体制加算

1月につき　30単位	歯科医師または歯科医師の指示を受けた歯科衛生士が、介護職員に対する口腔ケアに係る技術的助言および指導を月1回以上行っている場合

●口腔衛生管理加算

1月につき　90単位	歯科医師の指示を受けた歯科衛生士が、入所者に対し、口腔ケアを月2回以上行い、当該入所者に係る口腔ケアについて、介護職員に対し、具体的な技術的助言及び指導を行うとともに、介護職員からの相談等に対応した場合。ただし、口腔衛生管理体制加算を算定していない場合は算定しない

●療養食加算

1回につき　6単位（1日に3回を限度）

●配置医師緊急時対応加算 ☆ ［看護体制加算（Ⅱ）を算定していない場合は算定しない］

早朝・夜間の場合	1回につき　650単位 ☆
深夜の場合	1回につき　1300単位 ☆

●看取り介護加算

看取り介護加算（Ⅰ）	(1) 死亡日以前4日以上30日以下	1日につき144単位
	(2) 死亡日の前日及び前々日	1日につき680単位
	(3) 死亡日	1日につき1280単位
看取り介護加算（Ⅱ）☆ （入所者が施設内で死亡した場合）	(1) 死亡日以前4日以上30日以下	1日につき144単位 ☆
	(2) 死亡日の前日及び前々日	1日につき780単位 ☆
	(3) 死亡日	1日につき1580単位 ☆

●在宅復帰支援機能加算

1日につき　10単位

●在宅・入所相互利用加算

1日につき　40単位

●小規模拠点集合型施設加算

1日につき　50単位

●認知症専門ケア加算

(1) 認知症専門ケア加算（Ⅰ）	1日につき　3単位
(2) 認知症専門ケア加算（Ⅱ）	1日につき　4単位

●認知症行動・心理症状緊急対応加算

入所後7日に限り　1日につき200単位

●褥瘡マネジメント加算☆

1月につき　10単位（3月に1回を限度)☆

●排せつ支援加算☆

1月につき　100単位（支援開始の月から6月以内を限度)☆

●サービス提供体制強化加算

(1) サービス提供体制強化加算（Ⅰ）イ	1日につき　18単位
(2) サービス提供体制強化加算（Ⅰ）ロ	1日につき　12単位
(3) サービス提供体制強化加算（Ⅱ）	1日につき　6単位
(4) サービス提供体制強化加算（Ⅲ）	1日につき　6単位

●介護職員処遇改善加算

(1) 介護職員処遇改善加算（Ⅰ）	1月につき　所定単位※×83／1000
(2) 介護職員処遇改善加算（Ⅱ）	1月につき　所定単位※×60／1000
(3) 介護職員処遇改善加算（Ⅲ）	1月につき　所定単位※×33／1000
(4) 介護職員処遇改善加算（Ⅳ）	1月につき　(3) の90／100
(5) 介護職員処遇改善加算（Ⅴ）	1月につき　(3) の80／100

※所定単位は、上記の基本単位及び減算・加算までにより算定した単位数の合計

COMMUNITY CARE MOOK

"看護の本質"を実感できる
実践から学ぶ
特別養護老人ホームの看護

2018年3月20日　第1版第1刷発行　　　　　　　　　〈検印省略〉

監　修	鎌田ケイ子
発　行	株式会社 日本看護協会出版会
	〒150-0001 東京都渋谷区神宮前5-8-2 日本看護協会ビル4階
	〈注文・問合せ／書店窓口〉TEL/0436-23-3271　FAX/0436-23-3272
	〈編集〉TEL/03-5319-7171
	http://www.jnapc.co.jp
装　丁	稲田さつき
編集協力	エイド出版
印　刷	三報社印刷株式会社

●本書の一部または全部を許可なく複写・複製することは著作権・出版権の侵害になりますのでご注意ください。

©2018 Printed in Japan　　　　　　　　　ISBN 978-4-8180-2105-1